Psychiatrische stoornissen

Reeks Kinderen en Adolescenten. Problemen en risicosituaties

Psychiatrische stoornissen is het eerste deel van de tiendelige reeks *Kinderen en Adolescenten – Problemen en risicosituaties*. Deze reeks geeft een vrijwel volledig overzicht van problemen en risicosituaties die zich bij deze leeftijdsgroepen kunnen voordoen. Per deel wordt een bondige en toegankelijke beschrijving gegeven van het onderwerp, gevolgd door de meest actuele kijk op de diagnostische en behandelingsmogelijkheden. Deze reeks is bedoeld voor al diegenen die beroepsmatig betrokken zijn bij kinderen en adolescenten.

In de reeks *Kinderen en adolescenten – Problemen en risicosituaties* verschijnen de volgende delen:
Deel 1, Psychiatrische stoornissen
Deel 2, Psychosociale problemen
Deel 3, Somatische problemen
Deel 4, Ziekten en handicaps
Deel 5, Spraak, taal en leren
Deel 6, Gezin
Deel 7, Opvoeden
Deel 8, Geboorte en dood
Deel 9, Seksualiteit
Deel 10, Maatschappij

Redactie reeks Kinderen en Adolescenten

De boeken uit deze reeks zijn een bewerking van het Handboek Kinderen & Adolescenten. Dit handboek verscheen onder redactie van mw. drs. G.A. Bakker (eindredactie), mw. dr. D.M.C.B. van Zeben-van der Aa, dr. J. Dewispelaere, mw. drs. R. Vecht-van den Bergh, mw. dr. M. van der Meulen-van Dijk en mw. drs. V.H. Soyez.

Bestellen
De boeken van de reeks Kinderen en Adolescenten zijn te bestellen via de boekhandel, of rechtstreeks via de webwinkel van Bohn Stafleu van Loghum te Houten: www.bsl.nl.

Psychiatrische stoornissen

Drs. R.J. Beerthuis
Prof. dr. I.A. van Berckelaer-Onnes
Drs. E. van Daalen
Prof. dr. R.J. van der Gaag
Prof. dr. H. Grietens
Dr. E. de Haan
Dr. P.J. Hoekstra
Drs. L.J. Kalverdijk
Prof. dr. F. Lamers-Winkelman
Dr. J.J. Louwe
Dr. M. Meijer
Drs. M.D. Oosterhoff
Prof. dr. B. Orobio de Castro
Dr. C.W. van Overveld
Mr. drs. E. Plomp
Drs. S.P. Ripken
Drs. L.F. van der Steen
Drs. J. Ubbels
Prof. dr. F. Verheij
Prof. F.C. Verhulst
Drs. M. Visser
Dr. E.J. de Wilde
Dr. C.A.M. de Wit

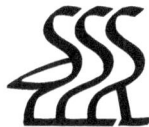

Bohn Stafleu van Loghum
Houten

© 2009 Bohn Stafleu van Loghum, onderdeel van Springer Uitgeverij

Alle rechten voorbehouden. Niets uit deze uitgave mag worden verveelvoudigd, opgeslagen in een geautomatiseerd gegevensbestand, of openbaar gemaakt, in enige vorm of op enige wijze, hetzij elektronisch, mechanisch, door fotokopieën of opnamen, hetzij op enige andere manier, zonder voorafgaande schriftelijke toestemming van de uitgever.

Voor zover het maken van kopieën uit deze uitgave is toegestaan op grond van artikel 16b Auteurswet 1912 j° het Besluit van 20 juni 1974, Stb. 351, zoals gewijzigd bij Besluit van 23 augustus 1985, Stb. 471 en artikel 17 Auteurswet 1912, dient men de daarvoor wettelijk verschuldigde vergoedingen te voldoen aan de Stichting Reprorecht (Postbus 3051, 2130 KB Hoofddorp). Voor het overnemen van (een) gedeelte(n) uit deze uitgave in bloemlezingen, readers en andere compilatiewerken (artikel 16 Auteurswet 1912) dient men zich tot de uitgever te wenden.

Samensteller(s) en uitgever zijn zich volledig bewust van hun taak een betrouwbare uitgave te verzorgen. Niettemin kunnen zij geen aansprakelijkheid aanvaarden voor drukfouten en andere onjuistheden die eventueel in deze uitgave voorkomen.

ISBN 978 90 313 6048 2
NUR 848

Ontwerp omslag: Studdio Bassa, Culemborg
Ontwerp binnenwerk: Studio Bassa, Culemborg
Automatische opmaak: Alfabase, Alphen aan den Rijn
Eindredactie: Hanna Molenaar

Bohn Stafleu van Loghum, onderdeel van Springer Uitgeverij
Het Spoor 2
Postbus 246
3990 GA Houten

www.bsl.nl

Inhoud

	Over de auteurs	7
1	Inleiding F. Verheij	10
2	Dwangstoornis L.F. van der Steen F.C. Verhulst	16
3	Tics M.D. Oosterhoff P.J. Hoekstra	39
4	Autismespectrumstoornissen I.A. van Berckelaer-Onnes R.J. van der Gaag	56
5	Psychosen bij adolescenten R.J. Beerthuis	76
6	Depressie bij kinderen en adolescenten C.A.M. de Wit	97
7	Angst E. de Haan	117
8	Borderline persoonlijkheidsstoornis M. Meijer	135
9	Organische psychosen L.J. Kalverdijk	155

10	Aandachtstekortstoornis met hyperactiviteit E. Plomp E. van Daalen	167
11	Narcistische stoornissen bij adolescenten M. Meijer	191
12	Suïcidaal gedrag E.J. de Wilde	206
13	Hechtingsstoornissen H. Grietens	224
14	Traumatische ervaringen M. Visser F. Lamers-Winkelman	242
15	Neurotische kinderen J. Ubbels	259
16	Agressie C.W. van Overveld J.J. Louwe B. Orobio de Castro	278
17	Gedragsstoornissen S.P. Ripken	296

Over de auteurs

Auteurs

Drs. R.J. Beerthuis is psychiater en plaatsvervangend opleider psychiatrie bij GGZinGeest te Amstelveen.

Prof. dr. I.A. van Berckelaer-Onnes is emeritus hoogleraar orthopedagogiek aan de Universiteit Leiden.

Drs. E. van Daalen is als kinder- en jeugdpsychiater verbonden aan de afdeling kinder- en jeugdpsychiatrie van het Universitair Medisch Centrum Utrecht.

Prof. dr. R.J. van der Gaag is hoogleraar klinische Kinder- & Jeugdpsychiatrie aan het Universitair Medisch Centrum St. Radboud en Karakter UCN te Nijmegen.

Prof. dr. H. Grietens, orthopedagoog, is verbonden aan het Centrum voor Orthopedagogiek van de Katholieke Universiteit Leuven.

Dr. E. de Haan is hoogleraar cognitieve gedragstherapie bij kinderen en jongeren aan de UvA, pedagogiek. Daarnaast is zij als psycholoog/psychotherapeut en universitair hoofddocent verbonden aan het Academisch centrum voor Kinder- en jeugdpsychiatrie van het AMC en de Bascule te Amsterdam.

Dr. P.J. Hoekstra is werkzaam als kinder- en jeugdpsychiater bij stichting Accare te Groningen.

Drs. L.J. Kalverdijk is werkzaam als consultatief kinder- en jeugdpsychiater bij de Beatrix Kinderkliniek van het Universitair Medisch Centrum Groningen en bij de stichting Accare.

Prof. dr. F. Lamers-Winkelman, GZ-psycholoog/orthopedagoog, is bijzonder hoogleraar preventie en hulpverlening inzake kindermishandeling aan de Vrije Universiteit te Amsterdam en coördinator van het Kinder- en Jeugdtraumacentrum te Haarlem.

Dr. J.J. Louwe, orthopedagoog, is hogeschooldocent bij het Seminarium voor Orthopedagogiek van de Hogeschool Utrecht.

Dr. M. Meijer, kinder- en jeugdpsychiater, is werkzaam bij Curium-Lumc te Oegstgeest.

Drs. M.D. Oosterhoff is werkzaam als kinder- en jeugdpsychiater bij stichting Accare te Groningen.

Prof. dr. B. Orobio de Castro is als hoogleraar experimentele ontwikkelingspsychopathologie verbonden aan de afdeling Ontwikkelingspsychologie van de Universiteit Utrecht.

Dr. C.W. van Overveld, orthopedagoog, is hogeschooldocent bij het Seminarium voor Orthopedagogiek van de Hogeschool Utrecht.

Mr. drs. E. Plomp is als psychiater i.o. verbonden aan de afdeling psychiatrie van het Universitair Medisch Centrum Utrecht.

Drs. S.P. Ripken is GZ-psycholoog/gedragstherapeut en is werkzaam bij de polikliniek forensische jeugdpsychiatrie van De Bascule, academisch centrum voor kinder- en jeugdpsychiatrie in Amsterdam.

Drs. L.F. van der Steen, kinder- en jeugdpsychiater, is verbonden aan het Erasmus MC – Sophia Kinderziekenhuis te Rotterdam.

Drs. J. Ubbels, kinderpsychiater en -analyticus, werkt als staflid bij de volwassenen- en kinderafdeling van het Nederlands Psychoanalytisch Instituut te Amsterdam. Is ook zelfstandig gevestigd.

Prof. dr. F. Verheij is als hoogleraar kinder- en jeugdpsychiatrie verbonden aan de afdeling Kinder- en jeugdpsychiatrie van het Erasmus MC – Sophia Kinderziekenhuis te Rotterdam.

Prof. F.C. Verhulst, kinder- en jeugdpsychiater, is verbonden aan het Erasmus MC – Sophia Kinderziekenhuis te Rotterdam.

Drs. M. Visser, klinisch-psycholoog, is werkzaam bij het Kinder- en Jeugdtraumacentrum Haarlem.

Dr. E.J. de Wilde, psycholoog, is werkzaam als programmaleider bij het kenniscentrum van het Nederlands Jeugdinstituut te Utrecht.

Dr. C.A.M. de Wit is universitair hoofddocent klinische ontwikkelingspsychologie aan de Katholieke Universiteit Nijmegen en heeft daarnaast een praktijk voor kinder- en jeugdpsychologie en psychotherapie in Breda.

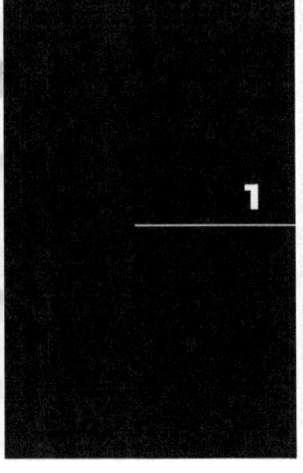

1 Inleiding

F. Verheij

De term

Het is niet gemakkelijk te omschrijven wat het betekent als wordt gezegd dat een kind of jeugdige een psychiatrische stoornis heeft of als een kind of jeugdige als een psychiatrische patiënt wordt beschouwd. Eigenlijk wordt niet meer, maar ook niet minder bedoeld dan dat dit kind of deze jeugdige problematiek vertoont die valt binnen het vakgebied van de kinder- en jeugdpsychiatrie en/of wat betreft diagnostiek en/of behandeling bemoeienis van een kinder- en jeugdpsychiater behoeft. Voor kindergeneeskunde en kinderarts of kinderneurologie en kinderneuroloog geldt dit evenzo. Een dergelijke omschrijving is echter onbevredigend omdat deze niet verheldert wat het vakgebied van de kinder- en jeugdpsychiater is en welke problemen en stoornissen ertoe worden gerekend. Wel geeft 'hij loopt bij de kinder- en jeugdpsychiater' of 'zij heeft een psychiatrisch probleem' een ernstgraad aan. In de jaren tachtig van de vorige eeuw was een tijdlang een rangschikking van problematiek langs een continuüm populair, waarbij sociale problematiek als mildste vorm werd gezien, psychiatrische problematiek als ernstigste vorm en psychosociale problematiek zich daartussen bevond. Psychiatrische stoornissen zijn 'mental disorders' en betreffen waarnemingen, cognities, gedachten, gevoelens en/of gedragingen (Dilts, 2001).

De oorsprong

Kinderpsychiatrie is ontstaan doordat artsen geesteszieke kinderen gingen observeren, over ze gingen schrijven en ze zorg gingen bieden. Met een aanloop in de negentiende eeuw vindt dit pas sinds het begin van de vorige eeuw plaats. In Nederland werden eind jaren twintig van de vorige eeuw de eerste Medisch Opvoedkundige

Bureaux, twintig jaar later de eerste jeugdpsychiatrische diensten en in de jaren vijftig de eerste klinische voorzieningen opgericht.

Sterk onder invloed van psychodynamische theorieën en niet gehinderd door voorwaarden die aan diagnostische en besliskundige processen worden gesteld, werd tot de jaren tachtig van de vorige eeuw een eerste kennisbestand over psychopathologie bij kinderen, jeugdigen en hun gezinnen opgebouwd.
Vanaf het begin van de jaren tachtig van de vorige eeuw verandert de kinder- en jeugdpsychiatrische (diagnostische) praktijk in een aantal opzichten. De eerste verandering betreft de wijze waarop informatie kan worden verzameld. Gestandaardiseerde en meer op feiten gerichte informatieverzameling maakt het mogelijk om efficiënter en betrouwbaarder informatie te verzamelen. Velen beschouwen de komst van de DSM-III (APA, 1980), een classificatiesysteem om met behulp van diagnostische categorieën psychiatrische problematiek in te delen, waarmee wereldwijd vergelijkbare informatie kon worden verzameld, als het omslagpunt.
De tweede verandering heeft te maken met het zoeken naar betere aansluiting van het diagnostisch proces bij de hulpvraag en bij de behandelingsmogelijkheden. Niet het verzamelen van zo veel mogelijk gegevens, maar het zuinig en efficiënt verzamelen van alleen die gegevens die consequenties hebben voor de behandeling of de prognose zijn van belang. De derde verandering heeft te maken met de rol van de kinder- en jeugdpsychiater in het diagnostisch proces. Deze evolueerde van voornamelijk onderzoeker en/of behandelaar van het kind of de jeugdige naar degene die de regie voert over het diagnostisch proces en/of de behandeling. In toenemende mate kan dit alles worden onderbouwd met wetenschappelijk gefundeerde kennis (Verheij, Verhulst & Ferdinand, 2007).

De kern

Kinder- en jeugdpsychiatrie is een medisch vakgebied en houdt zich bezig met de verstoorde en gestoorde biopsychosociale ontwikkeling van kind en jeugdige en van de gezinnen waarin ze opgroeien. Anders dan enkele decennia geleden bestaat geen gemakkelijk onderscheid meer tussen lichaam en geest, tussen *soma* en *psyche*. Vele wat eens lichamelijke ziekten heetten, gaan ook vergezeld van psychische verschijnselen ofwel symptomatologie. Evenzo staat vast dat bij een groot deel van de zogenoemde psychiatrische stoornissen erfelijke factoren een aanzienlijke rol spelen en dat er afwijkende bevindingen zijn wat betreft het functioneren van het centraal zenuwstelsel en mogelijk van andere organen.

Kinder- en jeugdpsychiatrische stoornissen zijn eigenlijk altijd samengestelde, multidimensionale problemen met een bepaalde ernstgraad. Ontwikkelingspsychopathologie kan als kern worden beschouwd en betekent dat er problemen zijn wat betreft cognitief en emotioneel functioneren en, indien ze ernstig genoeg zijn, gaan ze ook altijd met sociale implicaties gepaard. Onderzoek heeft inmiddels ook laten zien dat de omgeving meebepalend is. Bovendien zijn psychische problemen en stoornissen niet los te zien van genetische en neurobiologische determinanten van gedrag en behoeven ze een ontwikkelingsperspectief. Inmiddels is veel kennis opgebouwd over de continuïteit en discontinuïteit van kinder- en jeugdpsychiatrische stoornissen.

Het voorkomen

De epidemiologische data uit een groot aantal landen rapporteren consistent dat bijna 20% van de kinderen en adolescenten lijdt aan een psychische stoornis, dat suïcide doodsoorzaak nummer drie is bij adolescenten en dat ongeveer 50% van alle psychische stoornissen op volwassen leeftijd start in de adolescentie (Belfer, 2008). De Nederlandse psychiatrische casusregisters laten zien dat zeker 7% van de kinderen jaarlijks last heeft van psychische problemen waarvoor professionele behandeling noodzakelijk is. In de praktijk maakt slechts een derde (ongeveer 2,5%) van deze kinderen jaarlijks gebruik van de geestelijke gezondheidszorg (Sytema et al., 2006).

De algemene prevalentiecijfers van enkele tientallen procenten dalen als het klachtgedrag wordt gekoppeld aan de voorwaarde dat bovendien sprake moet zijn van een matige tot ernstige belemmering in het dagelijks functioneren. In Nederlands onderzoek bleek de prevalentie van enkele psychiatrische stoornissen in combinatie met een belemmering van het functioneren 5,9% op basis van het ouderinterview, 4,8% op basis van het kindinterview en bijna 8% op basis van een combinatie van beide. Op enig moment ontvangt in

Nederland waarschijnlijk iets minder dan de helft van deze groep kinderen en jeugdigen hulp van een ggz-instelling (Verhulst, 1999).

Het verwoorden van een hulpvraag en deze op de juiste plaats stellen in geval van emotionele problemen en/of gedragsproblemen is blijkbaar moeilijk. Uit onderzoek bleek dat ongeveer 80% van de kinderen en jeugdigen met emotionele problemen en gedragsproblemen in het afgelopen jaar in contact geweest was met de huisarts, maar dat deze contacten vooral plaatsvonden vanwege chronisch lichamelijke problemen. De daadwerkelijke probleemherkenning wordt hierdoor bemoeilijkt (Zwaanswijk, Verhaak, Van der Ende, Bensing & Verhulst, 2005).

Betere herkenning, goede registratie, discussies over wachtlijsten en het focussen (ook door de media) op jeugdproblematiek geven velen de indruk dat de kinderen en jeugdigen van deze tijd problematischer zijn dan die van de eerdere decennia. Voor zover op basis van beschikbare gegevens kan worden nagegaan, is er geen toename van psychische problematiek, wel is sprake van een toegenomen hulpvraag.

De categoriale classificatie

Het domein van de kinder- en jeugdpsychiatrische stoornissen betreft een diversiteit aan stoornissen. In de DSM-IV (APA, 2000) worden tot de stoornissen die meestal voor het eerst op de zuigelingenleeftijd, de kindertijd of in de adolescentie worden gediagnosticeerd onder andere gerekend: verstandelijke handicap, leerstoornissen, pervasieve ontwikkelingsstoornissen, aandachtstekortstoornis met hyperactiviteit, gedragsstoornissen, oppositioneel-opstandige stoornissen, voedings- en eetstoornissen, ticstoornissen, stoornissen in de zindelijkheid, selectief mutisme en reactieve hechtingsstoornissen. Daarnaast zijn er de stoornissen die zowel in kindertijd als in volwassenheid kunnen ontstaan, zoals de organisch psychosyndromen (bijvoorbeeld delier), de ziektebeelden in het verlengde van intoxicatie (zoals na alcohol- of drugsgebruik), psychotische stoornissen, angststoornissen, stemmingsstoornissen, somatoforme stoornissen, eetstoornissen en persoonlijkheidsstoornissen.

Grofweg kan het sterk onderverdelende kader dat de DSM-IV biedt, worden teruggebracht tot een vierdeling. Ofwel: er zijn problemen wat betreft het lichamelijk functioneren, met waarnemen, taal, denken en oordeelsvorming, met emoties en met storend openlijk gedrag. In de volgende hoofdstukken in dit boek komt uit elke rubriek een aantal stoornissen aan de orde.

Wat betreft de ernstgraad wordt binnen de DSM-IV de classificatie eerst vastgesteld als sprake is van een matige tot ernstige belemmering in het dagelijks functioneren. Ernstige kinder- en jeugdpsychiatrische problematiek heeft gemeenschappelijk dat, redenerend vanuit een biopsychosociaal model, meerdere ontwikkelingsdomeinen (het lichamelijke, het cognitieve, het emotionele en/of het sociale) in de problematiek zijn betrokken en dat de problematiek zich in de regel uitstrekt over meerdere levensdomeinen (problemen thuis, op school, met leeftijdgenoten en/of in de vrije tijd).

Diagnostiek en behandeling

In de volgende hoofdstukken van dit boek werken auteurs een groot aantal kinder- en jeugdpsychiatrische stoornissen uit. Zij typeren de stoornis, bespreken het voorkomen, de diagnostiek, de behandeling en de prognose. Zo veel mogelijk maakten zij gebruik van actuele gegevens. De verwijzingen in de literatuurlijst bieden de geïnteresseerde lezer de gelegenheid tot verdere verdieping.

Literatuur

Aangehaalde literatuur

American Psychiatric Association (1980). *Diagnostic and statistical manual of mental disorders* (3rd ed.). Washington: American Psychiatric Press.
American Psychiatric Association (2000). *Diagnostic and statistical manual of mental disorders (DSM-IV-TR)*. Washington: American Psychiatric Press.
Belfer, M.L. (2008). Child and adolescent mental disorders: the magnitude of the problem across the globe. *Journal of Child Psychology and Psychiatry*, 49, 226-236.

Dilts, S.L. (2001). What is mental illness? In S.L. Dilts, *Models of the mind; A framework for biopsychosocial psychiatry* (pp. 3-19). Philadelphia: Brunner-Routledge.

Sytema, S., Gunther, N., Reelick, F., Drukker, M., Pijl, B. & Land, H. van 't (2006). *Verkenningen in de kinder- en jeugdpsychiatrie; Een bijdrage uit de psychiatrische casusregisters Rijnmond, Zuid-Limburg, Noord-Nederland*. Utrecht: Trimbos-instituut.

Verheij, F., Verhulst, F.C. & Ferdinand, R.F. (2007). Kinder- en jeugdpsychiatrie; een vak en een identiteit II. *Tijdschrift voor Psychiatrie, 49*, 429-437.

Verhulst, F.C. (1999). De psychiatrische zorgbehoefte van kinderen en jeugdigen. In F. Verheij, M.P.M. Monasso, M.L.J.M. Eussen & J.P. van Nuland (red.). *Zorgbreedte van de kinder- en jeugdpsychiatrie* (pp. 12-22). Assen: Van Gorcum.

Zwaanswijk, M., Verhaak, P.F.M., Ende, J. van der, Bensing, J.M. & Verhulst, F.C. (2005). Consultation for and identification of child and adolescent psychological problems in Dutch general practice. *Family Practice, 22*, 498-506.

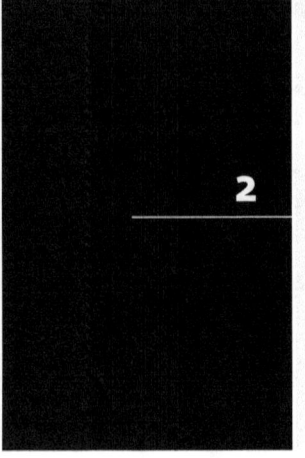

2 Dwangstoornis

L.F. van der Steen,
F.C. Verhulst

Inleiding

Jeroen is twaalf jaar wanneer er zich plotseling tegen het einde van de zomervakantie bij hem een onbedwingbare behoefte openbaart zijn handen zo lang en frequent te wassen dat hierbij zijn huid kapotgaat. Hoewel hij kort voor het uitbreken van de symptomen een ondernemende en levenslustige jongen was, durft hij geen voorwerpen meer aan te raken uit angst door besmetting een ernstige ziekte te krijgen. Hij is bang kanker te krijgen of zelfs aids en is goed op de hoogte van deze aandoeningen door tv-programma's en populaire tijdschriften. Hij is een intelligente jongen die zelf niet goed kan verklaren waarom hij zich zo gedraagt. Hij moet het van zichzelf en wanneer hem het wassen wordt belet, wordt hij panisch angstig en agressief. Jeroen voelt zich ellendig in deze situatie, zit het liefst zo lang mogelijk voor de tv en heeft huilbuien vanwege het feit dat het hem niet echt goed lukt zijn handen zo schoon te krijgen dat hij geen besmetting hoeft te vrezen. Hij is niet de enige die onder de symptomen lijdt. Hij terroriseert het gezin met zijn opdrachten om voor hem handelingen te verrichten die hij zelf uit vrees voor besmetting vermijdt. Doen de gezinsleden hier niet aan mee, dan wordt hij woedend en schreeuwt hij dat niemand iets voor hem overheeft.

De dwangstoornis staat in de Angelsaksische literatuur bekend als 'obsessive-compulsive disorder' (OCD) (of obsessieve compulsieve stoornis (OCS)). In deze terminologie komen de twee hoofdsymptomen, namelijk dwanggedachten (obsessions) en dwanghandelingen (compulsions) aan bod.
In de kinder- en jeugdpsychiatrie zijn slechts weinig stoornissen

bekend die op volwassen leeftijd vrijwel dezelfde symptomen vertonen als op de kinderleeftijd en in de adolescentie. De dwangstoornis is een van deze zeldzame stoornissen met vrijwel identieke symptomen voor patiënten van verschillende leeftijden. De laatste jaren is er een toenemende belangstelling voor dwangverschijnselen op de kinderleeftijd en in de adolescentie. Zoals vaak wordt de interesse voor psychiatrische problemen op de kinderleeftijd geboren vanuit het inzicht dat volwassen patiënten al op de kinderleeftijd problemen toonden. Pas later is men gaan inzien dat ook problemen voor kinderen en adolescenten in het hier en nu een aanzienlijk lijden kunnen veroorzaken.

Dwangverschijnselen worden vrijwel altijd door de patiënt zelf als schaamtevol en afkeurenswaardig beleefd. Vandaar dat deze meestal zo goed en zo kwaad als het kan verborgen of verzwegen worden. Kinderen weten het begin van hun dwangverschijnselen gemiddeld vier tot zes maanden voor hun ouders verborgen te houden, voordat zij er, vaak wanhopig, voor uit durven te komen. Recente ontwikkelingen op het gebied van de diagnostiek en behandeling hebben, naast de toenemende maatschappelijke openheid en acceptatie van psychiatrische stoornissen, de dwangstoornis in toenemende mate op de kaart gezet als een toch veel algemener voorkomende oorzaak van lijden bij kinderen en adolescenten dan vroeger werd gedacht. Nu is bekend dat veel kinderen perioden doormaken met rituelen, zoals het overslaan van tegels of je adem inhouden als je op de fiets iemand inhaalt. Zoals we later zullen bespreken is er echter een groot verschil tussen de normaal bij de ontwikkeling behorende rituelen en bijgeloof enerzijds, en de dwangstoornis anderzijds. De dwangstoornis kan dan ook niet worden beschouwd als een erge vorm van een normaal fenomeen, maar als een hiervan kwalitatief en kwantitatief verschillende, ernstige, vaak chronische stoornis die een ontwikkeling negatief kan beïnvloeden en als een handicap moet worden beschouwd.

Korte historische schets

De eerste beschrijving van een dwangstoornis, ook wel dwangneurose genoemd, bij een kind dateert van 1903 toen de Franse psychiater Pierre Janet, hoewel vrijwel uitsluitend geïnteresseerd in de volwassenenpsychiatrie, een dergelijke stoornis beschreef bij een vijfjarige. Freud bracht de overeenkomst tussen dwangfenomenen, kinderspelletjes en religieuze riten, onder de aandacht. De Amerikaanse kinderpsychiater Leo Kanner, bekend vanwege de eerste systematische beschrijvingen van autistische kinderen, bracht in zijn leerboek naar voren dat de dwangneurose bij kinderen het gevolg zou zijn van een opvoeding waarin perfectionisme hoog in het vaandel stond. Tegenwoordig is men er niet van overtuigd dat een strikte opvoeding een dergelijke grote rol speelt in het ontstaan van de dwangstoornis.

Klinisch beeld

In de inleiding wordt het verhaal van Jeroen beschreven. Hij demonstreert het typische beeld van de dwangstoornis. We spreken van een dwangstoornis als er sprake is van ofwel dwanggedachten en dwangvoorstellingen (obsessies) ofwel dwanghandelingen (compulsies) die uitgesproken leed veroorzaken en de betrokkene veel tijd kosten (meestal meer dan een uur per dag), of tot gevolg hebben dat hierdoor het normale gedrag, werk, schoolse activiteiten, sociale activiteiten of relaties met anderen niet normaal doorgang kunnen vinden. Kenmerkend voor de dwangverschijnselen is dat deze in de meeste gevallen als 'ik-vreemd' of 'egodystoon' worden ervaren. Dit wil zeggen dat het kind de oorsprong van de gedachten of handelingen beleeft als buiten de eigen wil liggend en als ongewenst en niet bij de eigen persoon behorend. Dit in tegenstelling tot preoccupaties die als 'egosyntoon' en als gewenst of plezierig worden beleefd.

Met *obsessie* (Latijn: obsidere = belegerd worden) wordt een aantal fenomenen bedoeld die het denken of voorstellen betreffen. Men ziet hierbij dus niets aan de ander, in tegenstelling tot de dwanghandelingen die voor de buitenwereld wel zichtbaar kunnen zijn. De obsessies kunnen bestaan uit: excessief piekeren, twijfelen, of steeds zich opdringende gedachten, voorstellingen of fantasieën. Bij dwanggedachten spelen woorden, letters en getallen de hoofdrol, terwijl bij dwangvoorstellingen of -fantasieën beeldende inhoud op de voorgrond staan. Zo werd een dertienjarige jongen steeds weer geplaagd door de fantasie dat hij zijn ouderlijk huis in brand had gestoken. Een andere patiënt, een jongen van veertien jaar, had een uitgebreide fantasie waarbij hij bang was dat hij bij verlies van een druppeltje urine uit zijn penis, de vrouw naar wie hij op dat moment keek of aan wie hij dacht, zwanger zou kunnen maken, aangezien hij had gelezen dat er zich in urine van de man ook enkele spermatozoën zouden kunnen bevinden. Hoewel hij met zijn verstand het absurde van zijn redenering, dat door kijken naar of denken aan een vrouw een zwangerschap zou kunnen ontstaan, wel inzag, was hij hier toch zo angstig voor dat hij om de paar minuten naar de wc moest om ervoor te zorgen dat hij een lege blaas had.

In een Amerikaans onderzoek uitgevoerd door Swedo, Rapoport, Leonard, Lenane en Cheslow (1989) werden bij zeventig kinderen en adolescenten met een dwangstoornis de volgende obsessies gevonden (in volgorde van frequentie van voorkomen):

1 angst voor besmetting, verontreiniging of vuil;
2 angst dat er iets ergs zou kunnen gebeuren (brand, dood, ziekte, verderf, verval, vernietiging);
3 hang naar symmetrie, orde of nauwkeurigheid;
4 overdreven gewetensvol piekeren (religieuze obsessies);
5 afkeer van of angst voor lichaamsuitscheidingen (ontlasting, urine, sperma, speeksel);
6 geluks- en ongeluksnummers;
7 verboden agressieve of seksuele gedachten, voorstellingen of wensen;
8 angst een ander of zichzelf letsel toe te brengen;
9 zorgen om huishoudelijke zaken;
10 intrusies van niet-betekenisvolle geluiden, woorden, muziek of liedjes.

De dwanggedachten en -voorstellingen worden meestal als zinloos en hinderlijk ervaren. Getracht wordt vaak de gedachten te neutraliseren. Zo was een zeventienjarige jongen bang dat wanneer hij in gedachten het beeld voor zich zag van iemand die hij vervelend, lelijk of onvriendelijk vond, hij op die persoon zou kunnen gaan lijken, tenzij hij zijn best deed het ongewenste beeld te verdringen door het beeld op te roepen van iemand aan wie hij goede eigenschappen toedichtte. Hij had hier vooral last van bij het maken van bewegingen zoals bij traplopen, maar ook bij het zich aankleden. Nam hij een traptrede met de voorstelling van een 'slecht' persoon in gedachten, dan moest hij terug en kon hij de trede pas weer nemen wanneer hij het beeld van een 'goed' persoon voor zich had. Soms deed hij een halfuur over het nemen van de trap, waarbij het eenmaal voorkwam dat hij op weg naar het toilet in zijn broek defeceerde vanwege de lange duur van zijn dwanghandelingen en -gedachten. Dit was uiteraard zeer krenkend voor deze zeventienjarige jongen.

Dwanghandelingen (compulsies; Latijn: compellere = samendrijven, dwingen) zijn handelingen die op ritualistische, repetitieve wijze worden uitgevoerd. De persoon voelt zich gedwongen deze handelingen te verrichten. De wasdwang is hiervan een voorbeeld. Een ander voorbeeld is dat van een elfjarig meisje dat lantaarnpalen, deurknoppen of bomen moest aanraken, om het eventuele onheil dat haar ouders zou kunnen overkomen, te bezweren. Zij probeerde haar dwang zo veel mogelijk verborgen te houden voor haar vriendinnen. De magisch bezwerende betekenis van de dwanghandelingen vertoont hier gelijkenis met de rituelen van primitieve godsdiensten. Bijna de helft van alle kinderen en jeugdigen met dwanghandelingen heeft geen dwanggedachten. Zij rapporteren dwanghandelingen in combinatie met een vaag, onplezierig gevoel; 'omdat het moet'. Het fenomeen dat dwanghandelingen moeten worden uitgevoerd totdat de betrokkene het gevoel heeft dat het goed is ('just right'), wordt ook wel de 'not just right experience' (NJR) genoemd (Coles, Heimberg, Frost & Stekeree, 2005). Dit in tegenstelling tot de DSM-IV-criteria, waarin is opgenomen dat dwanghandelingen er zijn om een gevreesde gebeurtenis af te wentelen of gevaar af te wenden, en zo de dwanghandelingen dus secundair maken aan de dwanggedachten. Bij volwassenen verdwijnt de rationele overtuiging dat de dwanghandelingen zinloos zijn als zij zich in de situatie bevinden waarin de dwangstoornis een rol speelt ook vaak. Als het kind (of de volwassene) de dwanghandeling niet overdreven vindt, kan de term 'met slecht inzicht' aan de diagnose worden toegevoegd. Ook dwanghandelingen worden door de meeste kinderen en jeugdigen als zinloos, onlogisch en 'egodystoon' beleefd. Wanneer iemand belet wordt zijn dwanghandelingen uit te oefenen, ontstaat er sterke angst en vaak agressie. Aangezien degene die de dwanghandelingen moet uitoefenen beseft dat zijn symptomen buiten de realiteit staan, ook goed kan inschatten dat de omgeving op zijn minst verbaasd zal reageren op het zien van de dwanghandelingen en zich ervoor schaamt, zal hij zo veel mogelijk proberen de handelingen te verbergen. Dit is vaak een moeilijkheid in de behandeling van patiënten met een dwangstoornis; de behandelaar wordt namelijk gezien als degene die hem het uitoefenen van de dwanghandelingen wil beletten. Zo kan een lichte aarzeling, bijvoorbeeld bij het vastpakken van de deurknop of bij het stappen over een drempel, verraden dat de patiënt last heeft van zijn dwang, ook al beweert hij dat het goed gaat. Ook kan de patiënt tijdens de behandeling via slimmigheidjes wegen ontdekken om de dwanghandelingen toch uit te voeren, bijvoorbeeld bij een wasdwang door frequent naar de wc te gaan en zo een excuus te hebben de handen regelmatig te wassen.

Zoals in een aantal voorbeelden al geïllustreerd is, kan de dwang de vorm aannemen van het dwangmatig vermijden van bepaalde situaties of handelingen, bijvoorbeeld het vermijden iemand een hand te geven uit angst besmet te worden.

In het eerder aangehaalde Amerikaanse onderzoek werd eveneens vermeld welke dwanghandelingen het meest voorkwamen bij zeventig onderzochte kinderen en adolescenten met een dwangstoornis (in volgorde van frequentie van voorkomen):

1 excessief handen wassen, douchen, baden, tanden poetsen;
2 herhaalde rituelen (de deur in- en uitgaan, opstaan en gaan zitten);
3 controleren (deur op slot, kachel uit, handrem auto, gas uit);
4 rituelen om mogelijke besmetting of vuil te verwijderen;
5 aanraken;
6 maatregelen om te voorkomen dat een ander of de betrokkene zelf iets ergs zal overkomen;
7 rangschikken;
8 tellen;
9 verzamelen;
10 schoonmaken van meubilair, of andere dingen in huis.

De meest voorkomende dwanghandeling is de wasdwang. Het handen wassen gebeurt meestal niet op de gebruikelijke manier. De handen worden overdreven langdurig (tot meerdere uren!) of zeer frequent (tot 150 keer per dag) gewassen, en meestal maken ook polsen, onderarmen, wastafel en kraan onderdeel uit van het dwangritueel.

Onderzoek naar het samengaan van symptomen bij 213 kinderen met een dwangstoornis (McKay et al., 2006), leverde de volgende vijf clusters op:

1 mentale rituelen/aanraken/ordenen;
2 schoon zijn/besmetting;
3 bijgelovigheden;
4 obsessies/controleren/opbiechten;
5 zorgen om lichamelijke gezondheid.

Deze symptoomclusters tonen een zekere overlap met de symptoomclusters gevonden in soortgelijk onderzoek bij volwassenen (Mataix-Cols, Rosario-Campos & Leckman, 2005).

De symptomen van de dwangstoornis zijn vaak uitputtend. Zo moest een vijftienjarig meisje regelmatig van zichzelf de huiskamer dweilen. Was er visite of was de rest van het gezin tot 's avonds laat in de kamer, dan sloop zij soms, wanneer iedereen in bed lag, zachtjes naar de kamer om daar midden in de nacht de vloer te dweilen.

Wanneer de dwangsymptomen ernstig zijn, heeft dit gevolgen voor het gehele functioneren. Voor kinderen en adolescenten ontstaat uiteraard een groot probleem wanneer het niet meer goed mogelijk is om naar school te gaan of huiswerk te maken. Een jongen die bang was voor het aanraken van plastic voorwerpen durfde zijn plastic pen en zijn met plastic gekafte boeken niet aan te raken. Hij kon zijn huiswerk uitsluitend nog maken met de hulp van zijn moeder. Ook komen kinderen en adolescenten in de problemen wanneer zij contacten met leeftijdgenoten gaan mijden. Overigens zien we regelmatig dat kinderen en adolescenten de dwangsymptomen niet of nauwelijks vertonen in de klas of tijdens de contacten met leeftijdgenoten. Zij 'sparen' het als het ware op om thuisgekomen de dwanggedachten of -handelingen 'in te halen'.

Toch zien we ook bij kinderen en adolescenten met een dwangstoornis dat een groot aantal van hen opvalt door hun overaangepastheid, braafheid en ingeperktheid. In de diagnostische gesprekken vallen deze patiënten vaak op door de moeite waarmee ze iets van hun innerlijk prijs wensen te geven. Zij tonen weinig spontane verbale expressie en de motoriek maakt vaak een houterige indruk. Toch moeten deze eigenschappen niet te snel als gefixeerde persoonlijkheidskenmerken worden beschouwd. Het is mogelijk dat een deel van de ingeperktheid en houterigheid het gevolg is van de angst die samengaat met de dwangsymptomen. Het maakte bijvoorbeeld een groot verschil of een jongen met een ernstige wasdwang en smetvrees in een fase werd gezien waarin hij weinig last had van zijn dwang of in een fase waarin de symptomen sterk op de voorgrond stonden. In de ontspannen periode was hij beduidend spraakzamer en was zijn motoriek soepel, terwijl hij in de periode met duidelijke aanwezigheid van de dwang opviel door zijn starre houding en geringe mededeelzaamheid.

Opvallend is vaak het strenge geweten en de strenge en bestraffende houding ten opzichte van agressieve en seksueel driftmatige wensen. Een jongen met een dwangstoornis vertelde huilend tijdens het psychiatrisch onderzoek dat hij zich zo slecht voelde omdat hij het niet kon nalaten in de wachtkamer zich te bukken en te proberen een moeder van een ander patiëntje onder de rokken te kijken. Niet alleen seksuele wensen, ook agressieve zijn sterk schuldbeladen, vooral als het om voorstellingen gaat die de ouders betreffen.

Diagnostische verwarring

DWANGVERSCHIJNSELEN ALS NORMAAL FENOMEEN

Hoewel kinderen enerzijds op zoek zijn naar nieuwe indrukken en ervaringen bestaat er anderzijds ook een hang naar het bekende, zoals de vaste, rituele volgorde van handelingen bij het naar bed gaan op de kleuterleeftijd, of de bezwerende extra kus of het glaasje water als het kind angstig is en niet durft te gaan slapen. Kleuters kunnen vaak in vaste volgorde de speelgoeddieren in bed neerleggen, of het lakentje op een bepaalde manier draperen. Zijn de rituelen bij de kleuter nog vooral gericht op activiteiten binnen het gezin, op latere leeftijd zien we kinderen rituelen uitoefenen op straat of in de contacten met leeftijdgenootjes. Balspelletjes, touwtjespringen, rijmpjes en liedjes getuigen vaak van het rituele, dwangmatige karakter waarmee de vaste volgorde of de spelregels aangehouden worden. Ook komen op deze leeftijd dwangverschijnselen voor, zoals het niet mogen staan op bepaalde tegels in het trottoir (illustratief is het Engelse versje: 'Step on a crack, break your mother's back'). Hierbij is het verschijnsel echter algemeen geaccepteerd en wordt het door het kind zelf niet als belemmerend of hinderlijk ervaren. In de puberteit zien we vaak een dwangmatige gepreoccupeerdheid met of piekeren over filosofische zaken. Bijgeloof komt zowel bij kinderen als volwassenen voor en heeft dezelfde betekenis als bij de dwangstoornis, namelijk het bezweren van gevaar of het afwentelen van ongeluk. Het grote verschil met de dwangpatiënt is echter dat gedachten of handelingen in het kader van het gewone bijgeloof niet als erg storend of ongewenst worden beschouwd en niet interfereren met de rest van het dagelijks leven. Verschijnselen die juist typisch zijn voor veel patiënten met een dwangstoornis, zoals de wasdwang, smetvrees, veelvuldig herhalen van handelingen en het controleren, zien we niet of in zeer lichte mate bij kinderen en adolescenten in de normale ontwikkeling. Er zijn overigens geen aanwijzingen dat kinderen en adolescenten met een dwangstoornis op jongere leeftijd meer dan hun leeftijdgenoten normale bij de leeftijd behorende rituelen vertoonden. Normale rituelen en achterdocht blijken dus zowel kwantitatief als kwalitatief duidelijk te verschillen van de symptomen van de dwangstoornis.

TICS EN HET SYNDROOM VAN GILLES DE LA TOURETTE

Tics zijn snelle, repetitieve, meestal zinloze bewegingen van spiergroepen. Naast enkelvoudige tics, zoals oogknipperen, komen meervoudige en uitgebreide tics voor in het kader van het syndroom van Gilles de la Tourette. Deze tics kunnen soms zeer uitgebreid zijn zoals anderen aanraken, zichzelf bijten of slaan, springen of in de handen klappen. Bij sommigen zien we het herhaaldelijk explosief uiten van obscene taal en het doelloos herhalen van bepaalde handelingen of woorden. Tics worden vaak gezien bij jongere patiënten, met acute ziekten en bij jongens. Hoewel tics in het kader van dit syndroom vrij uitgebreid kunnen zijn, zijn dwanghandelingen toch complexer van aard en hebben zij niet het snelle karakter van de tic. Bovendien zal de patiënt met een dwangstoornis meestal de onderliggende dwanggedachten kunnen rapporteren, hetgeen de ticpatiënt niet zal kunnen. Patiënten met tics voelen voorafgaand aan de tic meestal een niet te lokaliseren en moeilijk te definiëren drang of sensatie of een specifiek te lokaliseren sensatie ('premonitory urge'). Overigens kunnen dwangverschijnselen en -stoornissen wel voorkomen bij tourettepatiënten. Volgens sommigen verwijst dit naar een mogelijk gemeenschappelijk genetische component die ten grondslag ligt aan beide, enigszins verwante, stoornissen.

STEREOTYPIEËN EN PREOCCUPATIES BIJ DE PERVASIEVE ONTWIKKELINGSSTOORNIS

Autistische kinderen en kinderen met een aan autisme verwante stoornis (de pervasieve ontwikkelingsstoornissen) vallen vaak op door hun stereotiepe handelingen en hun eenzijdige, vaak bizarre geobsedeerdheid en interesses. Van belang is dat deze verschijnselen over het algemeen goed te onderscheiden zijn van dwangverschijnselen, doordat het kwellende en egodystone karakter wat eigen is aan de dwangverschijnselen niet gezien wordt bij kinderen met een pervasieve ontwikkelingsstoornis, bij wie de repeterende handelingen en obsessies juist plezierig en lustvol zijn, terwijl ook de schaamte ontbreekt, evenals het besef van zinloosheid. Bij kinderen met het syndroom van Asperger geldt dat de inhoud van de preoccupatie slechts zelden gevaar of smetvrees betreft, terwijl dit soort dwanggedachten regelmatig voorkomen bij de dwangstoornis.

ANOREXIA NERVOSA

De patiënt met anorexia nervosa kan zich op dwangmatige wijze bezighouden met calorieën, voedsel, lichaamsgewicht of lichaamsbeweging. Het motief voor het gedrag bij de anorexia-nervosapatiënt zal echter altijd de angst voor het (te hoge) lichaamsgewicht zijn. Dit zien we niet bij de typische patiënt met een dwangstoornis. Er is sprake van een gestoorde waarneming van het eigen lichaam. De diagnose dwangstoornis kan niet worden gesteld als er geen andere typische dwanghandelingen of -gedachten aanwezig zijn, zoals wasdwang, tellen of herhalen.

DEPRESSIE

Rumineren bij een depressie kan onderscheiden worden van het hebben van dwanggedachten aan de hand van de negatieve inhoud van schuld- en minderwaardigheidsgevoelens. Deze worden als ik-eigen (egosyntoon) beleefd en niet geneutraliseerd met dwanghandelingen.

PSYCHOTISCHE STOORNIS

Hierbij ontbreekt het egodystone karakter in de beleving van de symptomen van de dwangstoornis. Patiënten met een dwangstoornis kunnen wel psychotisch worden, maar de kans hierop is voor hen niet groter dan bij kinderen en jeugdigen die geen dwangstoornis hebben.

Comorbiditeit

Bij de dwangstoornis komen, net als bij veel andere psychiatrische stoornissen, vaak comorbide stoornissen voor. Comorbiditeit houdt in dat er bij dezelfde patiënt, op eenzelfde moment meer dan één diagnose kan worden gesteld. In een steekproef van kinderen en jeugdigen met een dwangstoornis die verwezen waren, werd slechts bij 26% *geen* comorbide stoornis vastgesteld (Swedo et al., 1989; Riddle et al., 1992), waarbij ticstoornissen en specifieke ontwikkelingsproblematiek vaker in een populatie kinderen en jeugdigen met dwangstoornis voorkomen in vergelijking met een groep volwassenen met een dwangstoornis.

De meest samen met de dwangstoornis voorkomende diagnosen zijn:
1. ticstoornissen (bij 30% van de de kinderen en jeugdigen met een dwangstoornis);
2. depressieve stoornis (bij ongeveer 30%);
3. angststoornissen (bij ongeveer 30%);
4. andere stoornissen (specifieke ontwikkelingsstoornis, 24%; ADHD, 10%; gedragsstoornissen, 18%).

Men veronderstelt dat de kinderen, jeugdigen en volwassenen bij wie een ticstoornis en dwangstoornis samen voorkomen, een speciale, te onderscheiden groep vormen, waarin de klachten al op jongere leeftijd ontstaan. Patiënten met een dwangstoornis en een ticstoornis of het syndroom van Gilles de la Tourette, laten het beeld zien van afwisselend verergeren en weer afnemen van symptomen (Bloch et al., 2006).

Vóórkomen en beloop

Ongeveer de helft tot een derde van de volwassenen met een dwangstoornis vertoonde voor het vijftiende levensjaar reeds dwangsymptomen. Dwangbeelden kunnen we in zeldzame gevallen zelfs op zeer jonge leeftijd (drie jaar) zien. De gemiddelde leeftijd waarop deze aandoening zich openbaart ligt echter hoger. In het eerder aangehaalde Amerikaanse onderzoek van Rapoport et al. (1989) varieerde de beginleeftijd van twintig jongeren met een dwangstoornis die via een bevolkingsonderzoek geselecteerd werden, van zeven tot achttien jaar (gemiddeld 12,8 jaar). De aandoening komt meer bij jongens dan bij meisjes voor, omdat de ontstaansleeftijd voor jongens eerder valt.

Bij een bevolkingsonderzoek onder Nederlandse kinderen en adolescenten werd bij ongeveer 1% van de dertien- tot achttienjarigen een dwangstoornis gevonden (Verhulst et al., 1997). In Amerikaans bevolkingsonderzoek waar gericht naar kinderen en adolescenten met een dwangstoornis werd gezocht, vond men over acht studies een 'lifetime' prevalentie van 0,7 tot 2,9%. De variatie in de prevalentiecijfers werd waarschijnlijk veroorzaakt door de verschillen in de opzet van deze studies, voornamelijk of clinici of niet-clinici de interviews hadden afgenomen, maar is mogelijk ook afhankelijk van de gebruikte diagnostische hulpmiddelen.

Uit prospectief epidemiologisch onderzoek bij kinderen tussen de één en tien jaar, waar acht, tien en vijftien jaar later eveneens werd gemeten, om predicatieve factoren voor dwangstoornis te bepalen, blijken tics op kinderleeftijd en in de adolescentie voorspellend voor een toename van dwangsymptomen in de late adolescentie en vroege volwassenheid. ADHD-symptomen in de adolescentie voorspelden meer dwangsymptomen in de vroege volwassenheid.

Bij de meeste kinderen begint de dwangstoornis met een enkele obsessie of compulsie die gedurende maanden tot jaren bestaat, om zich dan geleidelijk aan uit te breiden. Gedurende de ontwikkeling komen er obsessies en rituelen bij, terwijl ook de complexiteit of diversiteit van de obsessies en compulsies kunnen toenemen. De aard van de compulsieve rituelen verandert eveneens over de tijd heen. Tellen en hang naar symmetrische orde op de basisschoolleeftijd maken plaats voor wasrituelen in de adolescentie (Maina, Albert, Bogetto & Ravizza, 1999).

Achtergronden en mogelijke oorzaken

Over de achtergronden en het ontstaan van de dwangstoornis bestaat nog onduidelijkheid. Op basis van wetenschappelijk onderzoek, bestaat het vermoeden dat bij de dwangstoornis waarschijnlijk geen sprake is van een enkelvoudige oorzaak, maar een combinatie van biologische en psychologische factoren met zowel erfelijke als omgevingsinvloeden.

De biologische invalshoek

GENETISCHE FACTOREN

Tegenwoordig bestaat weinig twijfel dat de dwangstoornis een erfelijke neuropsychiatrische aandoening is, zoals onder andere blijkt uit tweelingstudies en familiestudies. Ouders van patiënten met een dwangstoornis hebben vaak zelf ook dwangsymptomen (gehad). Daarnaast wordt in de literatuur vermeld dat de kans dat een eeneiige (monozygote) tweeling met een dwangstoornis een broertje of zusje heeft met dezelfde aandoening, veel groter is dan bij broertjes of zusjes die niet monozygoot zijn. Deze bevindingen doen vermoeden dat er genetische factoren in het spel zijn. Daarnaast lijkt het waarschijnlijk dat de dwangstoornis en het syndroom van Gilles de la Tourette genetisch zeer verwante stoornissen zijn (zoals eerder al genoemd werd); zowel de dwangstoornis als tics komen vaker voor bij eerstegraads familieleden van patiënten met een dwangstoornis. Hieruit volgt dat beide aandoeningen mogelijk verschillende uitingsvormen (fenotype) van eenzelfde onderliggende genetische kwetsbaarheid zijn (pleiotropie). Kandidaatgenen op het gebied van monoaminerge en glutamaatneurotransmitters, die voor hun transport in het brein afhankelijk zijn van receptoren (SCL1A1 (Arnold, Sicard, Burroughs, Richter & Kennedy, 2006; Dickel et al., 2006), NMDA, GRIN2B (Arnold et al., 2004; Delorme et al., 2004)), zijn nog volop in onderzoek en waarschijnlijk betrokken bij de dwangstoornis.

NEUROBIOLOGISCHE FACTOREN

De dwangstoornis kan in een model worden beschreven als een stoornis gekenmerkt door enerzijds zich eindeloos herhalende gedachten en handelingen, met anderzijds de ongecontroleerde activiteit van twee parallelle, aparte lusvormige circuits in het brein. Deze circuits verbinden de basale kernen, voorste hersenkwabben (prefrontale cortex) en thalamus, hebben een inhiberende functie en spelen mogelijk een rol bij de dwangstoornis. Van structuren die onderdeel uitmaken van het limbisch systeem wordt verondersteld dat zij de sterke angstcomponent bij de dwangstoornis verklaren. Een scala aan neurologische stoornissen die de basale aandoen, bijvoorbeeld chorea van Huntington, worden in verband gebracht met het ontstaan van dwangstoornis op volwassen leeftijd. Auto-immuunreacties op een infectie met streptokokken, met mogelijk de basale ganglia als doelwit, worden al lang erkend in het ontstaan van chorea van Sydenham. Diezelfde auto-immuunreacties zouden specifiek van belang kunnen zijn bij het ontstaan van obsessies in een subgroep van kinderen met tics, dwangstoornis of beide, die een plotseling begin of verergering van al bestaande symptomen hadden wanneer er sprake was van acute streptokokkeninfectie. Deze PANDAS ('pediatric autoimmune neuropsychiatric disorders associated with streoptococcal infection') worden, net als het syndroom van Gilles de la Tourette rond het tiende jaar, ook gekarakteriseerd door terugval en verbetering, maar dan in relatie tot streptokokkeninfectie (Leonard et al., 1999). Beschadigingen aan de basale kernen kunnen dwangsymptomen veroorzaken en hersenchirurgische ingrepen bij volwassenen die zeer ernstige vormen hadden van dwangstoornis, in de verbinding tussen de basale kernen en de voorste hersenkwabben (frontale cortex), geven een verbetering van de symptomen.

Bij beeldvormend onderzoek bij patiënten met dwangstoornis, worden afwijkingen in volume en metabolisme in de betrokken veronderstelde hersengebieden gevonden. Deze aanwijzingen voor overactiviteit nemen af na succesvolle symptomenbehandeling (medicamenteus en gedragstherapeutisch). Vanuit biochemisch onderzoek wordt aangenomen dat chemische prikkeloverdracht in de hersenen, zoals van de serotonerge en dopaminerge neurotransmittersystemen, betrokken is bij de dwangstoornis. Hierbij sluit de bevinding aan dat sommige medicijnen, zoals antidepressiva, een gunstig effect kunnen hebben op de dwangsymptomen.

De leertheoretische invalshoek

De leertheorie hanteert een geheel ander verklaringsmodel. Hierin wordt benadrukt dat de dwangverschijnselen een angstreducerende functie hebben. Wanneer het individu bemerkt dat dwang de angst vermindert en dus een gevoel van opluchting teweegbrengt, zal dit de herhaling van de dwang bekrachtigen. De vraag is echter waar de oorsprong van de initiële angst ligt. Volgens sommigen is dat een hoog basaal angstniveau, terwijl anderen cognitieve (kennende) elementen hiervoor verantwoordelijk houden. In deze laatste benadering wordt verondersteld dat de angst opgeroepen door een geanticipeerd gevaar (bijvoorbeeld een ongeluk, ziekte) wordt bepaald door de subjectief ingeschatte kans dat dit gevaar inderdaad zal optreden. Dwangpatiënten zouden altijd de kans op het optreden van een gevaar veel te hoog inschatten. Iedere situatie waarachter een mogelijk gevaar schuilgaat, hoe klein de kans ook is, zal beduidende angst oproepen. De dwanggedachten en -handelingen worden ontwikkeld om deze angst te reduceren. De leertheoretische invalshoek is vooral van belang in verband met de op deze theorie gestoelde gedragstherapie.

Diagnose

Indien men kennis heeft van de symptomen en de mogelijkheid heeft rustig met het kind of de adolescent en de ouders te spreken is het niet zo moeilijk de diagnose dwangstoornis te stellen. Toch is het van belang een kind of adolescent met dwangsymptomen naar de kinder- en jeugdpsychiater te verwijzen. Zoals aangegeven is bijvoorbeeld verwarring met het syndroom van Gilles de la Tourette mogelijk. De diagnosticus kan naast gesprekken met patiënt, de ouders en leerkracht, ook gebruikmaken van een gestructureerd klinisch interview of meetinstrumenten om de ernst van de dwangstoornis en de mate van disfunctioneren van de patiënt en het gezin (lijdensdruk) in te schatten. Over het algemeen zijn gezinsleden in meer of mindere mate betrokken bij de dwangsymptomen. Nagegaan wordt welke behandeling geïndiceerd is. Ook dient nagegaan te worden of de dwangsymptomen niet voorkomen in het kader van een andere stoornis (comorbiditeit).

Behandeling

De behandeling van kinderen en adolescenten met een dwangstoornis zal meestal ambulant kunnen plaatsvinden. In zeldzame gevallen wanneer de belasting niet meer draaglijk is, of wanneer de angst of depressie extreem aanwezig is, kan een opname overwogen worden. Ambulante behandeling kan bestaan uit psychotherapie van het kind of de adolescent, waarin de ouders betrokken dienen te worden, of medicamenteuze therapie, en eventueel een combinatie van beide therapievormen. Het zou goed zijn, gezien de relatieve zeldzaamheid van de stoornis in de klinische praktijk, als er enkele gespecialiseerde centra zouden zijn voor de behandeling van patiënten met een dwangstoornis, om zodoende ook voldoende ervaring met de behandeling op te bouwen, hetgeen de patiënten ten goede zou kunnen komen.

Uitleg over het ziektebeeld (psycho-educatie)

Uitleg over de aard, de oorzaak en de behandeling aan patiënt en ouders is een eerste stap in de behandeling van de dwangstoornis. Kinderen en adolescenten met ernstige dwangsymptomen lijden niet alleen onder de symptomen zelf, die kwellend of uitputtend kunnen zijn (bijvoorbeeld door het moeten uitvoeren van rituelen zeer laat in slaap vallen), maar ook onder het besef dat anderen hun gedrag niet begrijpen of gek vinden, waardoor zij proberen hun dwang voor de omgeving verborgen te houden. Ze vragen zich af waarom zij dwanggedachten en -handelingen hebben. Velen schamen zich ervoor of zijn zelfs bang om 'gek te worden'. Het gezin wordt door de patiënt bij de rituelen ingeschakeld. Ouders reageren dan wisselend met onzekerheid, angst, woede of wanhoop op de dwangverschijnselen van hun kind. Een vraag die ouders in de beginfase hebben is in hoeverre ze met de rituelen van hun kind mee moeten gaan. Moet ik ingaan op zijn verzoek om de televisie aan te zetten, zijn knoopjes vast te maken, zijn lakens recht te strijken, zijn boeken beet te pakken, enzovoort, of moet ik duidelijk aangeven dat hij dat nu maar zelf moet doen? Niet meegaan met de rituelen roept bij het kind reacties van angst, woede en verwijten op, terwijl er wel in meegaan tot gevolg heeft dat het hele gezin onder de dwang gaat lijden, of dat er ongewenste interacties insluipen. Dit was het geval bij de zeventienjarige jongen wiens moeder hem moest helpen met aankleden en douchen, wat uiteraard indruiste tegen het streven naar autonomie gezien zijn leeftijd. Ging zij niet in op de wensen van haar zoon, dan was het zeker dat hij veel te laat op school zou komen. Op deze manier terroriseert de dwang niet alleen de patiënt zelf, maar het gehele gezin. De hulp van de gezinsleden aan de patiënt blijkt echter geen verbetering te brengen in de symptomen. Aan de ene kant is het van belang negatieve reacties richting de patiënt te vermijden, terwijl het aan de andere kant niet de bedoeling is dat gezinsleden te veel meegaan of te sterk betrokken raken in de dwang van de patiënt. Er zijn websites, boeken en patiëntengroepen die informatie en steun kunnen bieden. Soms kan het nuttig zijn de leerkracht in de behandeling te betrekken, bijvoorbeeld wanneer symptomen het schoolfunctioneren ernstig belemmeren.

Cognitieve gedragstherapie

Psychotherapeutische behandeling van patiënten met een dwangstoornis staat bekend als moeilijk vanwege de hardnekkigheid van de symptomen. Klassiek inzichtgevende behandeling (psychoanalyse, psychotherapie on analytic lines) is weinig succesvol gebleken. De 'evidence-based' behandeling voor dwangstoornis bij kinderen en jeugdigen is cognitieve gedragstherapie volgens een protocol, die in – een overigens beperkte hoeveelheid – onderzoeken gebleken effectief was (O'Kearney, 2006). De hoeksteen van deze vorm van psychotherapie is de 'exposure' en responspreventie (ERP), het op gedrag gerichte gedeelte van de behandeling. Het komt er hierbij op neer dat de dwangsymptomen nauwkeurig geregistreerd worden door het kind of de adolescent zelf, eventueel met hulp van de ouders. Daarna wordt er een volgorde gemaakt naar graad van moeilijkheid van situaties waarin een bepaald dwangverschijnsel niet meer zal worden uitgeoefend. Vervolgens worden afspraken gemaakt wat de patiënt zal nalaten te doen. ERP wordt gewoonlijk gecombineerd met andere gedragstherapeutische technieken of interventies, zoals training in het verdragen van de angst en uitdoven ervan. Een voorbeeld hiervan is het instrueren van de ouders om het kind geen geruststelling te bieden, wanneer het daar dwangmatig om blijft vragen. Daarnaast worden vaak cognitief-therapeutische technieken toegevoegd, waarmee de dwanggedachten worden behandeld, zoals de interpretatie van de dwanggedachten normaliseren en het bespreken van het waarheidsgehalte van bijvoorbeeld het idee dat je als kind of jeugdige persoonlijk verantwoordelijk bent voor de uitkomst van een gebeurtenis. Hoewel de effectiviteit van gedragstherapie met ERP als kerncomponent aangenomen wordt, is er minder duidelijkheid over welke methode nu precies het meest efficiënt en effectief is. Het gezin inschakelen bij de behandeling wordt van essentieel belang geacht. Dit geldt zeker voor symptomen waarbij andere gezinsleden een rol spelen om zo de afstraffende of de tegemoet tredende benadering ten aanzien van de dwangsymptomen te helpen voorkomen. De oudercontacten worden gebruikt om de ouders en andere gezinsleden van de patiënt met dwangstoornis te ondersteunen in hun omgang met de patiënt. In studies waarin het effect van gedragstherapie werd onderzocht, verbeteren de patiënten 60-70%. In de meeste van deze studies wordt echter aan sommige patiënten ook medicijnen gegeven – niet aan allemaal. Alleen in de onderzoeken van De Haan, Hoogduin, Buitelaar en Keijsers (1998) en de POTS-studie ('pediatric OCD Treatment Study (POTS) team'; 2004), kreeg een deel van de patiënten alleen gedragstherapie.

Uiteraard is het een grote opluchting voor zowel kind als ouders wanneer de symptomen afnemen. Toch kan het ook van belang zijn om eventueel de gedragstherapie met andere psychotherapeutische methoden te combineren, bijvoorbeeld wanneer we op problemen stuiten die niet direct tot de dwangsymptomen behoren, maar die van belang zijn met betrekking tot het gehele functioneren van de patiënt of bij het in stand houden van de dwang. De symptomen van de twaalfjarige jongen bijvoorbeeld die plotseling aan het einde van de zomervakantie een dwangbeeld ontwikkelde, bleken vrij snel voor een groot deel te verminderen na het starten van de responspreventie. Het bleek echter dat hij het best functioneerde wanneer de druk vanuit de school het minst was en dat hij de meeste last van zijn symptomen had wanneer er op school eisen aan hem gesteld werden. Hij durfde hiertegen echter niet openlijk in verzet te komen. Ook met zijn moeder voerde hij een vrij subtiele strijd, waarbij hij gewoontegetrouw regelmatig zijn zin kreeg. De moeder had moeite om grenzen aan te geven en eisen aan hem te stellen. Het is daarbij niet zinvol een betekenis aan de dwangsymptomen te hechten en de gebruikelijke strategie van ERP, gecombineerd met cognitieve elementen wordt eigenlijk altijd gevolgd.

Medicamenteuze therapie

Naar aanleiding van de vrij gunstige effecten van medicamenteuze behandeling bij volwassenen werd dit ook bij kinderen en adolescenten geprobeerd. In de loop van de tijd is de effectiviteit van psychofarmaca in de behandeling van dwangstoornis bij kinderen en jeugdigen vrij goed vastgesteld en worden deze geneesmiddelen over het algemeen goed verdragen. Gezien de gunstige behandelingsuitkomsten die met CGT bereikt kunnen worden, de bijwerkingsprofielen van medicamenten van keuze en het effect van medicatie op het zich ontwikkelende brein voor de lange termijn, is men terughoudend met het voorschrijven van medicijnen als eerste keus van behandeling. Er wordt melding gemaakt van de gunstige effecten van de antidepressiva clomipramine (Anafranil), sertraline (Zoloft), fluoxetine (Prozac), paroxetine (Seroxat) en fluvoxamine (Fevarin) bij de acutefasebehandeling van dwangstoornis bij kinderen en adolescenten.

Tot 50% van de kinderen en jeugdigen zullen slechts deels opknappen op het starten van behandeling met een antidepressivum uit de groep van de selectieve serotonineheropnameremmers. In de behandeling van volwassenen wordt deze behandeling daarom soms geaugmenteerd met een antipsychoticum, een benzodiazepine (clonazepam (Rivotril)), of worden twee SSRI's gecombineerd. Vanwege het risico op bijwerkingen wordt deze strategie bij kinderen en jeugdigen niet of nauwelijks toegepast.

Combinatietherapie

Uit het eerder genoemde Nederlandse onderzoek van De Haan et al. (1998) bleek gedragstherapie effectiever dan behandeling met medicatie (clomipramine). In de grotere POTS-studie werd gedragstherapie vergeleken met medicatie en met de combinatiebehandeling van gedragstherapie en medicatie (selectieve serotonineheropnameremmer). Hieruit bleek opnieuw dat gedragstherapie effectief was. De combinatietherapie echter was nog effectiever. Dit gemeten verschil van 0,6 punten op een schaal van 0-40 was klein, maar significant.

Er zijn voorlopige aanwijzingen dat cognitieve gedragstherapie ook effectief is in de behandeling van de PANDAS-subtype dwangstoornis (Storch et al., 2006). Bijna alle kinderen in de onderzochte groep gebruikten bij het opstarten van de CGT ook al medicatie.

Verschillende onderhoudsbehandelingen

De dwangstoornis is typisch een aandoening met een chronisch beloop en daarom zal rekening moeten worden gehouden met de noodzaak voor een langdurige onderhoudsbehandeling. De huidige richtlijn hiervoor is het voortzetten van medicamenteuze therapie gedurende een periode van minimaal zes maanden, volgend op een volledig herstel.

Bij een kleine groep patiënten is het effect van langer doorbehandelen met een cognitief-gedragstherapeutisch protocol onderzocht. Hieruit bleek het aantal responders – gedefinieerd als de patiënten met een aanzienlijke verbetering, meestal 50%, van hun dwangsymptomen – toe te nemen van 74% naar 96% en daarnaast nam de gemiddelde verbetering toe van 57% tot 76% (De Haan, Krol & Wolters, 2007).

Immuunmodulerende behandelingen

Kinderen en jeugdigen met PANDAS-symptomen, passend bij dwangstoornis en/of tics, welke optreden of verergeren na een infectie met groep A-bètahemolytische streptokokken, waarbij op basis van onderzoek gedacht wordt dat er sprake is van een auto-immuunreactie, hebben baat bij een immuunmodulerende behandeling. De symptomen verminderden bij behandeling met intraveneuze toediening van immuunglobuline. Ook profylaxe met antibiotica wordt toegepast om streptokokkeninfecties te verminderen en daarmee opnieuw opvlammende symptomen bij PANDAS-kinderen te doen afnemen. Het betreft hier echter geen placebogecontroleerd onderzoek.

Prognose

Door gebrek aan uitgebreid en goed uitgevoerd onderzoek zijn er over de prognose van kinderen en adolescenten met een dwangstoornis onvoldoende gegevens bekend. Enkele studies geven toch enige indrukken over de prognose, die over het algemeen niet zo gunstig is. Veel kinderen en adolescenten blijven in meer of mindere mate klachten houden, of zijn sociaal geïsoleerd. De symptomen kunnen met perioden toe- of afnemen. Het komt voor dat een patiënt na ruim een jaar vrijwel klachtenvrij geweest te zijn, plotseling weer contact opneemt nadat de symptomen weer in alle hevigheid zijn opgetreden. Er zijn ook patiënten die al enige jaren klachtenvrij zijn. Ook komt het voor dat de dwangsymptomen plaatsmaken voor andere problematiek. Dit was het geval bij een meisje dat op dertienjarige leeftijd onze polikliniek bezocht in verband met dwangsymptomen en smetvrees. Zij verbeterde aanzienlijk gedurende de psychotherapie, maar zocht op negentienjarige leeftijd wederom contact in verband met andere klachten. Zij had al jarenlang geen last meer van dwangverschijnselen, maar was in toenemende mate angstig en had relatieproblemen, waarvoor zij hulp geboden kreeg. In de praktijk bepalen de ernst van de dwangsymptomen, de complexiteit van de comorbide voorkomende stoornissen, de beschikbare hulp binnen het gezin en de ambulante geestelijke gezondheidszorginstellingen, de mate waarin behandeling zal worden ingezet. Gedacht wordt dat een vroeger begin van de dwangstoornis gerelateerd is aan een slechtere prognose, evenals comorbide psychiatrische ziekte en een matige respons op de initiële behandeling (Stewart et al., 2004). Geen enkele factor echter lijkt op zichzelf de varianten in definitieve uitkomst te bepalen.

Samenvatting en conclusie

Het zal, tot slot, duidelijk zijn dat de dwangstoornis een ernstige, soms bijzonder invaliderende, aandoening is die op jonge leeftijd kan ontstaan en soms in meer of mindere mate een groot deel van het leven een rol kan spelen. Over vele aspecten met betrekking tot de dwangstoornis bij kinderen en adolescenten bestaat nog veel onduidelijkheid. De aandoening krijgt gelukkig de laatste jaren meer aandacht van onderzoekers en psychotherapeuten. Bundeling van kennis en ervaring met betrekking tot de dwangstoornis, ook in onze landen, is hard nodig om het kind of de adolescent met een dwangstoornis en zijn ouders te kunnen helpen.

Literatuur

Aangehaalde literatuur

American Psychiatric Association (2000). *Diagnostic and Statistical Manual of Mental Disorders* (4^e ed., herziene druk). Washington DC: American Psychiatric Press.

Arnold, P.D., Rosenberg, D.R., Mundo, E., Tharmalingham, S., Kennedy, J.L. & Richter, M.A. (2004). Association of a glutamate (NMDA) subunit receptor gene (GRIN2B) with obsessive-compulsive disorder: a preliminary study. *Psychopharmacology*, 174, 530-538.

Arnold, P.D., Sicard, T., Burroughs, E., Richter, M.A. & Kennedy, J.L.

(2006). Glutamate transporter gene SLC1A1 associated with obsessive-compulsive disorder. *Archives of General Psychiatry, 63,* 769-776.

Bloch, M. et al. (2006). Adult outcome of tic and obsessive-compulsive severity in children with Tourette syndrome. *Archives of Pediatric and Adolescent Medicine, 160,* 65-69.

Coles, M.E., Heimberg, R.G., Frost, R.O. & Steketee, G. (2005). Not just right experience and obsessive compulsive features: experimental and self monitoring perspective. *Behaviour Research and Therapy, 43,* 153-167.

Delorme, R. et al. (2004). Frequency and transmission of glutamate receptors GRIK2 and GRIK3 polymorphisms in patients with obsessive-compulsive disorder. *Neuroreport, 15,* 699-702.

Dickel, D.E. et al. (2006). Association testing of the positional and functional canditate gene SLC1A1/EAAC1 in early-onset obsessive-compulsive disorder. *Archives of General Psychiatry, 63,* 778-785.

Haan, E. de, Hoogduin, K., Buitelaar, J. & Keijsers, G. (1998). Behaviour therapy versus clomipramine in obsessive-compulsive disorders in children and adolescents. *Journal of the American Academy of Child and Adolescent Psychiatry, 37,* 1022-1029.

Haan, E. de, Krol, Y. & Wolters, L. (2007). Behandeling van de dwangstoornis: na het protocol. *Kind en Adolescent Praktijk, 6,* 50-56.

Haan, E. de & Wolters, L. (2009). *Behandeling van de dwangstoornis bij kinderen en adolescenten.* Houten: Bohn Stafleu van Loghum (onderdeel van Springer Uitgeverij).

Leonard, H.L. et al. (1999). Postinfectious and other forms of obsessive-compulsive disorder. *Child & Adolescent Psychiatric Clinics of North America, 8,* 487-511.

Maina, G., Albert, U., Bogetto, F. & Ravizza, L. (1999). Obsessive-compulsive syndromes in older adolescents. *Acta Psychiatrica Scandinavica, 100,* 447-450.

Mataix-Cols, D., Rosario-Campos, M.C. & Leckman, J.F. (2005). A multidimensional model of obsessive-compulsive disorder. *American Journal of Psychiatry, 162,* 228-238.

McKay, D., Piacentini, J., Greisberg, S., Graae, F., Jaffer, M. & Miller, J. (2006). The structure of childhood obsessions and compulsions: dimensions in an outpatient sample. *Behaviour Research and Therapy, 44,* 137-146.

O'Kearny, R.T. (2006). Behavioural and cognitive behavioural therapy for obsessive compulsive disorder in children and adolescents. *Cochrane Database Syst Review, 18,* CD004850.

POTS Team (2004). Cognitive-behavior therapy, sertraline, and their combination for children and adolescents with obsessive-compulsive disorder: the Pediatric OCD Treatment Study (POTS) randomizes controlled trial. *Journal of the American Medical Association, 292,* 1969-1976.

Rapoport, J.L. et al. (1989). *The boy who couldn't stop washing.* New York: Dutton.

Riddle, M.A. et al. (2002). Double-blind, cross-over trial of fluoxetine and placebo on children and adolescents with obsessive-compulsive disorder. *Journal of the American Academy of Child and Adolescent Psychiatry, 31,* 1062-1969.

Rutter, M. (2008). *Rutter's Child and Adolescent Psychiatry* - 5^e ed. Oxford: Blackwell Publishing.

Stewart, S.E. et al. (2004). Long-term outcome of pediatric obsessive-compulsive disorder: a meta-analysis and qualitative review of the literature. *Acta Psychiatrica Scandinavica, 110,* 4-13.

Storch, E.A., Murphy, T.K., et al. (2006). Cognitive-behavioral therapy for PANDAS-related obsessive-compulsive disorder: findings from a preliminary waitlist controlled open trial. *Journal of the American Academy of Child and Adolescent Psychiatry, 45,* 1171-1178.

Swedo, S., Rapoport, J. , Leonard, H., Lenane, M. & Cheslow, D. (1989). Obsessive-compulsive disorder in children and adolescents. Clinical phenomenology of 70 consecutive cases. *Archives of General Psychiatry, 46,* 335-341.

Verhulst, F.C. et al. (1997). The prevalence of DSM-III-R diagnoses in a national sample of Dutch adolescents. *Archives of General Psychiatry, 54,* 329-336.

Verhulst, F.C. (2006). *Leerboek Kinder- en Jeugdpsychiatrie.* Assen: Van Gorcum.

Aanbevolen literatuur

Jongeren en ouders

Kwee, M. & Waal, H. van der (1995). *Het moet, moet, moet.* Meppel: Boom.

Wells J. (2007). *Een dictator in mijn kop* (oorspronkelijke titel: *Touch and go Joe. An adolescence experience of OCD*). Amsterdam: Nieuwezijds.

Adressen

Angst, Dwang en Fobie (ADF) Stichting, lotgenotencontact (www.bibbers.nl en www.adfstichting.nl).

Zie voor adressen m.b.t. jeugdzorg, *Sociale kaart Jeugdzorg.* Houten: Bohn Stafleu van Loghum.

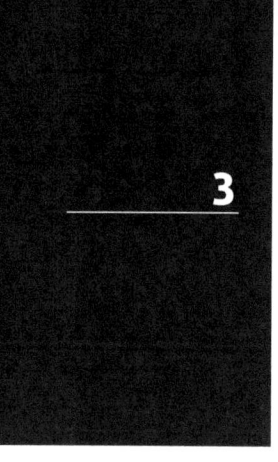

3 Tics

M.D. Oosterhoff
P.J. Hoekstra

Inleiding

Paul is een zevenjarige jongen die sinds een aantal weken een vreemde gewoonte heeft. Hij trekt met zijn gezicht zonder dat daarvoor een duidelijke aanleiding is. De ouders dachten eerst dat het met de drukte rond de feestdagen te maken had. Die zijn inmiddels allang voorbij, maar het trekken met het gezicht is alleen maar erger geworden. Het is de juf op school nu ook opgevallen en ze vroeg moeder laatst of er thuis misschien spanningen zijn.

Paul lijkt zelf niet in de gaten te hebben wat hij doet. Op de vraag waarom hij het doet, weet hij geen antwoord te geven of zegt hij dat hij er niets aan kan doen. De ouders hebben een tijdje geprobeerd het hem af te leren door er elke keer wat van te zeggen, maar daar zijn ze snel mee gestopt. Het werkte niet of zelfs averechts en Paul werd er erg onzeker van.

Een oorzaak weten de ouders niet. Het gaat eigenlijk de hele dag door. Het maakt niet uit of hij nu ingespannen met iets bezig is of dat hij ontspannen televisie zit te kijken. Als hij uit school komt lijkt hij wat meer met zijn gezicht te trekken. Ook is het de ene dag erger dan de andere dag, maar een duidelijk patroon is er niet in te ontdekken. Paul is gezond en heeft dit nog nooit eerder gehad. Wel heeft hij een paar maanden geleden een tijd veel met zijn ogen geknipperd. De ouders dachten toen dat hij misschien een bril nodig had. Toen ze met hem naar de huisarts wilden gaan, was het probleem alweer voorbij. Ook is er nog een periode geweest waarin hij opvallend veel kuchte. Vader heeft als kind maandenlang heel veel met de ogen geknipperd. Hij werd zelfs knipperbol genoemd. Dit is vanzelf overgegaan.

Met Paul zijn verder geen problemen. Hij is altijd vrolijk, kan

> goed meekomen op school, heeft voldoende vriendjes en wordt niet geplaagd. Wel is hij altijd erg druk geweest. Moeder had de handen vol aan hem. Ook de juf heeft wel eens opgemerkt dat ze blij is dat niet alle kinderen in de klas zoveel energie hebben als Paul. De ouders gaan met Paul naar de huisarts, die vertelt dat er sprake is van een tic en dat ze zich geen zorgen hoeven te maken, omdat het vanzelf weer over zal gaan. Een paar weken later is dat inderdaad het geval.

De huisarts in het bovenstaande verhaal heeft niet helemaal gelijk. Vaak zijn tics een voorbijgaand verschijnsel, dat weliswaar soms hinder kan geven, maar verder onschuldig is. Soms is er echter meer aan de hand en is behandeling nodig.

Tics zijn ongewilde, meestal kortdurende, plotselinge, zich herhalende en zinloze bewegingen (bewegingstics) of geluiden (geluidstics). De meest voorkomende tic is overmatig knipperen met de ogen. Andere veel voorkomende tics zijn trekken met de mond, met de neus of met het hele gezicht, schudden met het hoofd, snuiven, kuchen, grommen, piepgeluiden maken of keelschrapen. Tics kunnen ook bestaan uit meer samengestelde bewegingen, zoals huppelpasjes maken, over de neus wrijven, ruiken aan dingen of dingen aan moeten raken.

Er zijn grote verschillen in frequentie, mate van zich bewust zijn, heftigheid, hinderlijkheid en in de mogelijkheid tot onderdrukken. Iemand met tics weet lang niet altijd dat hij tics heeft. Tics zijn dan ook lang opgevat als volledig onwillekeurig. Er zijn ook personen die aangeven dat ze de tics voelen aankomen en deze enige tijd kunnen tegenhouden (Banaschewski, Woerner & Rothenberger, 2003). Het is dus beter om te zeggen dat er sprake is van een zich (al dan niet bewust) opbouwend gevoel van spanning, dat zich als het ware in de tic ontlaadt. De aandrang tot het uitvoeren van de tic kan betrekkelijk mild zijn en dan is de tic (tijdelijk) te onderdrukken. Er kan ook sprake zijn van een heftige, niet te weerstane aandrang, waaraan iemand wel toe móet geven. Het is in zekere zin te vergelijken met de aandrang tot krabben bij hevige jeuk of met de aandrang tot gapen.

Verder zijn er grote verschillen in duur en aantal. Veel kinderen hebben een periode van een aantal weken tot een aantal maanden een enkele tic, die daarna weer overgaat. Voor de meesten blijft het daarbij. Sommigen hebben misschien later nog eens zo'n periode met weer een andere tic. Slechts bij een klein deel van kinderen met tics worden de problemen groter, ontstaan er steeds nieuwe tics, soms meerdere tegelijk en worden de tics hinderlijk.

Syndroom van Gilles de la Tourette

Als er meerdere tics zijn, waarvan minstens twee bewegingstics en minstens één geluidstic, niet noodzakelijkerwijs tegelijkertijd, bijna dagelijks gedurende meer dan een jaar, eventueel met tussenpozen en de tics zijn hinderlijk, dan wordt gesproken van het syndroom van Gilles de la Tourette (GTS).
Er is geen wezenlijk verschil tussen tics bij GTS en andere tics. Of er bij tics van GTS gesproken wordt, hangt alleen af van de bovengenoemde criteria. Van GTS is vooral bekend dat patiënten vieze woorden roepen of schelden (coprolalie). Dit is echter slechts voor een klein deel van de patiënten het geval en dan meestal ook nog tijdelijk. Ook het syndroom van Gilles de la Tourette is vaak een betrekkelijk milde aandoening die met het ouder worden kan verbleken. Er zijn ook zwaardere vormen, die ernstig lijden meebrengen. Dit is echter uitzonderlijk.

Klinisch beeld

De definitie van een tic en van het syndroom van Gilles de la Tourette is in de vorige paragraaf al gegeven, evenals voorbeelden van de meest voorkomende tics.

Beginleeftijd en beloop

Tics treden meestal voor het eerst op vóór het twaalfde levensjaar. Een later begin is ongewoon. Na de kinderleeftijd nemen de tics over het algemeen af. Er zijn veel meer kinderen dan volwassenen met tics. Rond de puberteit kan er een (tijdelijke) toename optreden (Leckman et al., 1998). Bij slechts een klein deel van de kinderen met tics blijven de problemen voortduren. Als iemand bij het begin van de volwassenheid nog steeds tics heeft, dan is het waarschijnlijk dat de tics levenslang zullen blijven bestaan. Toename in ernst na deze leeftijd is erg onwaarschijnlijk. Evenmin is waarschijnlijk dat er nog ernstige geluidstics zullen ontstaan als deze niet al eerder aanwezig waren. Bewegingstics komen meer voor dan geluidstics. Geluidstics komen in tegenstelling tot bewegingstics zelden geïsoleerd voor. Als dit wel het geval lijkt, dan blijkt bij navragen vaak toch dat er eerder wel sprake was van een weinig opvallende bewegingstic.

Wisselende ernst

Tics wisselen in aard, frequentie en ernst. Deze variatie kan zich voordoen in de loop van de dag. Soms zijn er de minste tics in die situaties, waarin het sociaal onwenselijk is, bijvoorbeeld op school. De tics worden dan (onbewust) onderdrukt. Naderhand, bijvoorbeeld na thuiskomst, kan een inhaaleffect optreden met juist extra veel tics. Ook door vermoeidheid en spanning kunnen tics toenemen. Daarnaast varieert de ernst over langere perioden van weken tot maanden. Bij veel kinderen blijft het voorkomen van tics zelfs beperkt tot één of twee perioden. Voor een deel hoort dit komen en gaan van tics bij de aandoening en staat het los van omgevingsinvloeden. Daarnaast kunnen tics toenemen in perioden met veel spanning, bijvoorbeeld in een eindexamentijd. Ook prettige opwinding, zoals de aanlooptijd naar de verjaardag of de sinterklaastijd, kan een toename van de tics veroorzaken.

Vóórkomen

Tics komen veel voor. Onderzoek wijst uit dat 7-10% van kinderen wel eens een tijdje een tic heeft. Het verschijnsel wordt bij jongens drie- tot tienmaal vaker gezien dan bij meisjes. Tics komen het meest voor op de basisschoolleeftijd en nemen daarna af. Voor de frequentie van GTS worden verschillende percentages genoemd. Dit hangt vermoedelijk samen met het al of niet opsporen en meetellen van milde varianten. Schattingen lopen uiteen van 0,6 tot 3,8% (Robertson, 2008).

Bijkomende problemen

Tics in het algemeen en de meer uitgebreide variant (GTS) in het bijzonder gaan vaak samen met andere problemen die voor het kind zelf, maar ook voor de omgeving een veel grotere belasting kunnen vormen dan de tics zelf. Het betreft hier hyperactiviteit en concentratieproblemen (Attention-Deficit/Hyperactivity Disorder, ook wel ADHD genoemd), gedragsproblemen, leerstoornissen (rekenproblemen, dyslexie) en dwanghandelingen. Deze problemen zien we dus vaker bij kinderen met tics, maar ze komen ook voor zonder dat er sprake is van tics. Voor een meer uitvoerige beschrijving ervan wordt verwezen naar de desbetreffende hoofdstukken. Op dwanghandelingen wordt ook nader ingegaan bij de differentiaaldiagnostiek.

Differentiaaldiagnose

In het dagelijkse spraakgebruik worden allerlei terugkerende gedragingen soms tics genoemd, zoals nagelbijten, hoofdbonzen, trommelen met de vingers, wiegen en altijd nog even moeten lezen voor het slapengaan. Net zo worden onmiskenbare dwanghandelingen zoals overmatig vaak moeten controleren of moeten wassen, soms wel tics genoemd.
In psychiatrische zin wordt alleen van tics gesproken als er sprake is van verschijnselen die vallen onder de definitie, dus ongewilde, meestal kortdurende, plotselinge, zich herhalende, zinloze bewegingen of geluiden. Sommige van de hierboven genoemde fenomenen hebben geen psychiatrische benaming omdat ze vallen binnen de grenzen van normaal gedrag. Het gaat hier om onschuldige vaste gewoontes, die niet hinderlijk zijn.

IMPULSEN

Het dwangmatig krabben aan korstjes of uittrekken van haren (van de hoofdhuid, wenkbrauwen, oogleden of uit de neus) wordt een impulscontrolestoornis genoemd. Het is niet zeker of dit verschijnsel niet toch vaker voorkomt in samenhang met tics.
Het is niet altijd eenvoudig een onderscheid te maken tussen het niet kunnen beheersen van impulsen (op zichzelf normaal, zoals boosheid bij teleurstelling) en het niet kunnen beheersen van tica-

chtige impulsen of dwanghandelingen. Bij normale impulsen is de handeling in overeenstemming met de gemoedstoestand. Tics of dwanghandelingen worden echter als (zeer) ongewild ervaren. Een illustratie van het bovenstaande is het verschil tussen schelden als je boos bent en schelden of vieze woorden moeten roepen terwijl je dat juist helemaal niet wilt.

STEREOTYPIEËN

Er zijn ook kinderen die neigen tot het maken van bewegingen en/of geluiden zoals wiegen, neuriën of bromgeluiden. Dit kan zich bij opwinding voordoen, maar ook in situaties met weinig uitwendige prikkels. Het bewustzijn kan dan iets verlaagd lijken en het kind maakt een wat in zichzelf teruggetrokken indruk. We noemen dit stereotypieën. Dit komt voor als geïsoleerd verschijnsel, maar kán ook onderdeel zijn van een breder syndroom, zoals stoornissen uit het autistisch spectrum of een verstandelijke handicap. In vergelijking met tics zijn de bewegingen of geluiden doorgaans minder plotseling, langer durend en ritmischer. Ze beginnen bovendien nogal eens op jongere leeftijd (voor het vierde levensjaar).

NEUROLOGISCHE ZIEKTEBEELDEN

Ook bepaalde neurologische ziektebeelden kunnen gepaard gaan met het maken van onwillekeurige bewegingen of geluiden. Over het algemeen is het karakter van die bewegingen en/of de geluiden zo anders dan hierboven beschreven bij de definitie van de tic, dat er weinig kans is op misverstanden.
Bij epilepsie is er naast onwillekeurige bewegingen en/of geluiden ook sprake van bewustzijnsveranderingen en duurt een en ander over het algemeen langer. Bovendien zijn de bewegingen echt onwillekeurig en overkomen ze het kind meer dan bij tics. Dit geldt ook voor meer zeldzame beelden zoals chorea minor (sint vitusdans), tremoren of dystonieën (stoornis in de spanning van spieren).

Hoewel er dus veel verschijnselen zijn waarmee de tic kan worden verward, is over het algemeen het beeld van de enkelvoudige tic zo kenmerkend dat er weinig reden is tot twijfel. Bewegingsstoornissen met een snel en plotseling karakter, die korter of langer te onderdrukken zijn en wisselen in ernst, zijn vrijwel altijd tics.

DWANGVERSCHIJNSELEN

Een belangrijke categorie verschijnselen waarmee tics kunnen worden verward, wordt gevormd door dwanghandelingen. Dwanghandelingen zijn steeds terugkerende handelingen waartoe iemand zich gedwongen voelt, terwijl hij vaak het zinloze of excessieve karakter ervan wel inziet, althans in het begin. In vergelijking met tics zijn dwanghandelingen meestal langer durend en minder plotseling en snel van karakter, en meer doelgericht. Bovendien is er vaker een *samenhang met angst* voor een of ander onheil. De dwanghandeling heeft dan als doel dit onheil te voorkomen of te bezweren.

Een veel voorkomende dwanghandeling is excessief wassen en schoonmaken met als achterliggende angst besmetting met vuil. Angst voor het maken van fouten hangt vaak samen met een andere veel voorkomende dwanghandeling, namelijk het overmatig controleren: of de fiets wel op slot is gedaan, of het gas is uitgedaan, enzovoort.

Er zijn echter ook dwanghandelingen waarbij de basis niet per se angst is. Voorbeelden hiervan zijn verrichtingen die steeds een bepaald aantal malen gedaan moeten worden, letters op een bepaalde manier schrijven, dingen tellen, ordenen of rechtzetten en deuren opnieuw goed dichtdoen. Deze dwanghandelingen zijn niet goed af te grenzen van de meer samengestelde tics, zoals dingen moeten aanraken, moeten spugen of kleding recht moeten trekken (Palumbo & Kurlan, 2007). Ook samengestelde tics zijn, net als dwanghandelingen, langer durend en minder plotseling en snel dan enkelvoudige tics. Daarnaast kunnen ook (samengestelde) tics gepaard gaan met angstige gedachten. Een strak onderscheid tussen een samengestelde tic en een dwanghandeling is daarom kunstmatig en weinig zinvol. In de werkelijkheid gaan deze verschijnselen geleidelijk in elkaar over.

Naast dwanghandelingen kan er ook sprake zijn van dwanggedachten. Dit zijn agressief of seksueel gekleurde gedachten die zich aan het bewustzijn opdringen. Deze gedachten zijn anders van aard dan normale impulsen, omdat ze als meer wezensvreemd worden ervaren en soms juist tegenovergesteld zijn aan wat iemand echt wil. Mensen zullen deze gedachten niet snel spontaan melden, omdat ze zich ervoor schamen. Voorbeelden van dwanggedachten zijn de drang om een gloeiende pan aan te raken, aan dingen of mensen te likken, iemand in het kruis te grijpen of iemand voor de tram te duwen. Zulke gedachten komen dus niet voort uit sombere gevoelens of gevoelens van boosheid of teleurstelling, zoals bij normale impulsen. Evenmin moeten ze als een (verborgen) wens worden opgevat. Dit soort wezensvreemde impulsen zijn mogelijk ook als een tic te beschouwen en komen bij mensen met tics wellicht in sterkere mate voor.

Psychosociale aspecten

In de beschrijving is tot nu toe de nadruk gelegd op het meestal onschuldige karakter van de tics. Dat neemt niet weg dat tics soms wel degelijk een fors probleem kunnen zijn. De tics kunnen lastig, vermoeiend, beschamend en zelfs pijnlijk zijn. De meer ernstige vormen van GTS kunnen een zware belasting betekenen en een negatieve invloed hebben op de ontwikkeling van de persoonlijkheid. Ernstige tics vallen immers wél op en kunnen onaangename sociale gevolgen hebben. Kinderen worden dan soms gepest of vreemd gevonden. Dit geldt met name bij de gelukkig vrij zeldzaam voorkomende vorm met het roepen van vieze woorden (coprolalie). Daarnaast is het voor het gevoel van eigenwaarde krenkend om niet de baas te zijn over eigen gedragingen. Ook het hebben van wezensvreemde impulsen, zoals de drang anderen in het kruis te grijpen of dingen of mensen te moeten likken, kan als heel beschamend en vernederend worden beleefd. Het spreekt voor zich dat deze negatieve gevolgen worden versterkt als het kind ook nog eens aangesproken wordt op zijn gedrag, terwijl het zich in dit opzicht al zo machteloos voelt. Professionele behandeling en begeleiding is dan gewenst. Dat geldt des te meer als er naast de tics ook sprake is van bijkomende problematiek.

Wanneer medicatie nodig is bij de meer ernstige tics, wordt deze over het algemeen goed verdragen. Er kan echter ook sprake zijn van lastige bijwerkingen, zoals moeheid of gewichtstoename. Dit kan een enkele maal een duidelijke belasting vormen.

Ook voor de omgeving (thuis en op school) kunnen tics, zoals het maken van geluiden of spugen, zeer hinderlijk zijn. Het kan dan heel moeilijk zijn om het begrip steeds te laten winnen van de irritatie, die natuurlijk ook onvermijdelijk optreedt. Gemakkelijk ontstaat dan de neiging het kind op zijn gedrag aan te spreken, wat vaak geen enkel of zelfs een averechts effect heeft. Achteraf ontstaat weer schuldgevoel, omdat men ook wel weet dat het kind niet voor zijn plezier tics vertoont. Helemaal lastig wordt het als er naast de tics gedragsproblemen zijn, of wanneer er twijfel over bestaat of een bepaald verschijnsel nu straf of medelijden verdient. Dit wordt verder besproken onder de paragraaf Behandeling.

Achtergronden en mogelijke oorzaken

Het hebben van tics is niet het gevolg van een slechte opvoedingsmethode, maar een uiting van een bepaalde gevoeligheid, die meestal *erfelijk* is bepaald. Uit onderzoek blijkt dat in de familie van kinderen met tics vaker dan gemiddeld personen met tics voorkomen. Bij GTS is in families een duidelijk erfelijk patroon vast te stellen. Of het hebben van een enkele tic gedurende een aantal maanden ook op te vatten is als een uiting van dezelfde erfelijke gevoeligheid, is niet helemaal duidelijk.

In het verleden werden tics gezien als uiting van een psychisch innerlijk conflict, al dan niet in *samenhang met een spanningsbron* in de omgeving. De naam zenuwtrekjes herinnert daar nog aan. Dit standpunt is gewijzigd nu is gebleken dat erfelijke factoren zo'n belangrijke rol spelen. Door innerlijke spanning of problemen in de omgeving kunnen tics wel toenemen, maar vermoedelijk niet veroorzaken (Conelea & Woods, 2008). Bovendien wil het voorkomen van tics beslist niet per se zeggen dat er ook sprake is van spanning. Verbetering of verslechtering van tics komt regelmatig voor zonder dat er enige aanleiding is aan te wijzen. Het vertonen van meer tics kan ook juist duiden op ontspanning, bijvoorbeeld als men weer thuisgekomen is van een situatie waarin de tics werden onderdrukt omdat ze ongewenst waren (school of doktersspreekkamer). Dit kan dan weer tot gevolg hebben dat daar ten onrechte wordt geconcludeerd dat het met de tics wel meevalt.
Bepaalde *medicijnen* kunnen tics oproepen of verergeren. In dit verband is het belangrijk om methylfenidaat (in België Rilatine, in Nederland Ritalin genoemd) te noemen, een middel dat veel wordt gegeven bij hyperactiviteit en concentratieproblemen. Deze klachten kunnen met (een gevoeligheid voor) tics samengaan en behandeling met genoemd middel kan als bijwerking het optreden van (meer) tics hebben. Dit is echter zeker niet altijd het geval.
Tics komen meer voor bij *jongens* dan bij meisjes. Dit is niet direct een gevolg van een hogere concentratie mannelijk geslachtshor-

moon, aangezien tics niet per se toenemen tijdens de puberteit. Wel lijkt het bestaan van een hogere concentratie mannelijk geslachtshormoon tijdens de ontwikkeling van de hersenen te leiden tot een grotere gevoeligheid voor het krijgen van tics. Bij meisjes ontstaan mogelijk vaker dwangverschijnselen.

Daarnaast zijn er nog andere factoren die van invloed zijn op het vóórkomen van tics. In een onderzoek onder eeneiige tweelingen met een aanleg voor GTS bleek het kind met het *laagste geboortegewicht* later de meeste tics te hebben (Hyde, Aaronson, Randolph, Rickler & Weinberger, 1992). Waarschijnlijk zijn voor dat kind de omstandigheden in de baarmoeder minder optimaal geweest en heeft die situatie ook een negatieve invloed op de mate waarin de gevoeligheid voor tics tot uiting komt. Een andere factor is de *leeftijd*. De meeste tics komen voor op de basisschoolleeftijd. Het is niet bekend waarom dit zo is. Misschien heeft het iets te maken met de ontwikkelingsfase van de hersenen.

Een andere theorie is dat het doormaken van een infectie bij daarvoor gevoelige personen van invloed kan zijn op het optreden van tics. Een en ander staat nog niet vast en moet nog verder worden onderzocht.

Voor een deel zijn de factoren die van invloed zijn op het tot uiting komen van de erfelijke gevoeligheid nog onbekend. Ditzelfde geldt ook voor de vraag naar het mechanisme waarlangs de stoornis tot stand komt. Er zijn wel sterke aanwijzingen voor de betrokkenheid van bepaalde hersengebieden (Lerner et al., 2007).

Diagnose

De diagnose van tics kan goed worden gesteld op basis van de verschijnselen. Zijn deze tijdens het onderzoek niet waar te nemen, dan moeten anamnestische gegevens, eventueel ondersteund door een video-opname, uitsluitsel geven. Vooralsnog is het hebben van (aanleg voor) tics of het syndroom van Gilles de la Tourette niet aan te tonen door bloedonderzoek. Ook bij hersenonderzoek zoals een CT-scan (een gedetailleerde röntgenfoto) zijn er geen kenmerkende afwijkingen. Dit soort aanvullende onderzoeken zijn over het algemeen dan ook niet zinvol. De verschijningsvorm van tics is zo kenmerkend dat voor de kinderpsychiater of kinderneuroloog zelden twijfel hoeft te bestaan.

De diagnostiek van problematiek die kan samengaan met tics en vooral met het syndroom van Gilles de la Tourette (zie boven), vraagt vaak uitgebreider onderzoek. Dit onderzoek wordt bij voorkeur gedaan door een kinderpsychiater, omdat de bijkomende problematiek het meest tot zijn vakgebied behoort.

Bij een enkele tic, die op zichzelf voorbijgaand van aard is en zonder bijkomende problematiek, kan gewoon de huisarts worden geraadpleegd. Dit is ook verstandig als er twijfel is over de vraag of er wel sprake is van een tic of dat er toch iets anders aan de hand is.

Behandeling

Of er sprake moet zijn van een behandeling hangt natuurlijk sterk af van de ernst van de tics. Vaak vallen tics nauwelijks op of geven ze geen enkele hinder. In die gevallen zal het vaak niet eens komen tot een bezoek aan de huisarts, laat staan tot behandeling. De basis van elke behandeling is voorlichting aan en begeleiding van kind en ouders. Vragen over oorzaak, erfelijkheid, beloop en bijkomende problemen en over therapeutische mogelijkheden kunnen dan worden besproken. Daarbij komt vaak de vraag naar voren in hoeverre iemand op zijn tics aangesproken kan of mag worden. Zoals alle kinderen hebben ook kinderen met GTS soms enige aansporing en correctie nodig, maar het is zeker niet de bedoeling dat iemand gestraft wordt voor handelingen waarin hij niet vrij is en waar hij vaak zelf nog het meest onder lijdt. Het is niet op te brengen om altijd je best te doen. Juist thuis moet iemand zich kunnen ontspannen. Druk uitoefenen kan ook spanningsverhogend werken en heeft dan een averechts effect.

Individuele begeleiding

Met name de meer ernstige vormen van GTS kunnen een zware belasting betekenen. De patiënt moet worden gesteund in het feit dat het hebben van een aandoening die je rare dingen laat doen, je nog niet tot een raar persoon maakt. 'Tics hebben betekent niet dat je getikt bent.' Individuele (psycho)therapie kan hierbij nuttig zijn en op den duur leiden tot een vermindering van minderwaardigheidsgevoelens en schaamte. Voor een kind is het belangrijk te horen dat er ook andere kinderen en volwassenen zijn met dezelfde problemen. Zoals al eerder genoemd kan spanning tics verergeren en in dat kader is een goede psychohygiëne van belang. Een individuele begeleiding of ouderbegeleiding kan helpen om bronnen van spanning te ontdekken en eventueel weg te nemen (Packer, 2005). Het is ook belangrijk dat het kind met plezier naar school gaat. Als dit niet het geval is, bijvoorbeeld doordat het kind zich niet door de leerkracht begrepen voelt of doordat het geplaagd wordt, kan dit een toename van de tics teweegbrengen. Dit kan ook gebeuren als de leerstof te zwaar is. Het is belangrijk hieraan te denken indien de tics steeds in de vakanties minder aanwezig zijn. Een onderzoek naar intelligentie en naar specifieke leerstoornissen, onder andere dyslexie en rekenproblemen, kan in dat geval nuttig zijn (Burd, Freeman, Klug & Kerbeshian, 2005).

Naast deze meer algemene begeleiding zijn soms meer specifiek op de tic gerichte behandelvormen aangewezen zoals medicatie of gedragstherapie. Bij de beslissing over medicatie en bij het zoeken naar de juiste dosering is het belangrijk het oordeel van de patiënt over de hinder die hij ondervindt, mee te laten wegen. Het is vaak mogelijk met medicatie de tics in ernst en frequentie te verminderen.

Op het gebied van gedragstherapie zijn de laatste jaren een aantal goede studies verricht die aangeven dat hiermee goede resultaten kunnen worden geboekt (Deckersbach, Rauch, Buhlmann & Wilhelm, 2006). Studies die de werkzaamheid van medicatie en gedragstherapie hebben vergeleken zijn echter nog niet gedaan.

Ouderbegeleiding

Het hebben van een kind met forse tics of met GTS kan een zware wissel trekken op het gezinsleven. Ouderbegeleiding of gezinstherapie kan dan aangewezen zijn. Voor sommige ouders en kinderen is contact met andere ouders en kinderen steunend. Het is daarom zinvol ouders attent te maken op het bestaan van een patiëntenvereniging die een kwartaalblad en een aantal voorlichtende brochures uitgeeft, contactdagen organiseert en contactadressen heeft van andere ouders (zie 'Adressen').

Prognose

De prognose hangt af van de ernst en de duur van de tics, van het al of niet voorkomen van bijkomende problematiek, van het effect van een eventuele behandeling en van algemene en psychosociale factoren, die de draagkracht van patiënt en ouders bepalen. Over het algemeen is de prognose gunstig. De meeste tics gaan na enige tijd weer over. Soms zijn ze blijvend, maar ook dan is er vaak sprake van een milde aandoening die met het ouder worden nog kan verbleken.
Een enkele keer kan er echter sprake zijn van een zeer invaliderende levenslange aandoening met ernstige tics en forse bijkomende problematiek, waarvoor intensieve behandeling en begeleiding noodzakelijk zijn. Gelukkig is dit niet de regel.

Preventie

Zoals uit het voorgaande blijkt is de aanleg voor het krijgen van tics niet te voorkomen. Wel kan worden geprobeerd omstandigheden die tics uitlokken of verergeren te vermijden. Daarnaast moeten de negatieve gevolgen van de tics zo veel mogelijk worden beperkt. Het is beslist niet nodig om op voorhand heel voorzichtig om te gaan met kinderen die tics hebben om verergering te voorkomen. Dat kan altijd nog als duidelijk is gebleken dat onder invloed van spanning problematische tics optreden. Daarbij moet ervoor gewaakt worden dat het middel niet erger wordt dan de kwaal. Immers, ook prettige opwinding kan tics doen toenemen en het vermijden daarvan zal zelden of nooit gewenst zijn. Wel is het belangrijk dat kinderen niet gestraft worden voor hun tics. Dit roept alleen maar spanning op en daarmee het risico op toename van de tics. Als de tics opvallen, kan het gebeuren dat een kind geplaagd wordt met zijn tics. Dit is op zich al heel vervelend, maar kan ook nog eens de tics doen toenemen. Soms is geplaagd worden (tot op zekere hoogte) te voorkomen door het verschijnsel in de klas te bespreken. Het hiertoe overgaan hangt onder meer af van de ernst van de tics, de tact van de leerkracht, de sfeer in de klas en de aard van het kind. Er is namelijk ook een zeker risico dat bespreking in de klas het kind in een uitzonderingspositie plaatst en nog meer tot het mikpunt van plagerijen maakt. Per situatie moet worden beoordeeld wat wijsheid is.

Samenvatting en conclusie

Tics komen bij veel kinderen voor. Het hebben van tics kan een uiting zijn van een bepaalde erfelijke gevoeligheid. Dit geldt zeker voor de meer ernstige vormen van tics.

Het is niet zo dat het hebben van tics op zich wijst op het bestaan van een innerlijk probleem. Spanning kan tics wel doen toenemen maar waarschijnlijk niet veroorzaken. Welke factoren ervoor zorgen in welke mate de erfelijke gevoeligheid naar buiten treedt is nog maar zeer ten dele bekend. Eén factor is in elk geval het geslacht: jongens hebben veel vaker tics dan meisjes. Een andere factor is de leeftijd: de meeste tics komen voor op de basisschoolleeftijd.

Meestal geven tics weinig hinder, gaan ze na verloop van tijd weer over en treden ze misschien nog eens op om vervolgens helemaal te verdwijnen. Bij een deel van de kinderen blijven de tics bestaan of keren ze steeds weer terug en kunnen ze wel hinderlijk zijn. Nader onderzoek en eventueel behandeling is dan zinvol.

Slechts bij uitzondering vormen tics een ernstig probleem. Het gaat dan om de ernstige vormen van GTS. Nogal eens gaan tics samen met andere problemen zoals ADHD, gedragsstoornissen, leerstoornissen of dwangstoornissen. Meestal zijn deze bijkomende verschijnselen een groter probleem dan de tics. Een groot winstpunt van de laatste jaren is dat tics en GTS meer als zodanig worden herkend. Patiënten krijgen nu vaker de erkenning die ze verdienen in plaats van kritiek of straf. Meer kennis van en bekendheid met tics kan leiden tot meer begrip en dat is van groot belang.

Literatuur

Aangehaalde literatuur

Banaschewski, T., Woerner, W. & Rothenberger, A. (2003). Premonitory sensory phenomena and suppressibility of tics in Tourette syndrome: developmental aspects in children and adolescents. *Developmental Medicine and Child Neurology*, 45(10), 700-703.

Burd, L., Freeman, R.D., Klug, M.G. & Kerbeshian, J. (2005). Tourette Syndrome and learning disabilities. *BMC Pediatrics*, 1, 5-34.

Conelea, C.A. & Woods, D.W. (2008). The influence of contextual factors on tic expression in Tourette's syndrome: a review. *Journal of Psychosomatic Research*, 65(5), 487-496.

Deckersbach, T., Rauch S., Buhlmann, U. & Wilhelm, S. (2006). Habit reversal versus supportive psychotherapy in Tourette's disorder: a randomized controlled trial and predictors of treatment response. *Behaviour Research and Therapy, Aug* 44(8), 1079-1090.

Hyde, T.M., Aaronson, B.A., Randolph, C., Rickler, K.C. & Weinberger, D.R. (1992). Relationship of birth weight to the phenotypic expression of Gilles de la Tourette's syndrome in monozygotic twins. *Neurology*, 42, 652-658.

Leckman, J.F., Zhang, H., Vitale, A., Lahnin, F., Lynch, K., Bondi, C., Kim, Y.S. & Peterson, B.S. (1998). Course of tic severity in Tourette syndrome: the first two decades. *Pediatrics*, 102, 14-19.

Lerner, A., Bagic, A., Boudreau, E.A., Hanakawa, T., Pagan, F., Mari, Z., Bara-Jimenez, W., Aksu, M., Garraux, G., Simmons, J.M., Sato, S., Murphy, D.L. & Hallett, M. (2007). Neuroimaging of neuronal circuits involved in tic generation in patients with Tourette syndrome. *Neurology, Jun* 5; 68(23), 1979-1987.

Packer, L.E., (2005). Tic-related school problems: impact on functioning, accommodations, and interventions. *Behavior Modification*, 29, 876–899.

Palumbo, D. & Kurlan, R. (2007). Complex obsessive compulsive and impulsive symptoms in Tourette's syndrome. *Neuropsychiatric Disease and Treatment*, 3(5), 687-693.

Robertson, M.M. (2008). The prevalence and epidemiology of Gilles de la Tourette syndrome. Part 1: the epidemiological and prevalence studies. *Journal of Psychosomatic Research*, 65(5), 461-472.

Literatuur aanbevolen voor de werker in de eerste lijn

Buitelaar, J.K. & Wetering, B.J.M. van de (red.) (1996). *Syndroom van Gilles de la Tourette; een leidraad voor diagnostiek en behandeling*. Assen: Van Gorcum.

Eijsackers, H. *In de greep van Tourette 'Leven met een eigenzinnig syndroom'*. Schiedam: Groenoord.

Gunning, W.B. (1995). Attention-deficit/hyperactivity disorder. In J.A.R. Sanders-Woudstra, F.C. Verhulst & H.F.J. de Witte (red.), *Kinder- en Jeugdpsychiatrie I. Psychopathologie en behandeling* (5e herziene druk, pp. 203-223). Assen: Van Gorcum.

Kurlan, R. (ed.) (2004). *Handbook of Tourette's Syndrome and Related Tic and Behavioral Disorders* (2e druk). New York: Marcel Dekker.

Oosterhoff, M.D. & Minderaa, R.B. (1995). Ticstoornissen. In J.A.R. Sanders-Woudstra, F.C. Verhulst & H.F.J. de Witte (red.), *Kinder- en Jeugdpsychiatrie I. Psychopathologie en behandeling* (5de herziene druk, pp. 387-398). Assen: Van Gorcum.

Oosterhoff, M.D. & Minderaa, R.B. (1996). Tics en het syndroom van Gilles de la Tourette. In F. Verheij & F.C. Verhulst (red.), *Kinder- en Jeugdpsychiatrie III. Behandeling en begeleiding* (pp. 185-191). Assen: Van Gorcum.

Oosterhoff, M.D. (1998). Tics en het syndroom van Gilles de la Tourette. In R.B. Minderaa & C.E.J. Ketelaars (red.), *Psychofarmaca bij kinderen* (pp. 63-71). Assen: Van Gorcum.

Oosterhoff, M.D. (1998). Obsessieve-compulsieve stoornis. In R.B. Minderaa & C.E.J. Ketelaars (red.), *Psychofarmaca bij kinderen* (pp. 72-80). Assen: Van Gorcum.

Verdellen, C. (2008). *Ben ik getict? Over tics en tourettisme*. Amsterdam: Boom.

Verdellen, C., Hoogduin C., Griendt, J. van de & Kriens, S. (2006). *Behandelprotocol bij ticstoornissen uit de reeks 'Cognitieve gedragstherapie'*. Amsterdam: Cure&Care.

Literatuur voor ouders en kinderen

Bennink, E. (1989). *Leven met het syndroom van Gilles de la Tourette*. 's-Hertogenbosch: Aldus Uitgevers.

Bijveld-Ooms, C. (1997). *Het syndroom van Gilles de la Tourette; ervaringen van een moeder*. Bussum: THOTH.

Eijsackers, H. *In de greep van Tourette 'Leven met een eigenzinnig syndroom'*. Schiedam: Groenoord.

Gelder, E. van. *Mijn reis met Tourette*. Hoogwoud: Kirjaboek.

Helling-van Rheenen, J. (2006). *Heb ik dat? Over Tourette en zo*. Amsterdam: Nino.

Hummel, M. van. (1999). *Leven met het Syndroom van Gilles de la Tourette*. Baarn: De Fontein.

Rapoport, J.L. (1989). *De vrouw die haar meubels met suiker bestrooide*. Utrecht: Bruna.

Stichting Gilles de la Tourette, diverse brochures: *Hallo, ik ben Tom, Een kind met het Tourette syndroom in de groep. Het syndroom van Gilles de la Tourette*. Rhoon: Stichting Gilles de la Tourette.

Verdellen, C. (2008). *Ben ik getict? Over tics en Tourettisme*. Amsterdam: Boom.

Adressen

Nederland

Balans, Landelijke vereniging van ouders van kinderen en van (jong)-volwassenen met ontwikkelings-, gedrags- en leerstoornissen, De Kwinkelier 39, 3722 AR Bilthoven, Advies- en informatielijn: 0900-2020065 (maandag t/m vrijdag van 9.30 tot 13.00 uur); www.balansdigitaal.nl.

Stichting Gilles de la Tourette, postbus 925, 3160 AC Rhoon; www.tourette.nl.

België

Centrum 'Zit stil', Heistraat 321, 2610 Wilrijk, België, tel. 03-830 30 25; en Begijnhof 35, Dendermonde, België, tel. 052-21 25 88.
Vlaamse patiëntenvereniging Gilles de la Tourette, Jozef Nauwelaertsstraat 7, 2110 Wijnegem, België, tel. 03-35 34 36 69; www.tourette.be.
Zie voor meer adressen m.b.t. jeugdzorg, *Sociale kaart Jeugdzorg*, Houten: Bohn Stafleu van Loghum.

Internet

Op www.tsa-usa.org is de Amerikaanse vereniging voor Gilles de la Tourette te vinden.
Op http://childstudycenter.yale.edu/: veel informatie van het Child Study Center van de universiteit van Yale (VS). Hier zijn ook nieuwsgroepen, waar onder andere ouders informatie met elkaar kunnen uitwisselen.

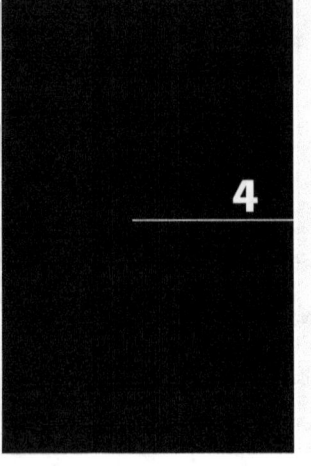

4 Autismespectrumstoornissen

I.A. van Berckelaer-Onnes R.J. van der Gaag

Inleiding

Erik is tien jaar wanneer zijn ouders hem voor het autismespreekuur aanmelden. De school ziet het niet langer zitten. Hij luistert slecht, gaat volledig zijn eigen gang, staat op als de les bezig is, praat dwars door de leerkracht heen en lijkt alleen geïnteresseerd in aardrijkskunde. Daar weet hij alles van. Elk land, elke plaats kent hij. Eigenlijk doet hij niets liever dan de atlas doorbladeren of de aardbol bekijken. Andere kinderen ziet hij nauwelijks staan. Op het schoolplein houdt hij zich afzijdig. Hij loopt heen en weer, in zichzelf aardrijkskundige namen producerend. Zijn ouders zijn blij met de doorverwijzing van school. Zij hebben al veel eerder aan de bel getrokken: bij het consultatiebureau, bij de schoolarts; ze hebben hem zelfs bij een psychologisch bureau laten onderzoeken. Men kon niets vinden, hooguit een achterstand in de sociaal-emotionele ontwikkeling, maar dat werd toegeschreven aan zijn hoge intelligentie. De leerkracht van groep vijf noemde voor het eerst het woord 'autisme'. Zij had eerder zo'n kind in de klas gehad.

Al tien jaar en dan pas met een vraag naar autisme aangemeld? Autisme heb je toch vanaf de geboorte? Dat herken je toch direct? Een visie die helaas nog door velen wordt gedragen. Bepaalde vormen van autisme, met name klassiek autisme, manifesteren zich al vroeg. Bij andere vormen ligt dat veel subtieler en deze worden vaak pas in de schoolleeftijd of soms nog later onderkend. Deze gedragsbeelden zijn minder pregnant of worden frequent door de intelligentie bedekt en dan pas herkend door een 'kenner', in Eriks geval door de leerkracht die al ervaring heeft gehad met een dergelijk kind. Zij verwees de ouders naar het juiste adres.

Eriks gedrag voldoet aan de criteria van de autistische stoornis en dat vraagt om specifieke zorg: zijn ouders moeten begeleid worden en de leerkrachten moeten ondersteund worden en ook Erik zelf heeft hulp nodig. Kinderen met een autismespectrumstoornis zijn a priori op hulp aangewezen.

Autismespectrumstoornissen

Een korte historische schets

De term autismespectrumstoornissen verwijst naar de sectie pervasieve ontwikkelingsstoornissen, zoals opgenomen in de DSM-IV (American Psychiatric Association, 1994). In de klinische praktijk verkiest men de eerstgenoemde term, omdat deze semantisch gezien direct naar autisme verwijst. Het kernsyndroom, de 'autistische stoornis', vindt zijn oorsprong in het begin van de jaren veertig van de vorige eeuw. De Amerikaanse kinderpsychiater Leo Kanner (1894-1980) wordt als de 'peetvader' van het autisme beschouwd. Hij publiceerde in 1943 het inmiddels befaamde artikel 'Autistic disturbances of affective contact', waarin hij een groep van elf kinderen beschreef die in hun gedragingen zo uniek en anders waren dan hij tot dusverre had aangetroffen, dat hij hen een 'nieuw' ziektebeeld toekende (Kanner, 1943). Een jaar later noemde hij het 'vroeg infantiel autisme', gebaseerd op een van de meest opvallende kenmerken: de extreme eenzelvigheid ('extreme autistic aloneness'). De term autisme is afgeleid van het Griekse woord 'autos', dat zelf betekent. Op zichzelf is de stoornis niet nieuw: kinderen met een dergelijk gedragsbeeld zijn al eerder in de literatuur beschreven, onder andere *De Wilde van Aveyron*, van de hand van Itard (1801), maar nooit als zodanig benoemd.
Ongeveer tezelfdertijd als Kanners artikelen, verschijnt een publicatie van Hans Asperger, een Weense kinderarts, over 'autistische psychopaten' (Asperger, 1944). Ook hij ontdekt een groep kinderen met een vergelijkbaar gedragsbeeld, waarin vooral de zelfbepaaldheid zich als het meest opvallende kenmerk manifesteert. Het grote verschil tussen beide beschrijvingen ligt evenwel in de spraak/taalontwikkeling. Waar Kanner kinderen beschrijft die niet of vreemd spreken (papegaaien, nieuwe eigen woorden), beginnen de autistische psychopaten van Asperger vroeg, maar eigenaardig plechtsta-

tig, te spreken. Beide auteurs zijn niet van elkaars bevindingen op de hoogte. De Tweede Wereldoorlog en de grote afstand tussen beide landen houden deze publicaties lang van elkaar gescheiden. Ondanks de stroom van publicaties die Kanners artikelen oproepen, wordt het vroeg infantiel autisme pas in de jaren tachtig van de vorige eeuw officieel opgenomen in de psychiatrische classificatiesystemen. In die jaren kiezen wetenschappers voor scherp afgebakende en strikt gedefinieerde stoornissen ten behoeve van zo betrouwbaar en valide mogelijke onderzoeksresultaten. Clinici daarentegen kiezen voor de bredere omschrijving, opdat er geen kinderen tussen wal en schip vallen. De discussie vindt uiteindelijk haar neerslag in de definiëring van een alles doordringende (pervasieve) ontwikkelingsstoornis.

Huidige begripsomschrijving

Vanaf 1980 wordt de term pervasieve ontwikkelingsstoornissen als een overkoepelend begrip voor het gehele autismespectrum gehanteerd. Naast infantiel autisme onderkent men de groep aan autisme verwante contactstoornissen. Deze brede omschrijving heeft ertoe geleid dat er momenteel naast het kernsyndroom (sinds 1994 als *autistische stoornis* aangeduid in plaats van infantiel autisme) vier andere classificaties zijn opgenomen: de *stoornis van Asperger*, de pervasieve ontwikkelingsstoornis niet anderszins omschreven (kortweg PDD-NOS naar de Engelse terminologie 'pervasive developmental disorder not otherwise specified'), de *stoornis van Rett* en de *desintegratieve stoornis van de kinderleeftijd* (American Psychiatric Association, 1994). Bij de laatste twee betreft het neurologische aandoeningen, die na een normaal ontwikkelingsverloop (van respectievelijk zes tot achttien maanden (Rett), en minimaal tot twee jaar met uitloop tot zeven jaar (desintegratieve stoornis)) een verlies van vaardigheden tot gevolg hebben op verschillende gebieden, onder meer op cognitie, motoriek, socialisatie en communicatie. Het dan ontstane gedragsbeeld vertoont een sterke overeenkomst met het autistische gedragsbeeld. Deze beide stoornissen staan echter momenteel ter discussie wat hun plaats binnen de sectie pervasieve ontwikkelingsstoornissen betreft. Het is zelfs de vraag of zij in de DSM-V nog onder deze sectie zullen vallen.
Bij de stoornis van Asperger gaat het om personen met een normale tot hoge intelligentie en geringere communicatieproblematiek,

in de zin dat de spraak zich normaal voltrekt. Zij vertonen echter wel tekorten in taalbegrip, in socialisatie en verbeelding, wat zich vooral uit in rigide en obsessieve belangstellingen.

Voor de PDD-NOS-groep wordt er nog gezocht naar consensus over de 'begrenzingen' (Buitelaar & Van der Gaag, 1998). Sommigen zien deze groep louter als 'mildere varianten' van de autistische stoornis.

Voor een nader onderscheid tussen de autistische stoornis, de stoornis van Asperger en de PDD-NOS verwijzen we naar de *Diagnostic and Statistical Manual of Mental Disorders* (DSM-IV-TR; APA, 2000). In dit boek beperken we ons tot algemene diagnostische inzichten en behandelingsstrategieën die voor het gehele autismespectrum, dus voor alle pervasieve ontwikkelingsstoornissen gelden.

Het autismespectrum kan worden gekenschetst door een *'triade' van stoornissen* die Wing (1996) uit een omvangrijk empirisch onderzoek distilleerde en die algemene erkenning genieten:
- een kwalitatieve stoornis in de ontwikkeling van wederkerige sociale interacties;
- een kwalitatieve stoornis in de verbale en non-verbale communicatie;
- een stoornis in verbeelding, met als gevolg een rigide gedragspatroon, zich vooral uitend in een beperkt repertoire activiteiten en interesses.

SOCIALE INTERACTIES

De tekorten in de sociale interacties uiten zich vooral in een gebrek aan wederkerigheid. De door Kanner aangegeven extreme eenzelvigheid is slechts een van de mogelijke uitingsvormen van de contactstoornis. Wing (1996) noemt dit de *inalerte* (aloof) vorm. Daarnaast onderscheidt zij het *passieve type*: individuen die geen initiatief tot contact nemen maar wel graag aangesproken willen worden. Als derde noemt zij het *actieve-maar-bizarre type* ('active-but-odd'), dat voortdurend contact tracht te maken, onophoudelijk vragen stelt en daarin geen distantie kent. Ze stellen de vreemdste vragen: 'Welke wasautomaat hebt u?', 'In welk treinstel zat u?', enzovoort. Ten slotte beschrijft ze het *onnatuurlijke, formalistische type* dat veel heeft aan- en afgeleerd en tot een bepaalde wederkerigheid in staat is, maar deze wordt gekenmerkt door onnatuurlijkheid en gekunsteldheid. Dit type zien we vooral bij adolescenten en volwassenen.

In alle types ontbreekt de natuurlijke wederkerigheid. Erik, bijvoorbeeld, viel iedereen in de klas lastig met aardrijkskundige vragen, waarvan hij zelf het antwoord héél goed kende. Toch was Erik niet altijd zo. Als klein kind zocht hij helemaal geen contact en leek hij het eerder af te weren. Het is dus heel goed mogelijk dat de beelden in de loop van de ontwikkeling veranderen.

Het is van belang onderscheid te maken tussen de beoordeling van de contacten met volwassenen en met kinderen. De volwassenen zijn veel meer gestructureerd en in hun benadering meer afgestemd op het kind dan leeftijdgenoten. Hierdoor springt de contactstoornis veel sterker in het oog als een kind met een autismespectrumstoornis temidden van andere kinderen wordt geobserveerd dan wanneer het kind contact heeft met volwassenen, zeker in een één-op-één situatie.

COMMUNICATIE

Als tweede hoofdkenmerk worden de tekorten in communicatieve vaardigheden genoemd. Het betreft hier zowel non-verbale als verbale vaardigheden. Ongeveer 40% van de personen met een stoornis uit het autismespectrum spreekt niet (zij het dat het overgrote deel van de niet-sprekenden tevens een ernstige verstandelijke handicap heeft; Noens & Van Berckelaer-Onnes, 2004). Het ontbreekt hen aan adequate gebaren, gelaatsexpressies, aan oogcontact en/of lichamelijke toewending. Ook Erik, die zeer verbaal is, wendt zich zelden of nooit tot de persoon die hem aanspreekt. Hij gebruikt geen gebaren om zich duidelijk te maken en heeft slechts vluchtig oogcontact.

Degenen die wel spreken vertonen talloze eigenaardigheden, waarvan papegaaien (echolalie) de meest voorkomende is. Vaak is de intonatie mechanisch en toonloos. Ook doen zich problemen voor met het gebruik van persoonlijke voornaamwoorden. De kinderen blijven zichzelf lang bij hun eigen naam aanduiden en komen pas laat tot het gebruik van 'ik'. Het taalgebruik wordt vooral gekenmerkt door letterlijkheid. Toen de leerkracht Erik boos toesprak dat zijn interesse voor aardrijkskunde uit de hand begon te lopen, keek hij verbaasd naar zijn handen en ging deze vervolgens wassen.

Zeer opvallend zijn de tekorten in pragmatiek, de sociale codes van de taal, die nauw samenhangen met de eerder genoemde beperking in wederkerigheid. Het beurt nemen, naar iemand luisteren en adequaat reageren, verlopen uiterst moeizaam. Als Erik met een medeleerling over aardrijkskunde spreekt, ontstaat er geen dialoog. Hij hoort niet eens wat de ander zegt, het is een monoloog waaraan de ander part noch deel heeft.

VERBEELDING

Ten slotte noemt Wing als derde kenmerk een stoornis in verbeelding. Ook deze openbaart zich al op jonge leeftijd. Kinderen met een autismespectrumstoornis vertonen geen verbeeldend spel. Het doen alsof lijkt hun wezensvreemd (Van Berckelaer-Onnes, 1996, 2003). Ouders geven aan dat het kind niet kan spelen, maar blijft hangen in een stereotiep herhalen van dezelfde handeling, bijvoorbeeld het voortdurend ronddraaien van een wieltje van een autootje. Rijden met het autootje doet hij niet, laat staan rijden naar een garage. Het voorstellingsvermogen is beperkt. Het kind blijft hangen aan het concrete materiaal, meestal aan details. Ook hier zien we uiteenlopende beelden. Bij de meer hoogbegaafden treffen we bizarre fantasieën aan. Het individu kan zich zodanig in de fantasie verliezen, dat deze als het ware met hem aan de haal gaat. Hij maakt geen onderscheid meer tussen fantasie en werkelijkheid. Hij speelt niet meer voor hond, hij *is* hond en wil alleen nog maar naar buiten met de hondenriem om zijn nek. Hier zien wij dat in de beide uitersten, geen fantasie hebben of te veel, de normale 'regulerende' functie van de fantasie tekortschiet.

> Als kleuter speelde Erik nooit. Hij verkoos de atlas boven fantasiespel. Op de basisschool begon hij een obsessieve interesse in reizen te ontwikkelen. Gestuurd door zijn aardrijkskundige kennis 'reisde' hij de wereld rond. Hij werd niet alleen woedend als hij aan tafel moest komen terwijl hij in Australië (met andere tijden!) 'verbleef', maar raakte ook in paniek als hij geen Australisch eten (wat dat ook moge zijn) voorgeschoteld kreeg. Ook hij was niet in staat realiteit en fantasie te scheiden.

Wing (1996) merkt op dat gebrek aan verbeelding uitmondt in rigide gedragspatronen en obsessieve fixaties, begonnen als 'adequate' pogingen om houvast te vinden in de verwarrende wereld om hen heen, die niettemin een eigen (allesoverheersend) leven gaan leiden. Zeer bekend is de voorkeur voor lichtknopjes, kranen, draaiende wieltjes, maar ook voor specifieke onderwerpen zoals treinen, hemellichamen, dinosaurussen, aardrijkskunde, autowegen, bruggen, enzovoort.

Vóórkomen

Het aantal personen met een pervasieve ontwikkelingsstoornis, ofwel een stoornis uit het autismespectrum, wordt tegenwoordig geschat op ongeveer 60 op de 10.000 personen, terwijl de meest recente schatting in de richting van 1% gaat (Baird et al., 2006). De bevindingen lopen nog uiteen. Wel is er een eenduidige visie op het aantal personen met het kernsyndroom, de autistische stoornis zelf, namelijk 10 à 13 op de 10.000 personen wereldwijd (Fombonne, 2005). Over de aanverwante groep is nog geen overeenstemming, wat ook toe te schrijven is aan de onduidelijke definiëringen van de stoornis van Asperger en de PDD-NOS. Autismespectrumstoornissen komen vier keer zo vaak voor bij jongens als bij meisjes. Ze kunnen op elk niveau van verstandelijk functioneren voorkomen, maar er is een samenhang met een verstandelijke handicap. Gezien de enorme toename van herkenning van autismespectrumstoornissen bij mensen met een hogere intelligentie is het tegenwoordig lastig in te schatten hoe de verhouding tussen laag en hoog niveau ligt. Personen met autistismespectrumstoornissen kunnen tevens andere stoornissen vertonen zoals ADHD, ticstoornissen (bijvoorbeeld de stoornis van Gilles de la Tourette), depressies, psychotische beelden, visuele en auditieve stoornissen, motorische handicaps, verslavingsproblematiek en andere.
Bij de behandeling van deze bijkomende problemen zal men echter altijd de autistische problematiek centraal moeten stellen.

Differentiaaldiagnostiek

Differentiaaldiagnostische problemen doen zich vooral voor bij taalontwikkelingsstoornissen, een ernstige verstandelijke handicap en extreme vormen van hechtingsproblematiek. Ook kan het onderscheid tussen hoger functionerende kinderen met een autistismespectrumstoornis en kinderen met een ADHD moeilijk blijken.

Deze stoornissen kunnen zoals wij hierboven beschreven hebben ook samengaan. Maar op grond van de wederkerigheid in contact en communicatie, vooral lettend op non-verbale communicatieve vaardigheden, op het invoelingsvermogen en op het geheugen, kunnen zij bij nauwkeurige diagnostiek onderscheiden worden. Kinderen met een ADHD hebben vaak een vluchtig geheugen, terwijl kinderen met een stoornis uit het autismespectrum een uitstekend geheugen voor de kleinste details hebben.

Psychosociale aspecten

Gedragsverschijnselen, zoals in de vorige paragraaf beschreven, hebben verregaande consequenties, niet alleen voor de persoon behept met een autismespectrumstoornis, maar ook voor zijn directe omgeving, vooral voor de ouders. Het krijgen van een kind met een beperking is al een grote teleurstelling en als er dan ook nog eens sprake is van een ernstige contactstoornis, trekt dat een zware wissel op het ouderschap. Omdat de uiterlijke kenmerken van een autismespectrumstoornis verwarrend zijn, doorlopen de ouders vaak een heel circuit van hulpverleners voordat het juiste etiket wordt gegeven. En dan ontbreekt dikwijls een adequaat vervolg. Een etiket is geen sticker waarmee de zaak bezegeld wordt, een etiket moet de sleutel tot gerichte hulp zijn.

> Eriks ouders hadden zich tot verschillende hulpverleners gewend, maar werden betiteld als 'overbezorgde' ouders. 'Het zou wel goed komen met Erik, het is zo'n slim kind.' Het kwam helemaal niet goed, het escaleerde. De ouders raakten in een impasse, in een handelingsverlegenheid. Erik zelf werd gestraft voor zijn gedrag, dat als onwil werd geïnterpreteerd en niet als onvermogen. Het autistische beeld werd, vanwege zijn goede intelligentie, niet herkend. 'Bollebozen zijn wel eens vaker rare snuiters.' De ouders werden beoordeeld op het gedrag van Erik. 'Dat ze het joch niet beter kunnen opvoeden ...'

Het grootbrengen van een kind met een autismespectrumstoornis is een zware opgave. Er is a priori sprake van een problematische opvoedingssituatie. De opvoedingsrelatie lijkt al in de kiem te worden gesmoord. Begeleiding is een voorwaarde om de situatie weer perspectiefvol te maken.

Ook broertjes en zusjes worden met de nodige problemen geconfronteerd. Ze durven nauwelijks vriendjes en vriendinnetjes mee naar huis te nemen omdat dat 'rare broertje wel weer lastig zal zijn'. In de begeleiding moeten ook zij duidelijk een plaats krijgen. Openheid is van wezenlijk belang.

> Erik heeft twee broertjes, een ouder en een jonger. Beiden zijn op de hoogte gesteld van de problematiek. Het oudste broertje heeft een spreekbeurt over autisme gehouden. De klas stelde talloze vragen en was opgelucht iets van Erik te begrijpen. Ze hadden hem altijd al zo vreemd gevonden, zijn broer er zelfs mee geplaagd. De spreekbeurt gaf eindelijk duidelijkheid. Niet alleen Eriks positie werd verbeterd, ook die van zijn broer.

Meestal raakt het gezin geïsoleerd. De talloze mislukte uitjes maken de ouders moedeloos. De kritische uitlatingen van omstanders, als het kind weer eens op straat ligt te gillen of impertinente vragen stelt, houden het gezin thuis. 'Je wordt zo moe van het uitleggen,' verzuchtte Eriks moeder. Toch is het van groot belang dit isolement te vermijden. Juist uit de contacten met de buitenwereld putten de ouders kracht en leren ze relativeren. Zij moeten naast de zorgen over hun autistische kind andere bezigheden hebben.

Achtergronden en mogelijke oorzaken

Autismespectrumstoornissen zijn organisch bepaald. Hoewel er lang gediscussieerd is over de 'nature versus nurture'-opvatting heeft de nature-lijn het pleit beslecht. Vooral het genetisch onderzoek van Rutter (1991) heeft in deze discussie de balans doen doorslaan. Bij tweelingenonderzoek vond hij dat bij 82% van eeneiige tweelingen bij beide kinderen een vorm van autisme vastgesteld kon worden, terwijl in een onderzoek naar broertjes en zusjes van autistische kinderen bij ongeveer 50% verwante stoornissen werden aangetroffen, vooral op het gebied van de sociale ontwikkeling en de taal/spraakontwikkeling. Het familiair voorkomen van een autismespectrumstoornis bij 1,3 à 2,8% van de broertjes en zusjes (honderdmaal vaker dan in de gehele bevolking) ondersteunt de veronderstelling dat een erfelijke factor een zeer belangrijke rol speelt. Er moet echter een 'trigger' zijn om de stoornis tot uiting te laten komen. Mogelijkerwijs ligt deze in de biochemische huishouding verankerd.

Ook een duidelijke aanwijzing voor een organische bepaaldheid is de hoge frequentie waarmee autisme gepaard gaat met andere syndromen, zoals het fragiele-X-syndroom en neurofibromatose. Dit geldt ook ten aanzien van specifieke neurologische ziektebeelden, zoals het eerder genoemde syndroom van Rett en de tubereuze sclerose. In ongeveer een derde van de autistische populatie is sprake van epilepsie.

Dit zijn voldoende indicaties om te spreken van een *neurobiologische stoornis*. Een specifiek defect is vooralsnog niet aanwijsbaar. Er is echter duidelijk sprake van een (neuro-)integratieproblematiek. De binnenkomende prikkels worden wel gevoeld, geproefd, geroken, gehoord en/of gezien maar niet tot zinvolle informatie verwerkt. De betekenisverlening is verstoord. Recent zijn aanwijzingen gevonden dat de vroege ontwikkeling van het brein verstoord verloopt (Ploeger, 2008). Dit heeft waarschijnlijk gevolgen voor de ontwikkeling van het kijkgedrag (Klin, Lin, Gorrindo, Ramsay & Jones, 2009), de spiegelneuronen en de connectiviteit van het brein.

Ook vanuit de *cognitieve psychologie* wordt naar verklaringsmodellen voor het waargenomen gedrag gezocht. Een mogelijke theorie betreft de Centrale Coherentie Theorie (Frith, 2005). Frith stelt dat elk mens een aangeboren vermogen en drang heeft om de bij hem binnenkomende prikkels tot een zinvol geheel samen te voegen. Bij mensen met een autismespectrumstoornis lijkt dit vermogen en deze drang te ontbreken. Zij nemen fragmentarisch waar en missen de verbindingslijnen. Hierdoor ontgaat hun veel relevante informatie en zijn ze geneigd bij irrelevante details te blijven hangen. Deze cognitieve theorie onderstreept de door de neurofysiologie geconstateerde *prikkelverwerkingsproblematiek*. Het fragmentarische waarnemen wordt zichtbaar in de sociale interacties waarin een autistisch kind de hoeveelheid van sociale signalen niet begrijpt. Hij hoort een luide stem maar koppelt deze niet aan de gelaatsuitdrukking. Hem ontgaat de boodschap. Ook in de communicatie weerspiegelt het gebrek aan coherentie zich in de eindeloze gedetailleerde langdradige monologen. De centrale coherentietheorie tracht het gedrag te interpreteren maar geeft geen verklaring voor

de autistische stoornis. Zij verwijst naar een onderliggend defect dat aan deze coherentieproblematiek ten grondslag ligt.
Ook een tekort in empathisch vermogen, in mentaliseren ten opzichte van een extreem talent in systematiseren is een onderwerp dat momenteel de aandacht heeft (Baron-Cohen et al., 2005).

Diagnose

Van eenduidige diagnostiek is geen sprake. Het gaat om een diagnostisch proces waarvan de classificerende diagnostiek en de individuele descriptieve diagnostiek deel uitmaken. De classificatie beoogt één etiket of meerdere etiketten, terwijl de individuele descriptieve diagnostiek deze unieke persoon en zijn omgeving in kaart wil brengen.
Het classificeren van autismespectrumstoornissen is geen simpele zaak, zoals in het geval van Erik al is aangegeven. Ondanks het feit dat de autistische stoornis, het kernsyndroom, als de meest betrouwbare en valide kinderpsychiatrische stoornis wordt gezien, blijft de classificatie moeilijk, zeker als het om zeer laag of zeer hoog functionerende kinderen gaat. Nog veel ingewikkelder is het bij de PDD-NOS en de stoornis van Asperger, waar de criteria nog niet tot een hoge betrouwbaarheid en validiteit leiden. Nogmaals, het vraagt om een zeer gespecialiseerde deskundigheid.

Als algemene richtlijn (Nederlandse Vereniging van Psychiatrie, 2008) kan een soort standaardprotocol worden gehanteerd dat bij de meeste 'autismespreekuren' wordt gebruikt. De *anamnese* is van essentieel belang. Ouders ervaren meestal al in het prille levensbegin dat hun kind anders is. Het verhaal van de ouder draagt in hoge mate tot de classificatie bij.
Naast de anamnese worden bij de ouders en andere betrokkenen (groepsleiding, leerkrachten) *vragenlijsten* of (semi)gestructureerde *interviews* afgenomen die specifiek gericht zijn op een mogelijke autismespectrumstoornis. Aan psycholoog, pedagoog, leerkracht of groepsbegeleider worden veelal *screeningsinstrumenten* voorgelegd.
Tijdens het *testonderzoek* (assessment) worden schalen gebruikt die niet alleen informatie ten behoeve van de individuele diagnostiek aandragen, maar ook voor de classificatie. Zo leveren bijvoorbeeld instrumenten die gericht zijn op de sociale, communicatieve of

spelontwikkeling niet alleen informatie op over het functioneren binnen die domeinen, maar kunnen zij ook aanwijzingen geven over mogelijke autistische gedragskenmerken. Bij elke test is een kwalitatieve analyse van wezenlijk belang. Fixaties op bepaalde onderdelen, het blijven kleven aan irrelevante details en problemen bij het zinvol samenvoegen van losse delen kunnen indicaties voor de classificatie leveren.

Observaties zijn van wezenlijk belang. Een testonderzoek is onvoldoende; observaties thuis en op school of dagverblijf zijn noodzakelijke onderdelen van het diagnostisch proces. Ook het bekijken van videofilms die ouders meestal van hun kinderen op jonge leeftijd hebben gemaakt, kan een wezenlijke bijdrage leveren.

Ten slotte is een multidisciplinair team nodig om tot de classificatie te komen. In de meeste autismeteams participeren (kinder)psychiaters, orthopedagogen, psychologen en logopedisten. Een goede *somatische screening*, door een terzake kundige kinderarts/neuroloog, mag bij het diagnostische proces niet ontbreken (Van der Gaag & Van Berckelaer-Onnes, 2000).

Zoals al is gezegd, mag de diagnostiek niet eindigen als de classificatie rond is. Het individu moet met al zijn mogelijkheden en beperkingen in kaart worden gebracht. Wat is zijn intelligentie, welke communicatiemiddelen gebruikt hij, wat vindt hij leuk, enzovoort. Voor de opvoeders moet duidelijk zijn wat de verhouding draaglast/draagkracht is: 'Wat is nodig?' 'Welke hulpvraag ligt hier?' Ook moet rekening gehouden worden met het feit dat de beelden in de loop van de ontwikkeling kunnen veranderen.

Behandeling

'Elk kind is uniek' lijkt een cliché, maar is een werkelijkheid waar te vaak aan voorbij wordt gegaan als men een 'standaardaanpak' biedt! Dit impliceert dat er geen receptenboek voorhanden is. Per kind, per individu, moet een zorgplan worden opgesteld. Een autismespectrumstoornis is volgens onze hedendaagse kennis niet te genezen. Wel is het mogelijk de mensen met een dergelijke stoornis met adequate begeleiding het nodige aan te leren en mee te geven. Deze begeleiding, behandeling, heeft in zekere zin een preventief karakter. Indien geen adequate zorg wordt aangeboden, kan dat leiden tot ernstige gedragsproblematiek.

De behandeling moet volgens Rutter (1985) altijd gericht zijn op de stimulering van de ontwikkeling, de vermindering van specifiek probleemgedrag en de eliminatie van non-specifiek gedrag, maar zeker ook op de vermindering van de draaglast van het gezin en de directe omgeving.

Voor de behandelingsdoelen maakt Rutter in de gedragingen van het kind een onderscheid tussen specifiek en non-specifiek. Specifiek probleemgedrag vloeit direct uit het autisme voort, zoals stereotiepe gedragingen, rigiditeit, obsessies. Non-specifiek probleemgedrag betreft gedragingen die ook bij andere stoornissen kunnen voorkomen zoals eet- en slaapproblemen, driftbuien of hyperactiviteit.

Deze doelstellingen zijn verwerkt in de behandelingsstrategieën van Kok (1984). Kok spreekt over eerstegraadsstrategie wanneer hij doelt op het leefklimaat, over tweedegraadsstrategie waar het gaat om individuele therapieën en over derdegraadsstrategie wanneer hij zich richt op de eigenheid van het kind.

Eerstegraadsstrategie

De omgeving, het leefklimaat, moet zodanig ingericht zijn dat het kind eraan kan wennen. Voor kinderen met een autismespectrumstoornis betekent dat structuur, duidelijkheid en voorspelbaarheid. Het kind moet niet alleen blindelings zijn weg kunnen vinden, het moet ook inzichtelijke situaties aangeboden krijgen: aan tafel eet je, in de speelhoek speel je, bij de televisie kijk je televisie. De ontbrekende schakels moeten concreet en expliciet worden aangereikt. De dagschema's moeten gevisualiseerd worden aangeboden en zichtbaar worden opgehangen. Als men fragmentarisch waarneemt, ontbreekt de sequentie, de volgorde. Het kind, de persoon, heeft geen overzicht over wat de dag gaat bieden, wat van hem verlangd wordt. Hij moet dat letterlijk voor ogen hebben. Een aangepaste omgeving is een eerste vereiste.

Tweedegraadsstrategie

Naast de vraag naar een overzichtelijk leefklimaat kan de individuele hulpvraag van dien aard zijn dat er een specifieke individuele behandeling nodig is, bijvoorbeeld speltraining, logopedie of fysiotherapie. We spreken dan van de tweedegraadsstrategie. De individuele behandeling dient op duidelijke indicaties te geschieden. Bij het ene kind speelt het ontbreken van adequate communicatiemiddelen hem ernstig parten, bij de ander de al overheersende fixatie op treinen. In het laatste geval is bijvoorbeeld gedragstherapie aan te bevelen.

Derdegraadsstrategie

Bij de derdegraadsstrategie gaat het om de eigenheid van het individu, de persoonlijke inkleuring. Het ene kind heeft een veel strakkere begeleidingsvorm nodig dan het andere. De geboden eerstegraads- en tweedegraadsstrategieën worden medebepaald door de derdegraadsstrategie.

> In Eriks situatie schreeuwden de ouders letterlijk om hulp. Hun hulpvraag werd aanvankelijk niet gehoord, wat de opvoeding deed stokken. Ze begrepen hun eigen kind niet, wisten niet hoe ze hem moesten aanpakken. Uit pure wanhoop kookte moeder Italiaans als Erik zogenaamd in Italië verbleef. Steeds meer richtten zij zich op de wensen en de bizarre levenspatronen van Erik. Het gezinsleven was volledig ontwricht.
> Nadat de autistische stoornis was geclassificeerd, is eerst grondig aan het leefmilieu (eerstegraadsstrategie) gewerkt. Aan de ouders werd uitgelegd wat de stoornis inhield, waarom Erik zich zo gedroeg, wat hij in wezen nodig zou hebben. De regels in het gezin werden weer naar het normale getrokken, aan Erik werd in woord en beeld aangegeven dat hij in Nederland woont en moet eten wat de pot schaft. De totale verandering overrompelde hem maar werd door de visualisering helder en vervolgens geaccepteerd. Hij mocht 'op reis', maar alleen in zijn kamer en met terugkeer naar huis. Samen met de therapeut is dit 'reizen' met vertrek en terugkeer uitgespeeld. Erik leerde op deze wijze dat hij de reisduur bepaalde en niet meer werd weggezogen door de fantasie. Hij leerde dat het een 'spelletje' was en geen realiteit. Er werd hierbij gebruikgemaakt van Eriks goede intelligentie. Het betrof een cognitieve gedragstherapie (Van der Gaag & Mulder, 1994).

Vanuit de vastgelopen thuissituatie werd de overstap naar de tweedegraadsstrategie gemaakt. De therapeut behandelde hem volgens de principes van de gedragstherapie. Bij duidelijke terugkeer vond beloning plaats. Na een aantal 'plusjes' mocht hij samen met moeder of vader een dagje 'uit' (op reis). Het systeem had een positief effect. Intussen werd gewerkt aan de schoolsituatie: de leerkracht werd ondersteund door de therapeut in de dagelijkse omgang met Erik. De behandeling thuis en op school werd zo goed mogelijk op elkaar afgestemd. Dit proces verliep op school moeizamer dan thuis. Erik trachtte voortdurend zijn aardrijkskundige kennis onder de aandacht te brengen. Als de juf niet reageerde, vond hij wel een leerling, die naar hem luisterde. Ten slotte bleek handhaving op de reguliere school het doel niet te dienen en is plaatsing gerealiseerd op een school voor speciaal onderwijs, waar veel deskundigheid op het gebied van autisme is. Vanaf dat moment ging Erik zienderogen vooruit.

Algemene behandelingsrichtlijnen

In Nederland zijn specifieke voorzieningen voor mensen met een autistismespectrumstoornis. De classificatie en diagnostiek kan geschieden binnen (universiteits)klinieken, waaronder kinder- en jeugdpsychiatrische afdelingen en ambulatoria, of binnen de Riagg's. Deze laatste beschikken over regionale autismeteams, maar zijn in sommige regio's inmiddels gedecentraliseerd. Een eerste screening vindt dan binnen de plaatselijke Riagg plaats, met een mogelijke doorverwijzing naar de autismeteams. Vervolgens vindt doorverwijzing naar een adequaat dagverblijf of school of in bepaalde situaties residentiële opvang plaats (ten behoeve van de eerstegraadsstrategie). Sommige dagverblijven beschikken over de zogenoemde autigroepen, een categorale opvang met het doel kinderen met een autistismespectrumstoornis zodanig toe te rusten dat zij goed kunnen functioneren in heterogeen samengestelde structuurgroepen. Ook enkele cluster-3-scholen (zeer moeilijk lerende kinderen) hebben autiklassen, evenals een aantal instellingen voor verstandelijk gehandicapten. Voor hoger functionerenden is er momenteel in Nederland een aantal residentiële instellingen specifiek voor adolescenten met een autistische stoornis. Voor kortdurende behandelingsplaatsen wordt overwegend gebruikgemaakt van kinder- en jeugdpsychiatrische klinieken. Ook hier kan een autigroep aanwezig zijn.

Voor de tweedegraadsstrategie zijn diverse mogelijkheden. Voor jonge kinderen is hometraining een succesvolle strategie. Ouders en kind worden in de thuissituatie ondersteund en begeleid (Van Berckelaer-Onnes, 2008). Daarnaast zijn talloze andere vormen van therapie of training nodig. Er zijn verschillende trainingsprogramma's specifiek ontwikkeld voor deze doelgroep, waaronder ondersteunende communicatie (Verpoorten, 1996; Noens & Van Berckelaer-Onnes, 2002), speltraining (Van Berckelaer-Onnes, 1996, 2003) en socialevaardigheidstrainingen (Emmen, 1996; Steerneman, Logher & Buitelaar, 1992).

In de Richtlijnen autisme van de Nederlandse Vereniging voor Psychiatrie (2008) worden de verschillende reguliere en alternatieve behandelingsmethoden op hun wetenschappelijke evidentie en effectiviteit getoetst. Het ontbreekt veel programma's nog aan harde evaluatiegegevens. Momenteel zijn er enkele op de markt zonder enige wetenschappelijke onderbouwing. Hoewel in elk programma goede elementen zitten, is het van essentieel belang dat ze op hun merites bestudeerd worden voordat ze worden aanbevolen (Van Berckelaer-Onnes, 2008). Vaak worden ouders gouden bergen beloofd. Voorzichtigheid is echter geboden.

In veel instellingen worden de principes van TEACCH (Treatment and Education of Autistic and related Communication Handicapped Children) van Schopler en zijn medewerkers nageleefd (Schopler, 1997). De TEACCH-principes omvatten structuur en voorspelbaarheid, ondersteund met visuele verwijzers. Structuur in ruimte, tijd, activiteit en begeleidingsstijl wordt als onontbeerlijk gezien. In de autigroepen en -klasjes treft men dit systeem frequent aan. In een recent onderzoek naar de resultaten van een dergelijke aanpak blijkt het een positief effect op de ontwikkeling en het gedrag te hebben.

Naast genoemde methoden gericht op de stimulering van de ontwikkeling, op vermindering van probleemgedrag en op eliminatie van non-specifiek probleemgedrag kan medicatie een positief effect hebben. Het gaat hierbij om symptoom verminderen en niet om 'genezen'.

Prognose

Ondanks de vele mogelijkheden om autistische kinderen te stimuleren, blijft de prognose matig. Slechts 5 à 20% leeft zelfstandig, 20 à 25% verbetert sterk, maar blijft ondersteuning nodig hebben, terwijl 70 à 75% op voortdurende begeleiding is aangewezen.
In deze laatste groep bevinden zich vooral degenen die ook verstandelijk gehandicapt zijn. Dit alles neemt niet weg dat de kwaliteit van het bestaan van kinderen met een autismespectrumstoornis met de juiste benadering aanzienlijk kan worden verbeterd.

> Eriks gedrag is met een zeer intensieve behandeling sterk verbeterd. Hij blijft echter ondersteuning nodig hebben. Voorlopig kan hij op deze school blijven, omdat er een VSO-afdeling (voortgezet speciaal onderwijs) is. Daarna moet er opnieuw gekeken worden welke opleiding geschikt voor hem is. Met zorg wordt de puberteit tegemoet gezien. Veel pubers met een autismespectrumstoornis kunnen de fysieke verandering slecht hanteren. Baardgroei, stemverandering en ongesteldheid doorbreken het patroon, wat hen beangstigt en niet zelden deprimeert. Extra begeleiding is meestal nodig. Erik blijft, ondanks zijn goede intelligentie, een zorgenkind dat op beschermd wonen aangewezen zal zijn. De ouders willen hem zo lang mogelijk thuis houden, maar staan open voor aanmelding bij een van de twee 'behandelingshuizen voor normaal begaafde adolescenten met een autistische stoornis' die Nederland kent. Autisme verdwijnt niet, maar kan wel in de loop der jaren verbleken. Erik kan nog veel leren maar zal ook in de volwassenheid geconfronteerd worden met de gevolgen van de autistische stoornis.

Samenvatting en conclusie

Stoornissen uit het autismespectrum, in de gangbare classificatiesystemen pervasieve ontwikkelingsstoornissen genoemd, zijn met onze hedendaagse kennis niet te genezen. De pervasieve ontwikkelingsstoornissen worden gezien als neurobiologische stoornissen, resulterend in ernstige beperkingen in sociale interacties, in communicatie en in verbeelding. De stoornissen openbaren zich op zeer jonge leeftijd. Ouders en kinderen moeten dus vroegtijdig hulp krijgen. Deze hulp kan per ontwikkeling verschillen, maar moet zich tot ver in de volwassenheid uitstrekken. In de afgelopen 65 jaar is veel gebeurd, maar dat wil niet zeggen dat er niet nog steeds heel veel moet gebeuren.

Literatuur

Aangehaalde literatuur

American Psychiatric Association (1994). *Diagnostic and statistical manual of mental disorders (DSM-IV)* (4ᵉ ed.) Washington: American Psychiatric Press.

American Psychiatric Association (2000). *Diagnostic and statistical manual of mental disorders (DSM-IV-TR)*. Washington: American Psychiatric Press.

Asperger, H. (1944). Die 'Autistische Psychopathen' im Kinderalter. *Archiv für Psychiatrie und Nervenkrankheiten*, 117, 76-136.

Baird, G., Simonoff, E., Pickles, A., Chandler, S., Loucas, T., Meldrum, D. & Charman, T. (2006). Prevalence of disorders of the autism spectrum in a population cohort of children. In South Thames: the Special Needs and Autism Project (SNAP). *Lancet*. Jul 15, 368(9531), 210-5.

Baron-Cohen, S., Wheelwright, S., Lawson, J., Griffin, R., Ashwin, R., Billington, J. & Chakrabarti, B. (2005). Empathizing and systemizing in autism spectrum conditions. In F.R. Volkmar, R. Paul, A. Klin & D. Cohen. *Handbook of autism and pervasive developmental disorders* (pp. 628-639), New York: John Wiley & Sons.

*Berckelaer-Onnes, I.A. van (1996). Spel en autisme. Een contradictio in terminis? In *Speelblokken, blok 4, Spel in het kader van diagnostiek en behandeling* (pp. 4320-1-13). Groningen: Wolters-Noordhoff.

Berckelaer-Onnes, I.A. van (2003). Promoting Early Play, *Autism*, 7 (4), 415-423.

*Berckelaer-Onnes, I.A. van (2008). Autisme: van beeldvorming naar evidence based (be)handelen: een proces in ontwikkeling. *Wetenschappelijk Tijdschrift Autisme*, 2, 45-58.

Buitelaar, J.K. & Gaag, R.J. van der (1998). Diagnostic rules for children with PDD-NOS and Multiple Complex Developmental Disorder. *Journal of Child Psychology and Psychiatry and Allied Disciplines*, 39(6), 911-919.

Emmen, R. (1996). Sociale vaardigheidstraining middels Goldstein Groepstherapie. In M.A.H. Mulders et al. (red.), *Autisme: aanpassen en veranderen* (pp. 141-153). Assen: Van Gorcum.

*Frith, U. (2005). *Autisme: verklaringen van het raadsel* (vert. van Explaining the enigma; Engelse versie gepubliceerd in 2003), Berchem: EPO.

Fombonne, E. (2005). Epidemiligigal Studies of pervasive Developmental

Disorders. In F.R. Volkmar, R. Paul, A. Klin & D. Cohen. *Handbook of autism and developmental disorders* (pp. 42-70). New York: John Wiley & Sons.

Gaag, R.J. van der & Mulder, G.A.L.A. (1994). Cognitieve gedragstherapie bij kinderen met PDD-NOS. *Tijdschrift voor Kinder en Jeugdpsychotherapie,* 21(3), 64-77.

Gaag, R.J. van der & Berckelaer-Onnes, I.A. van (2000). Protocol autisme en aan autisme aanverwante contactstoornissen. In P. Prins & N. Pameyer (red.) *Protocollen in de jeugdzorg. Richtlijnen voor diagnostiek, indicatiestelling en interventie* (pp. 135-156). Lisse: Swets & Zeitlinger.

Kanner, L. (1943). Autistic disturbances of affective contact. *Nervous Child,* 2, 217-250.

Klin, A., Lin, D.J., Gorrindo, P., Ramsay, G. & Jones, W. (2009). Two-year-olds with autism orient to non-social contingencies rather than biological motion. *Nature,* 29 March.

*Kok, J.F.W. (1984). *Specifiek opvoeden in gezin, school, dagcentrum en internaat.* Leuven/Amersfoort: ACCO.

*Noens, I. & Berckelaer-Onnes, I.A. van (2002). Communicatie bij mensen met autisme en een verstandelijke beperking: van inzicht naar interventie. *Nederlands Tijdschrift voor de Zorg aan verstandelijk gehandicapten,* 28(4), 212-226.

Noens, I. & Berckelaer-Onnes, I. A. van (2004). Making sense in a fragmentary World: communication in people with autism and learning disability. *Autism,* 8, 197-218.

Ploeger, A.M. (2008). Towards an integration of evolutionary psychology and developmental science: New insights from evolutionary developmental biology. Dissertatie Universiteit van Amsterdam.

Rutter, M. (1985). The treatment of autistic children. *Journal of Child Psychology and Psychiatry and Allied Disciplines,* 26, 193-214.

Rutter, M. (1991). Autism as a genetic disorder. In P. McGuffin & R. Murray (eds.), *The new genetics of mental illness* (pp. 225-244). Oxford: Butterworth-Heineman.

Schopler, E. (1997). Implementation of teacch philosophy. In D.J. Cohen & F.R. Volkmar (eds.), *Autism and Pervasive Developmental Disorders* (pp. 767-796). New York: John Wiley & Sons.

Steerneman, P., Logher, E. & Buitelaar, J. (1992). Leren begrijpen van emoties en leren denken over denkers: de ontwikkeling van en kanttekeningen bij een specifieke sociale vaardigheidstraining t.b.v. autistische kinderen. *Tijdschrift voor Orthopedagogiek, Kinderpsychiatrie en Klinische Psychologie,* 17, 155-164.

*Verpoorten, R.A.W. (1996). Communicatie met verstandelijk gehandicapte autisten: een multidimensioneel communicatiemodel. *Nederlands Tijdschrift voor Zorg aan verstandelijk gehandicapten,* 22(2), 106-121.

*Wing, L. (1996). *Autistic Spectrum.* Londen: Constable.

* aanbevolen voor werkers in de eerste lijn

Literatuur voor ouders

Daens, M. & Elzakker, I. van (1997). *Gestrand op een eiland van eenzaamheid.* Antwerpen: Icarus.
De Clercq, H. (2005). *Autisme van binnenuit.* Antwerpen: Houtekiet.
Kraft, D. (1998). *Ach Lauki. Het mooie en moeilijke van een autistisch kind.* Haarlem: Aramith.
Momma, K. (1996). *En toen verscheen een regenboog. Hoe ik mijn autistische leven ervaar.* Amsterdam: Prometheus.
Vermeulen, P. & Degrieck, S. (2008). *Mijn kind heeft autisme.* Tielt: Lannoo.

Patiëntenverenigingen

Nederland

Nederlandse Vereniging voor Autisme, Prof. Bronkhorstlaan 10, 3723 MB Bilthoven, informatie- en advieslijn: 0900-288 47 63 (ma, wo, do tussen 10.00-13.00 uur en di, vrij tussen 09.00-12.00 uur); www.autisme.nl.

België

Vlaamse Vereniging Autisme, Groot Begijnhof 14, 9040 Gent, tel. (+31)09-2188383; www.autismevlaanderen.be.
Zie voor meer adressen m.b.t. jeugdzorg, *Sociale kaart Jeugdzorg*, Houten: Bohn Stafleu van Loghum.

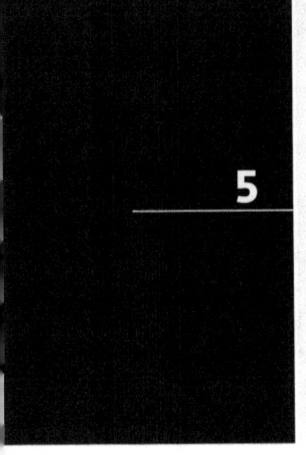

5 Psychosen bij adolescenten

R.J. Beerthuis

Inleiding

Paul, een zeventienjarige jongen wordt door de huisarts op de polikliniek aangemeld omdat hij sinds enkele maanden vreemd en agressief gedrag vertoont. Hij trekt zich steeds meer terug op zijn kamer, kijkt urenlang televisie, schrijft vreemde teksten op de muur zoals 'einde! zonder-nooit-begin' of 'dat pijnt in de impotente woestijn'. Hij is 's nachts aan het ijsberen, vloekt, en komt het huis niet meer uit. Hij gaat niet meer naar school en wil niet meer tennissen. Het vreemde gedrag zou begonnen zijn in aansluiting op een werkweek met school.

De ouders vertellen aanvankelijk dat hij nooit problemen had. Bij doorvragen blijkt dat hij altijd al een in zichzelf gekeerde jongen was. Op de basisschool had hij last van angsten, problemen met leerkrachten en medeleerlingen. Vanaf zijn veertiende namen zijn schoolprestaties af; Paul zakte van atheneum naar vmbo-niveau. Hij zou wel eens hasj gerookt hebben. De ouders hebben hem nog nooit over een vriendinnetje gehoord. Een zus van vader is langdurig opgenomen in een psychiatrische kliniek.

Paul wordt thuis bezocht, want hij wil niet naar de polikliniek komen. De onderzoekers treffen een bleke, vermagerde, prikkelbare jongen aan die bizar grimast. Het bewustzijn en de oriëntatie zijn ongestoord. Er zijn akoestische hallucinaties (hoort de stem van een leraar) en wanen (meent dat leraren samenspannen om hem van school te verwijderen). Hij spreekt nu en dan verward en maakt een wanhopige indruk. Paul ontkent zelf klachten te hebben, dus er is geen ziektebesef. Een oriënterend lichamelijk onderzoek laat geen afwijkingen zien.

Een voorlopige conclusie luidt: schizofreniforme stoornis. Er is wel een indicatie om met antipsychotische medicatie te beginnen, maar dat weigert Paul. Hij heeft immers zelf geen klachten. Er zijn vooralsnog geen gronden voor een dwangopname. Het beleid bestaat dan uit het inwinnen van meer informatie bij huisarts, school en familie en de totstandbrenging van een vertrouwensrelatie met Paul. De familie krijgt psycho-educatie (voorlichting en adviezen) en telefoonnummers voor dringende hulpvragen, ook buiten kantoortijden.

Een psychose is een symptomencomplex dat gepaard gaat met hallucinaties en/of wanen en chaotisch of teruggetrokken gedrag. Hierachter gaat een heterogene groep van psychiatrische stoornissen schuil die zeer verschillen in oorzaak, beloop, behandeling en prognose. Een psychose kan voorkomen bij ernstige chronische ziekten zoals schizofrenie en bipolaire (manisch-depressieve) stoornis. Een psychose kan ook kortdurend zijn, bijvoorbeeld als gevolg van drugs of een algemene lichamelijke aandoening.
We spreken van *hallucinaties* als iemand iets kan waarnemen (horen, zien, ruiken, voelen, proeven) dat er in werkelijkheid niet is. Zo iemand kan bijvoorbeeld stemmen horen van mensen die niet aanwezig zijn. *Wanen* zijn individuele ideeën of overtuigingen die absoluut niet overeenstemmen met de realiteit en niet corrigeerbaar zijn. Zo iemand kan denken dat hij achtervolgd en afgeluisterd wordt. Niet iedereen die hallucineert is psychotisch. Verschijningen die bijvoorbeeld alleen optreden op de overgang van waak naar slaap duiden meestal niet op een stoornis.

Algemeen klinisch beeld en onderscheiden ziektebeelden

Psychose: geen onderscheid tussen fantasie en werkelijkheid; gering ziektebesef

Een psychotische adolescent heeft zelf weinig klachten. Vaak heeft hij wel het besef dat er iets niet in de haak is, maar een gesprek daarover wil hij meestal niet, en al helemaal niet met een hulpverlener. De patiënt heeft dan geen echt ziektebesef en daardoor geen klachten in de letterlijke zin van het woord. Het hoofdkenmerk van de stoornis bestaat uit het verloren gaan van de zogenoemde *reality testing*. Dit is het vermogen om fantasie te toetsen aan de werkelijkheid. Iedereen maakt wel eens mee dat hij in een volle ruimte denkt dat iemand zijn naam roept. Hij kijkt dan om zich heen en denkt als hij geen bekende ziet: 'ik zal me wel vergist hebben'. Of hij komt bij zijn woning en voor de deur staat een auto met op de bestuurdersplaats een man die de krant lijkt te lezen. Even vraagt hij zich af of de man hem in de gaten houdt. Dan schudt hij die gedachte van zich af: 'waarom zou hij?'

Dit mechanisme heet *reality testing* en in een psychose gaat dat vermogen verloren. De patiënt kan niet meer relativeren en ziet steeds meer bevestigingen voor een ontspoorde gedachte. Hij gaat alsmaar verwarder denken en vertrouwt steeds minder mensen. Als hij al iets zegt over wat hij inwendig beleeft, dan trachten anderen meestal om die gedachten en belevingen als hersenschimmen te bestempelen. Die ander kan voor hem daardoor weer minder te vertrouwen zijn: die zit ook in het complot!

Heeft de adolescent zelf weinig ziektebesef, de omgeving heeft des te meer klachten en zorgen, en het zijn dus meestal familieleden of de school die aan de bel trekken. Indien de verschijnselen acuut en opvallend optreden en het functioneren voordien niet problematisch was, zal meestal ook snel hulp ingeschakeld worden. Zeker als een psychose langer dan één of twee dagen duurt, is het verstandig om dat te doen. Vroege onderkenning van een psychose kan gevolgen hebben voor de therapie: vroege signalering kan leiden tot minder schade, sneller en beter herstel, minder belasting voor de familie en een betere prognose (De Haan, 1999). Moeilijker is het als het proces sluipend verloopt.

VROEGE SIGNALEN VAN EEN PSYCHOSE

Als een adolescent zich op zijn kamer terugtrekt, zijn huiswerk niet maakt, bepaalde vrienden niet wil zien en 's nachts muziek draait, kunnen ouders en andere verzorgers dat gemakkelijk bestempelen als 'dat hoort bij de leeftijd'. En dat is meestal ook zo. Veel verschijnselen kunnen immers begrijpelijke reacties zijn op de snelle ontwikkeling die adolescenten doormaken en de vele ervaringen die ze in korte tijd opdoen.

Een onverklaarbare achteruitgang in aanpassingsvermogen en verminderd contact met leeftijdgenoten zijn bij een jong iemand echter wel belangrijke indicaties voor verdere diagnostiek, omdat zij prodromen (voorboden) kunnen zijn van een psychose (tabel 5.1).

Tabel 5.1 Symptomen die een voorbode kunnen zijn van psychose.

- sociale isolatie
- achteruitgang in sociaal functioneren
- opvallend vreemd gedrag
- opvallend verminderde zelfverzorging
- afgestompt vlak of inadequaat affect
- breedvoerig, vaag of in metaforen spreken
- vreemde of bizarre ideeën
- ongewone waarnemingen
- opvallend gebrek aan initiatief, interesse of energie
- omkering dag-nachtritme

SYMPTOMEN VAN EEN PSYCHOSE

De symptomen van een psychose kan men indelen naar *positieve* symptomen (hallucinaties, wanen, bizar gedrag, katatonie (bewegingsarmoede) en denkstoornissen) en *negatieve* symptomen (vlak affect, sociale teruggetrokkenheid, apathie, initiatiefverlies en aandachtsconcentratiestoornis).

Akoestische hallucinaties (stemmen horen) komen het meeste voor, gevolgd door visuele hallucinaties (beelden zien). Paranoïde wanen (achterdocht) zijn de meest voorkomende wanen. Een psychotische patiënt gaat handelen op grond van deze verkeerde waarnemingen en oncorrigeerbare gedachten. Een psychose beïnvloedt het functioneren dan ook meestal op alle levensgebieden. Als het ziektebeeld lang aanhoudt, kan het intrapsychisch en interpersoonlijk veel schade aanrichten. Bij verdenking op een psychose is goed onderzoek nodig naar de onderliggende stoornis en behandeling moet snel starten.

Er zijn mensen die stemmen horen maar daar niet echt last van – of zelfs juist baat bij – hebben. Een kwart van de westerse bevolking geeft aan dat ze ooit in hun leven stemmen gehoord heeft (Van Os, Hanssen, Bijl & Vollebergh, 2001). Anderzijds kan iedereen psychotisch worden. Er is geen eenduidig beloop en er is meestal niet één specifieke oorzaak. In algemene zin geldt dat de prognose van een psychose gunstiger is naarmate het ziektebeeld acuter begint, het functioneren daarvoor beter was, er geen schizofrenie in de familie voorkomt en een duidelijke oorzaak gevonden kan worden. Ook geldt dat het beloop gunstiger is naarmate er meer positieve symptomen zijn. Het frequentst komen psychosen voor in de leeftijd van zestien tot dertig jaar. Jonge kinderen krijgen zelden of nooit een langer durende psychose. Psychiatrische ziektebeelden worden gerubriceerd volgens de *Diagnostic and Statistical Manual of Mental Disorders IV* (DSM-IV), een van oorsprong Amerikaans classificatiesysteem, dat in de westerse psychiatrische wereld algemeen wordt gebruikt. DSM-IV onderscheidt verschillende diagnostische klassen van stoornissen die met psychosen gepaard gaan.

Schizofrenie

Schizofrenie is een ernstige stoornis die minstens een halfjaar duurt en meestal chronisch verloopt. Twee of meer van de volgende symptomen moeten in die periode gedurende een maand aanwezig zijn geweest: hallucinaties, wanen, verward spreken, chaotisch of katatoon (bewegingsarm) gedrag, en negatieve symptomen zoals initiatiefverlies en weinig spreken. Er is een duidelijke knik in het functioneren op één of meer levensgebieden zoals schoolprestaties, interpersoonlijke relaties en zelfverzorging.
Schizofrenie is een van de meest invaliderende psychiatrische stoornissen. De ziekte begint in de adolescentie, bij jongens gemiddeld iets eerder dan bij meisjes. De incidentie (percentage nieuwe gevallen) tussen dertien en negentien jaar wordt geschat op 2,1 per 1000. Het risico om schizofrenie te krijgen tijdens het leven (prevalentie) is 0,8% in de algemene bevolking. De algemene incidentie is veel lager dan de prevalentie omdat het een chronische ziekte betreft.

Het ontstaan van psychose en schizofrenie

Er zijn veel verklaringsmodellen beschreven voor het ontstaan van een psychose, vooral als deze in het kader van schizofrenie optrad. Psychoanalytici, gedrags- en gezinstherapeuten en biologisch psychiaters stelden vanuit hun eigen referentiekader hypothesen op. Zo werden verwarrende opvoedstijlen als oorzaak genoemd ('schizofrenogene moeder'). Dit model bleek wetenschappelijk niet houdbaar. Tot in het recente verleden zijn veel ouders onterecht beschuldigd. De tegenwoordig meest gebruikte pathogenetische verklaring is dat schizofrenie een neurobiologische ontwikkelingsstoornis is. Stoornissen in de vorming van neurale netwerken kunnen in de adolescentie functiestoornissen geven. Ontregeling van de dopaminerge transmissie in de frontale hersenen leidt tot negatieve symptomen en in het limbisch systeem tot positieve symptomen. Het normale proces van betekenisgeving raakt verstoord waardoor overmatig belang wordt gehecht aan willekeurige gebeurtenissen of gedachten en ervaringen (De Haan, 2006). Het stressdiathesemodel beschrijft dat ontregeling kan ontstaan als de draaglast bij de patiënt de draagkracht overschrijdt. De belasting bestaat uit wat het leven brengt op biologisch (bijvoorbeeld fysiek), psychologisch en sociaal vlak. Draagkracht kan worden gezien als een samenstelling van aanleg, copingstrategieën, fysieke gesteldheid en omgevingsfactoren. Deze kunnen meer (beschermend) of minder gunstig toebedeeld zijn. Wonen in een stad (Van Os, Hanssen & Bak, 2003) en migratie (Selten & Cantor-Graae, 2005) verhogen het risico op het ontstaan van schizofrenie.

Een adolescent met een zekere aanleg om psychotisch te worden, kan dat dus onder invloed van veel verschillende factoren worden (bijvoorbeeld drugs, eindexamen, relatie, uit huis gaan). Hoe groter de kwetsbaarheid is om een psychose te krijgen, des te sneller kan er bij (lichte) stress een psychose optreden. Voor zwakzinnigen, die op grond van een laag IQ kwetsbaar zijn, kan 'het bordje sneller vol' zijn.

Bij een eerste psychose is het vaak onvoldoende mogelijk om een sluitende diagnose te stellen van de onderliggende stoornis. Het beloop van de psychose zal dan meer duidelijkheid moeten geven.

Beloop

Globaal kan gesteld worden dat 25% van de patiënten met schizofrenie min of meer definitief herstelt met een redelijk actieve participatie in de maatschappij. De rest maakt regelmatig recidieven (terugval) door of heeft een progressief slecht beloop gekenmerkt door vooral een extreem slecht sociaal functioneren. De helft van de patiënten doet minstens eenmaal een zelfmoordpoging en 6% sterft door *suïcide*, vooral in de eerste vijf ziektejaren (Sadock & Sadock, 2004). Mannen met schizofrenie functioneren slechter dan vrouwen. Zij vertonen meer negatieve symptomen en functioneren sociaal slechter. Vanwege de impact die het stellen van de diagnose kan hebben, moet grote zorgvuldigheid betracht worden. Schizofrenie moet nauwkeurig onderscheiden worden van andere psychotische stoornissen, gedragsstoornissen, ADHD en autistiforme stoornissen.

Een schizofreniforme stoornis vertoont veel gelijkenis met schizofrenie maar duurt (langer dan een maand en) korter dan een halfjaar. Bij het vervolgen van het ziektebeeld kan de classificatie veranderen in schizofrenie als de symptomen langer dan een halfjaar aanhouden.

Psychotische stemmingsstoornis

DEPRESSIE MET PSYCHOTISCHE KENMERKEN

Men spreekt van een depressie als er minstens twee weken lang sprake is van een gedrukte stemming gedurende het grootste deel van de tijd, interesseverlies, geen plezier meer hebben in bezigheden, slecht of juist veel slapen. Er komt niets in en er gaat niets uit: geen eetlust, libidoverlies, vermoeidheid, concentratieverlies. De patiënt voelt zich hopeloos, leeg en waardeloos.

Als zwartgallige zelfbeoordelingen overgaan in oncorrigeerbare wanen, noemen we het een depressie met *psychotische kenmerken*. De wanen zijn meestal stemmingscongruent: ik ben waardeloos, heb schulden, heb een ernstige ziekte, heb een onherstelbare fout gemaakt; de zogenoemde nihilistische, hypochondere armoede- en schuldwanen. Akoestische hallucinaties kunnen zelfkritiserend zijn, bijvoorbeeld: 'je bent slecht'. Overigens gaat slechts een gering aantal van de depressies gepaard met psychotische kenmerken. Ook hier geldt dat een erfelijke aanleg kwetsbaar maakt voor het ontwikkelen van de stoornis. Een psychotische depressie geeft bij volwassenen het risico op een zogenoemde raptus: in een (psychotische) impuls springt de patiënt bijvoorbeeld uit een raam. Betrouwbare cijfers over het vóórkomen van psychotische depressies bij adolescenten en daaruit ontstane suïcide(pogingen) ontbreken, maar er is zeker sprake van een verhoogd risico.

MANIE MET PSYCHOTISCHE KENMERKEN

Het tweede basispatroon van de stemmingsstoornis betreft de manische fase van de bipolaire stoornis. Hierbij is juist sprake van een voortdurende uitgelaten, expansieve of geprikkelde stemming gedurende minstens een week, en daarnaast minstens drie van de volgende kenmerken: zelfoverschatting of grootheidsideeën, geringe slaapbehoefte, hoge spreekdrang, gedachtevlucht, verhoogde afleidbaarheid, toegenomen doelgerichte activiteit of motorische onrust, onverantwoorde risico's nemen, bijvoorbeeld op seksueel of zakelijk gebied.

Wanneer zelfoverschatting de vorm aanneemt van een oncorrigeerbare grootheidswaan spreken we van een *manische stoornis* met *psychotische kenmerken*. Zo iemand denkt bijvoorbeeld: 'ik ben erg rijk, machtig, aantrekkelijk'; hij of zij kan politieke leiders gaan benaderen met oplossingen voor de wereldproblemen of vele seksuele relaties in korte tijd aanknopen.

De stoornis begint acuut; er is een duidelijk verschil met het gedrag dat eraan voorafgaat. De stoornis moet onderscheiden worden van ADHD, drugsmisbruik en gedragsstoornissen.

Een psychotisch syndroom dat bij meisjes beschreven wordt als het gevolg van de hormonale veranderingen, wordt wel de periodieke of *cyclische psychose van de adolescentie* genoemd. Er is sprake van waanachtige belevingen, akoestische en visuele hallucinaties, emotionele labiliteit, agitatie en slapeloosheid. Het optreden is gekoppeld aan de eisprong en verdwijnt zonder sporen na te laten enkele dagen na het optreden van de bloeding. Dit beeld is onvoldoende gevalideerd, en kan moeilijk worden geclassificeerd, wellicht onder 'bipolaire stoornis, niet anderszins omschreven'.

Overige psychotische stoornissen

SCHIZOAFFECTIEVE STOORNIS

Bij een schizoaffectieve stoornis is sprake van een mengbeeld, waarbij tegelijk zowel aan de criteria van een (psychotische) depressie of een manie voldaan wordt, als aan de kenmerken van een schizofrene stoornis. De stoornis is, zeker bij adolescenten, nog onvoldoende gevalideerd.

KORTDURENDE PSYCHOSE

Ook bij de kortdurende psychose is sprake van wanen of hallucinaties, chaotisch gedrag en verwardheid, maar niet van negatieve symptomen. De duur van de episode van de psychose is minimaal een dag, maar niet langer dan een maand, waarna een volledig terugkeren naar het niveau van functioneren van voor de ziekte plaatsvindt. De grens met schizofrene stoornis en schizofrenie is niet erg duidelijk. Deze moet vooral in de duur gezocht worden en in het ontbreken van negatieve symptomen en een veel betere prognose. Vaak is er een uitgesproken stressor. De vroeger beschreven *puberteits- of adolescentiepsychose* zou hieronder kunnen vallen. Dit was een acuut beginnende psychose, zonder voorboden van de ziekte, met symptomen die sterk gekleurd waren door adolescentiethema's, zoals zelfgevoel, schuldgevoel, identiteit en seksualiteit en een meestal gunstig beloop.

PSYCHOSE DOOR GEBRUIK VAN MIDDELEN EN PSYCHOSE DOOR ALGEMENE LICHAMELIJKE AANDOENINGEN

Lichamelijke aandoeningen, geneesmiddelen en drugsgebruik kunnen leiden tot een psychotische decompensatie die veel kan lijken op een schizofrene of bipolaire stoornis.
Algemene lichamelijke aandoeningen zoals epilepsie, schedeltrauma, hersentumor, hiv-infectie, systemische lupus erythematosus (SLE), syfilis, hormonale stoornissen zoals (bij)schildklier- en bijnierstoornissen (ziekte van Cushing, ziekte van Addison) en stofwisselingsstoornissen als vitamine B12- of foliumzuurdeficiënties, porfyrie (aminozuurstapeling), chronische hypoglykemie (glucosetekort) en ziekte van Wilson (koperstapeling) moeten daarom uitgesloten worden.
Voorgeschreven geneesmiddelen zoals corticosteroïden kunnen voorbijgaande psychotische symptomen veroorzaken. Drugs kunnen bij vergiftiging en bij onthouding psychotische verschijnselen geven. Psychose bij vergiftiging is bekend van amfetamine, cocaïne, LSD, XTC, fencyclidine (PCP), opiaten, slaap- en kalmeringsmiddelen en alcohol. Psychose bij onthouding is bekend van alcohol, slaap- en kalmeringsmiddelen. Cannabisgebruik kan bij gebleken kwetsbaarheid voor het krijgen van psychosen een nieuwe decompensatie uitlokken (Van Os et al., 2004). Deze psychotische ver-

schijnselen gaan meestal snel over als de onderliggende oorzaak verholpen is of de vergiftigings- dan wel onthoudingsfase voorbij is.

PSYCHOSE NIET ANDERSZINS OMSCHREVEN (NAO)

Deze categorie wordt gereserveerd voor die gevallen van psychose waarin nog onvoldoende bekend is om een meer specifieke classificatie mogelijk te maken (bijvoorbeeld na eenmalig contact in de crisisdienst) of waarin aan de criteria van geen van de andere categorieën voldaan wordt, maar wel sprake is van een psychose (bijvoorbeeld alleen akoestische hallucinaties maar verder geen symptomen). Hieronder valt ook de *kraambedpsychose*, die na 1 à 2 op de 1000 bevallingen optreedt.

WAANSTOORNIS

Vroeger ook wel paranoia genoemd. Er is dan alleen sprake van een min of meer stabiel waandenkbeeld. Het komt veel minder vaak voor dan bijvoorbeeld schizofrenie en begint vooral op hogere leeftijd.

Differentiaaldiagnose

Kinderen kunnen pas als ze een jaar of zes zijn goed onderscheid maken tussen fantasie (bijvoorbeeld dromen) en werkelijkheid. Voor die tijd is het niet zinvol te spreken over psychosen.
In de kleuter- en latentieleeftijd hebben kinderen soms een *denkbeeldig vriendje (imaginary companion)*. Het kind praat en speelt met het onzichtbare vriendje en wijst het vaak aan als schuldige van door het kind zelf begaan kattenkwaad. Dit is een niet-pathologisch verschijnsel dat past in de normale ontwikkeling van de gewetensfuncties. Op psychosen lijkende angstbeelden kunnen bij koortsende ziekten voorkomen en gaan over als de koorts afneemt. *Pavor nocturnus* is een nachtelijke angsttoestand die lijkt op een langgerekte nachtmerrie in waaktoestand. Het kind (tussen de 4 en 8 jaar) is niet helemaal wakker en reageert uiteindelijk altijd op geruststelling. Ook dit is een niet-pathologisch verschijnsel.
Een psychose bij jeugdigen is soms moeilijk te onderscheiden van een *pervasieve ontwikkelingsstoornis (autisme, PDD-NOS, syndroom van*

Asperger). Deze ernstige kinderpsychiatrische stoornis begint in de vroege kinderjaren en heeft als kernsymptomen een verstoorde contactname en onvermogen om zich in anderen te verplaatsen. Net als bij een psychose kunnen communicatie- en leerstoornissen, bizar gedrag (gestoorde motoriek, repeterende bewegingen) en sociale isolering voorkomen. Hallucinaties en wanen zijn niet kenmerkend.

Bij *attention deficit hyperactivity disorder* (ADHD) zijn de kernsymptomen het zich niet kunnen concentreren en niet stil kunnen zitten, wat ook bij psychosen kan voorkomen. Ook bij ADHD komen geen hallucinaties en wanen voor.

Bij een *schizoïde en schizotypische persoonlijkheidsstoornis (karakterdeformatie)* kunnen net als bij psychosen bizar gedrag, vreemde, magische gedachten en sociale isolatie voorkomen. Maar hallucinaties en wanen ontbreken.

Bij een *depressie* is het overheersende symptoom een meer dan twee weken durende depressieve stemming gedurende het grootste deel van de tijd. Dit kan net als bij psychosen gepaard gaan met concentratiestoornissen, terugtrekgedrag, vlak gevoelsleven en initiatiefarmoede. Er zijn echter geen hallucinaties en wanen. Stemmingsstoornissen, zoals een depressie, kunnen wel overgaan in een psychotische stemmingsstoornis. Hoofdkenmerk blijft dan steeds dat het ziektebeeld begint als een stemmingsstoornis.

De *oppositionele en antisociale gedragsstoornis* hebben als hoofdkenmerk antisociaal gedrag, zoals vechten, stelen, spijbelen en liegen, hetgeen ook bij een psychose kan voorkomen. Er is bij deze gedragsstoornissen ook geen sprake van hallucinaties en wanen.

Psychosociale aspecten

De gevolgen van het krijgen van een psychose zijn in hoge mate afhankelijk van het type psychose en de duur ervan. Hoe langer de stoornis aanhoudt, hoe groter de gevolgen uiteraard zullen zijn. Patiënt, familieleden en andere verzorgers reageren meestal verbijsterd en met ongeloof op een eerste psychose. Hoe is het mogelijk dat alles anders lijkt, dat de patiënt zo veranderd is, dat het met hun kind gebeurt en waarom niet met andere kinderen in het gezin? De (begrijpelijke) neiging bestaat om oorzaken van buiten het kind verantwoordelijk te houden voor het ontstaan van een psychose: 'Iemand heeft in de disco een pilletje in zijn glas gegooid', 'hij heeft als kind een kokosnoot op zijn hoofd gekregen', 'het komt door een allergie'.

Ouders gaan elkaar verwijten maken over hun opvoedingsstijl. Een psychose vormt een zware belasting voor de familie. Patiënt en familie raken zo steeds meer geïsoleerd. Er is een hiërarchie te bespeuren in de functies van de patiënt die uitvallen. Eerst zullen de relaties die het verst af staan problemen opleveren, omgang met kennissen, school, werk. Later ontstaan moeilijkheden met vrienden en familie en ten slotte met de zelfverzorging.

Hoe langer de stoornis duurt, hoe moeilijker het wordt om dit patroon om te draaien en om de zorg vol te houden. De positieve symptomen (hallucinaties, wanen, bizar gedrag) gaan tijdens behandeling vaak wel over met enkele weken, maar het zijn vooral de negatieve symptomen zoals sociale isolatie, initiatiefverlies en affectvlakheid waar de omgeving moeilijk mee om kan gaan. Een adolescent die op de bank hangt, de deur niet uitgaat, nergens toe komt en in wie niet veel om lijkt te gaan, kan gemakkelijk worden gezien als lui. Het wordt dan moeilijker om de zorg op te brengen omdat de reciprociteit (wederkerigheid) in de relatie ontbreekt. Heftige emoties als angst, schuldgevoel, schaamte, machteloosheid en teleurstelling spelen bij alle betrokkenen meestal een rol. Als de patiënt niet meer de oude wordt, brengt dit een rouwreactie teweeg. Langgekoesterde dromen vallen in duigen.

Het ontstaan van een depressie met psychotische kenmerken

Bij kleuters komen depressies erg weinig voor. In de basisschoolleeftijd wordt geschat dat 2% van de kinderen een depressie doormaakt. Voor adolescenten ligt dat nog hoger: ongeveer 5% (Sadock & Sadock, 2004). Overigens gaat slechts een gering aantal van deze depressies gepaard met psychotische kenmerken. Net als bij schizofrenie geldt hier dat een erfelijke aanleg kwetsbaar maakt voor het ontwikkelen van de stoornis: het hebben van een ouder met een depressieve stoornis verdubbelt het risico voor het kind, als beide ouders depressief zijn verviervoudigt het risico. Ook hier gaat vaak een psychische stressor (zoals ruzie, dood familielid, gepest worden) vooraf aan de stoornis. Op neurochemisch niveau is bekend dat bij een depressie sprake is van een functioneel tekort aan neurotransmitters in de hersenen, met name noradrenaline, maar ook dopamine en serotonine. Hoe korter de depressie duurt, des te beter de prognose.

Voor een manische stoornis geldt bijna hetzelfde verhaal. Het kan al beginnen in het achtste levensjaar en heeft dan een slechte prognose. Kinderen met een ouder met een bipolaire stoornis hebben een acht tot achttien keer groter risico dan de gewone populatie om zelf zo'n stoornis te ontwikkelen (Sadock & Sadock, 2004). Stressvolle gebeurtenissen gaan ook hier vaak aan het ontstaan van de stoornis vooraf. Bij een manie is, in tegenstelling tot bij een depressie, juist een functioneel teveel aan neurotransmitteractiviteit zoals noradrenaline, dopamine en serotonine in de hersenen aangetoond. Ook hier geldt dat hoe korter de manie duurt en hoe beter het functioneren voordien was, des te beter de prognose is.

Diagnose

Eerst moet worden vastgesteld dat het om een psychose gaat en vervolgens om welk subtype.
Bij een acute psychose zijn er vier mogelijke stappen naar een diagnose. Deze vier onderdelen zijn de enige mogelijke en zijn meestal ook afdoende. Het betreft:
- een anamnese (gesprek met de patiënt);
- heteroanamnese (gesprek met ouders en belangrijke derden);
- psychiatrisch onderzoek (naar de onderscheiden psychische functies zoals presentatie, contactname, psychomotoriek, bewustzijn, oriëntatie, geheugen, waarnemen, denken, stemming, affect, gedrag, impulscontrole, afweermechanismen en ziektebesef);
- oriënterend lichamelijk onderzoek.

Er bestaan geen specifieke laboratorium- of andere (scan)technieken om een psychose vast te stellen. Wel dient in de loop van de behandeling volledig onderzoek van bloed en urine (ook op drugs), leverfunctietests, CT- of MRI-scan uitgevoerd te worden, om drugs of een lichamelijke ziekte als oorzaak uit te sluiten. Een psychologisch testonderzoek kan aanvullend diagnostisch materiaal opleveren.
In de acute fase is de precieze aard van de psychose van onderge-

schikt belang voor het opstellen van een behandelplan. Van meer gewicht zijn algemene niveaus van functioneren van patiënt en zijn omgeving: hoe is het met de neiging tot agressie en suïcidaliteit, mate van onrust, spanning en uitputting in het gezin, mate van zelfverzorging van de patiënt, dag-nachtritme, ziektebesef bij de patiënt en omgeving en neiging om zich aan afspraken te houden? Met andere woorden: hoe erg is het en kunnen ze het nog aan? Moeten er verantwoordelijkheden worden overgenomen?

Behandeling

Een acute psychose bij een adolescent vraagt om een snelle behandeling. Na verwijzing door huisarts of politie zijn de *outreachende* crisisdiensten met 7 x 24-uursbereikbaarheid die vanuit ggz-instellingen in alle regio's in Nederland actief zijn meestal de eerste behandelaars. Zij kunnen direct aan huis komen als dat nodig is, ook buiten kantoortijden (Achilles, Beerthuis & Van Ewijk, 2006). In België vindt de hulpverlening plaats in Centra voor Geestelijke Gezondheidszorg (CGG). Regionale *outreachende* crisisdiensten kent men daar niet.

Een voortgezette behandeling zal plaatsvinden in de minst restrictieve omgeving, dus als het kan thuis en als het moet klinisch. Als de patiënt niet opgenomen wil worden en als uit de stoornis gevaar voortkomt dat niet op andere manier valt af te wenden, kan om de veiligheid van de patiënt en de omgeving te garanderen, een gedwongen opname (wet BOPZ) door middel van inbewaringstelling (acuut, drie weken geldig) of voorlopige machtiging (langere procedure, rechter komt aan huis, zes maanden geldig) nodig zijn. Ambulant kan een voorwaardelijke machtiging of een zelfbindingsmachtiging worden opgesteld. Dit geldt voor kinderen vanaf twaalf jaar. In België geldt de Wet op de Bescherming van de persoon van de geesteszieke met een urgente en een reguliere procedure waarbij de vredesrechter beslist. Opnames van veertig dagen tot twee jaar zijn dan mogelijk.

Ook al is nog geen nauwkeurige diagnose mogelijk, toch moet de behandeling met antipsychotische medicijnen gestart worden. Uitleg over de stoornis, ondersteuning van het herstellen van veiligheid, rust en regelmaat, herhaalde diagnostische observaties en later ondersteuning bij verwerking van de ziekte en uitbreiding van activiteiten zijn zowel thuis als in de kliniek de belangrijkste ingrediënten. Een hindernis vormt vaak het gebrek aan ziektebesef en weerstand tegen medicatie bij patiënt. Het opbouwen van een vertrouwensrelatie met het gezin heeft dan prioriteit (Achilles et al., 2006). In het uiterste geval kan tijdens een gedwongen opname in overleg met de inspectie dwangbehandeling toegepast worden.

> Vervolg Paul:
> Bij een volgend huisbezoek in dezelfde week is de oudere zus van Paul ook aanwezig. Zij heeft een gunstige invloed op hem. School, huisarts en zus bevestigen de van de ouders verkregen indruk van een duidelijke knik in de levenslijn, hetgeen verdacht is voor schizofrenie. De zus van vader blijkt daar ook aan te lijden. Paul zelf is nu iets toegankelijker en erkent dat hij zenuwachtig is en slecht slaapt. Hij is bang dat de hele school over hem praat. Het heeft iets met de werkweek te maken, maar daarover laat hij nog niets los. Mede op aandringen van zijn ouders en zus accepteert hij nu weifelend de aangeboden antipsychotische medicatie, om 'minder gespannen te raken door de toestanden op school en beter te kunnen slapen'. In de vervolgcontacten keert de rust enigszins terug. Laboratoriumonderzoek toont geen afwijkingen aan en na enkele weken kan een behandeling op de polikliniek voortgezet worden. Paul komt met zijn ouders op de eerste afspraak bij de sociaalpsychiatrisch verpleegkundige (SPV). De psychiater kijkt even mee. Er vindt psycho-educatie (zie verder in deze paragraaf) plaats en langzaam hervat Paul enige activiteiten met vrienden. Terugkeer naar school blijkt niet mogelijk. De school is bereid, maar Paul durft het niet aan. Hij voelt zich onzeker in een groep waar rivaliteit heerst en kan geen conflicten aangaan. In een socialevaardigheidstraining verbetert dit wel. Door een werkervaringsplaats neemt hij deel aan het arbeidsproces en doet ervaring op met computers. Over de werkweek heeft hij niet meer willen spreken. Het steunend contact zal net als de medicatie zeker twee jaar worden voortgezet.

Psychofarmaca

Antipsychotica (neuroleptica) zijn sinds jaar en dag in gebruik bij de behandeling van psychosen. Ze blokkeren neurotransmitters en worden ook gebruikt ter preventie van recidieven. Er zijn zogenoemde klassieke antipsychotica zoals haloperidol (Haldol) en zuclopentixol (Cisordinol/Clopixol in België) en nieuwere 'atypische' neuroleptica zoals aripiprazole (Abilify), olanzapine (Zyprexa), quetiapine (Seroquel), risperidon (Risperdal) en clozapine (Leponex). Bijwerkingen zoals de op de ziekte van Parkinson gelijkende spierstijfheid en bewegingsonrust, komen bij de klassieke middelen in sterkere mate voor dan bij de moderne. Hiertegen kunnen overigens antiparkinsonmiddelen gegeven worden zoals biperideen (Akineton). Bloedcontrole (bloeddruk, suiker, cholesterol) en gewichtscontrole kunnen nodig zijn om het ontwikkelen van een metabool syndroom te helpen voorkomen.

Bij een eerste schizofrene psychose is de richtlijn om deze medicatie ter preventie twee jaar te continueren. De positieve verschijnselen verdwijnen meestal in enkele weken. De negatieve restverschijnselen zijn veel moeilijker medicamenteus te beïnvloeden. De antipsychotica worden vaak gecombineerd met kalmerende en slaapmedicijnen (benzodiazepinen).

Bij een manische fase van een bipolaire stoornis wordt ook met antipsychotica gestart en lithium toegevoegd. Dit is een natuurlijk voorkomend zout waarvan het werkingsmechanisme niet met zekerheid bekend is. Het duurt een dag of vijf voordat het gaat werken en kan bijwerkingen geven op schildklier-, hart- en nierfunctie, waardoor regelmatige bloedcontroles nodig zijn. Na meerdere episoden is een langdurige preventieve behandeling met lithium nodig. Anti-epileptische medicijnen zoals valproïnezuur (Depakine) en carbamazepine (Tegretol) kunnen een alternatief zijn.

Een depressie met psychotische kenmerken zal medicamenteus naast met antipsychotica ook met antidepressiva behandeld worden. Er zijn klassieke, de zogenoemde tricyclische antidepressiva zoals amitriptyline (Tryptizol) en nieuwere antidepressiva, de zogenoemde SSRI's zoals citalopram (Cipramil) en paroxetine (Seroxat). Een overdosis van de tricyclische kan dodelijk zijn. De nieuwere middelen zijn veiliger. Richtlijn is om na herstel de medicatie een halfjaar te continueren.

Psycho-educatie

Psycho-educatie krijgt een steeds belangrijkere plaats in de behandeling van ernstige psychiatrische stoornissen. Waar vroeger de familie hoogstens als informatiebron werd gebruikt of in gezinstherapie als medeveroorzaker van de stoornis werd bejegend, is nu veel meer het doel om de familie als bondgenoot bij de behandeling te betrekken. Dit gebeurt door het geven van voorlichting en adviezen over de omgang met de patiënt. Algemeen gesproken is het af te raden te lang en te 'therapeutisch' met de psychotische patiënt te spreken en om psychotische belevenissen en denkbeelden tegen te spreken of trachten te weerleggen. Ouders kunnen bijvoorbeeld *wél* zeggen dat zij de stemmen *niet* horen, maar kunnen beter niet impliceren dat de patiënt maar wat verzint. Verder worden familieleden ondersteund in het stellen en bewaken van hun grenzen. Ypsilon, de vereniging van familieleden van mensen met schizofrenie of een psychose, doet goed werk in de ondersteuning van familie in Nederland. Similes, vereniging voor familieleden en vrienden van personen met psychiatrische problemen, doet dat in België (zie 'Adressen').

Individuele psychotherapie

Praten alleen werkt onvoldoende bij een psychose. Gecontroleerde prospectieve studies hebben aangetoond dat schizofrene patiënten die uitsluitend met inzichtgevende psychotherapie behandeld werden slechter functioneren dan zij die medicatie kregen. In een acute fase is inzichtgevende psychotherapie dan ook zeker niet geïndiceerd en meestal contraproductief. De nadruk ligt dan op medicatie en structuur. In een steunende of cognitief-gedragsmatige begeleiding zal later wel geprobeerd worden de stoornis een plaats te geven in het leven van de patiënt. Ook leert men vroege signalen van een nieuwe decompensatie te herkennen en alternatieve denk- en gedragspatronen te oefenen. Assertiviteits- en socialevaardigheidstraining kunnen hierop een aanvulling vormen.
Er is evidentie dat cognitieve therapie kan helpen om de identiteit te verstevigen, *reality testing* te verbeteren en onderliggende pathologische gedachten patronen te corrigeren (Turkington, Kingdon & Weiden, 2006).
Een adolescent met een bipolaire stoornis kan na de eerste acute

fase profijt hebben van een langer durend, steunend, ik-versterkend contact met een sociaalpsychiatrisch verpleegkundige (in België sociaal verpleegkundige) en een psychiater. Anoiksis, de vereniging van mensen die één of meerdere psychosen hebben gehad, organiseert onder meer regionale lotgenotendagen in Nederland. UilenSpiegel doet dat in België (zie 'Adressen').

Prognose

De prognose van een eerste psychose hangt erg af van de onderliggende stoornis, dus van de uiteindelijk gestelde diagnose. Een kortdurende psychose kan snel genezen zonder sporen achter te laten en hoeft niet terug te komen. Schizofrenie wordt in 75% van de gevallen chronisch met meerdere recidieven en steeds slechter functioneren. In die gevallen is een *rehabiliterende* aanpak nodig, waarbij men, rekening houdend met de handicaps, functies die verloren lijken te zijn gegaan zo veel mogelijk probeert te herstellen, vaak met een vorm van beschermd wonen en participatie in dagactiviteitencentra.
Een bipolaire stoornis wordt in de helft van de gevallen chronisch, maar hier treedt het tussendoor steeds slechter functioneren niet op (Sadock & Sadock, 2004).
Er werd onderzocht hoe zeker de diagnose 'schizofrenie' was na een eerste psychose bij een grote groep vaak opgenomen patiënten (Chen, Swann & Buri, 1996). Bij 22% werd de diagnose in de volgende zeven jaar veranderd, meestal in bipolaire stoornis. Andersom, bij patiënten bij wie de diagnose schizofrenie niet gesteld was, gebeurde dat bij 33% later alsnog. Voorzichtigheid is dus geboden en het beloop op langere termijn moet uitwijzen of de gestelde diagnose geldig blijft.

Preventie

Preventie vindt plaats door voorlichting, bundeling van kennis en onderzoek naar het ontstaan van psychosen. Per geval wordt bekeken hoe uitlokkende factoren vermeden kunnen worden. Algemeen is het advies om na een eerste psychose geen drugs meer te gebruiken.
Er is ook in Nederland discussie over hoelang medicatie moet wor-

den voortgezet na een eerste psychose (Vlaminck, 2003). Enerzijds is er het belang om recidieven (terugval) te voorkomen, anderszins het belang om patiënten niet nodeloos te verontrusten of te belasten met onnodig lange medicatiekuren met bijwerkingen. Wereldwijd is er momenteel veel aandacht voor programma's die vroege onderkenning van schizofrenie mogelijk maken. In veel landen is sprake van een gemiddeld behoorlijk lange tijd voordat een adolescent met een psychose in behandeling komt. Hoe langer dit duurt, des te groter de kans lijkt op een minder gunstig verloop. Hoewel deze vertraging niet de enige bepalende factor is, lijkt het zinvol om te proberen deze te verkorten (De Haan, 1999). Dat zou kunnen door de voorlichting aan hulpverleners te verbeteren.

Samenvatting en conclusie

Een psychose is een symptomencomplex dat bij adolescenten vrij geregeld voorkomt. Het gaat gepaard met hallucinaties en/of wanen en chaotisch of teruggetrokken gedrag. Er kan een kortdurende goed te behandelen aandoening aan ten grondslag liggen, het kan een gevolg zijn van drugs- of medicijngebruik of van algemeen lichamelijke ziekten. Het kan echter ook het begin betekenen van een ernstige, chronisch verlopende stoornis zoals schizofrenie of een bipolaire stoornis. Waarschijnlijk bestaat er specifieke kwetsbaarheid of aanleg voor het krijgen van een psychose. Gecombineerd met bepaalde factoren, zoals spanningsvolle gebeurtenissen en lichamelijke ziekten, kan een psychose ontstaan. De behandeling kan niet zonder medicatie en een (psychotherapeutisch) steunende begeleiding is meestal noodzakelijk.

Literatuur

Aangehaalde literatuur

*Achilles, R.A., Beerthuis, R.J. & Ewijk, W.M. van (2006). *Handboek spoedeisende psychiatrie*. Amsterdam: SynThesis.
American Psychiatric Association (2000). *Diagnostic and statistical manual of mental disorders (DSM-IV-TR)*. Washington: American Psychiatric Press.

Chen, Y.R., Swann, A.C. & Buri, D.B. (1996). Stability of diagnosis in schizophrenia. *American Journal of Psychiatry*, 153, 682-686.
*Haan, L. de & Becker H. (2006). Psychosen. In T. Doreleijers, F. Boer, J. Huisman, R. Vermeiren & E. de Haan (red.). *Leerboek Psychiatrie Kinderen en adolescenten*, (pp. 383-394). Utrecht: De Tijdstroom.
Haan, L. de (1999). Duur onbehandelde psychose en het beloop van schizofrenie. *Nederlands Tijdschrift voor Psychiatrie*, 41(4), 239-243.
Os, J. van, Hanssen, M., Bijl, R.V. & Vollebergh, W. (2001). Prevalence of psychotic disorder and community level of psychotic symptoms. *Archives of General Psychiatry*, 58, 663-668.
Os, J. van, Hanssen, M. & Bak, M. (2003). Do urbanicity and familial liability coparticipate in causing psychosis? *American Journal of Psychiatry*, 160, 470-482.
Sadock, H.I. & Sadock, B.J. (2004). *Comprehensive Textbook of Psychiatry (8e ed.)*. Baltimore: Wiliams & Wiliams.
Selten, J.P. & Cantor-Graae, E. (2005). Schizofrenie en migratie. *Tijdschrift voor Psychiatrie*, 11, 733-742.
Turkington D., Kingdon D. & Weiden P. (2006). Cognitive-behavior therapy for schizophrenia. *American Journal of Psychiatry*, 189, 36-40.
Vlaminck, P. (2003). *Moderne aanpak van de vroege psychose*. Delft: Eburon.

* aanbevolen voor werkers in de eerste lijn

Aanbevolen literatuur voor ouders en patiënten

Haan, L. de, Stavenuiter, B., Stockman, M. & Vlaminck, P. (1998). *Voor het eerst een psychose- informatiebrochure voor familieleden, partners en vrienden.* Rotterdam: Ypsilon.
Appelo, M. (2004). *Leven met een psychotische stoornis.* Houten: Bohn Stafleu van Loghum.

Adressen

Nederland

Ypsilon, vereniging van familieleden van mensen met schizofrenie of een psychose: www.ypsilon.org.
Anoiksis, vereniging van mensen die één of meer psychosen hebben gehad: www.anoiksis.nl.

België

Similes, federatie van Vlaamse Simileskringen voor familieleden en vrienden van personen met psychiatrische problemen, Groeneweg 151, 3001 Heverlee, tel. 016-23 88 18; www.similes.org.
UilenSpiegel vzw, Patiëntenvertegenwoordiging Geestelijke Gezondheidszorg Vlaanderen, Hoveniersstraat 47, 1080 Molenbeek, 02-410 19 99; www.uilenspiegel.net.
Zie voor meer adressen m.b.t. jeugdzorg, *Sociale kaart Jeugdzorg*, Houten: Bohn Stafleu van Loghum.

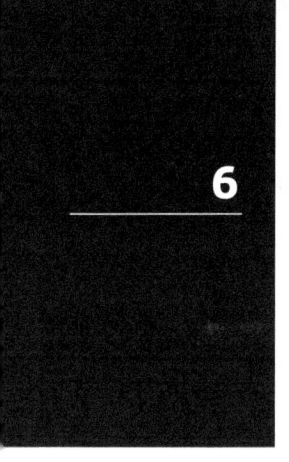

6 Depressie bij kinderen en adolescenten

C.A.M. de Wit

Inleiding

Lenneke is elf jaar wanneer zij door haar ouders voor psychologisch onderzoek en indicatiestelling wordt aangemeld. Zij maakt volgens de ouders een stille, teruggetrokken indruk, piekert veel, is zelden spontaan, is nerveus, heeft verlatingsangsten, is snel 'gestrest' en blokkeert dan in haar handelen, en speelt weinig. De ouders vragen zich af of zij depressief is, net als haar jongere broer.

Dat kinderen depressief kunnen zijn wordt tegenwoordig in brede kring onderkend. Depressieve stoornissen kunnen op alle leeftijden voorkomen, en brengen ernstige ontwikkelingsrisico's met zich mee, waardoor vroegtijdige signalering, diagnostiek en behandeling alsook preventie noodzakelijk zijn.

Kenmerken van depressie

Algemene beschrijving

Depressie is een stoornis die gekenmerkt wordt door een aantal *kernsymptomen* plus een per geval variërend aantal *additionele symptomen*. Kernsymptomen zijn symptomen die de essentie van depressie betreffen en die aanwezig moeten zijn om van een depressie te kunnen spreken. Additioneel worden symptomen genoemd die daarnaast kunnen, maar niet hoeven voor te komen en die als ze wel worden aangetroffen het beeld van de depressie versterken en nuanceren, terwijl afwezigheid ervan de essentie van de depressie niet aantast.

Kernsymptomen zijn een matte droevige stemming, onvermogen om te genieten en plezier te hebben, een verlies aan interesse en een vermindering van motivatie (zie bijvoorbeeld APA, 1994; Reynolds & Johnston, 1994). Om van een depressie te kunnen spreken moeten deze symptomen langere tijd (d.w.z. weken, maanden) achtereen aanwezig zijn, en niet door geruststelling of aanmoediging te verlichten zijn. Een depressieve bui van beperkte duur, die met steun, troost of bemoediging is op te lossen, is geen depressieve stoornis.

Cognitieve symptomen (negatieve zelfevaluaties, sombere toekomstverwachtingen en schuld- of slechtheidsbelevingen), die in veel gevallen deel uitmaken van het symptomencomplex van depressie en dan een belangrijke onderhoudende rol spelen, behoren in essentie niet tot de kernsymptomen. Heel jonge kinderen of verstandelijk gehandicapten, die (nog) niet tot depressieve cognities in staat zijn, kunnen wel depressief zijn, en ook mensen uit Afrikaanse of Aziatische culturen, waar dergelijke cognities weinig of niet worden aangetroffen, kunnen toch aan een depressie lijden.

Hetzelfde geldt voor lichamelijke symptomen, zoals eet- en slaapproblemen, en verminderde interesse in seksualiteit. In veel gevallen van depressie doen deze zich voor en zijn dan heel bepalend, maar ze hoeven niet voor te komen om toch van een depressie te kunnen spreken.

Naast depressieve cognities en lichamelijke symptomen kunnen zich additionele symptomen voordoen, bijvoorbeeld scheidingsangsten, suïcidaliteit, preoccupatie met ziekte en dood, problemen op school of werk, sociale problemen, aspecifieke lichamelijke klachten, gebrekkige weerbaarheid, negativistische uitingen.

Soorten depressie

In de DSM-IV worden onder de noemer Stemmingsstoornissen verschillende soorten van depressie onderscheiden. Van belang zijn met name de volgende: de *depressieve stoornis* (major depressive disorder, MDD), de *dysthyme stoornis* (dysthymic disorder, DD) en de *depressieve stoornis niet anderszins omschreven* (depressive disorder not otherwise specifieds). Onder de noemer Aanpassingsstoornissen worden ook nog de 'aanpassingsstoornis met depressieve stemming' en de 'aanpassingsstoornis met gemengd angstig-depressieve stemming' beschreven. Deze laatste zijn eerder als reactief op te vatten. Voor een gedetailleerde beschrijving wordt verwezen naar de DSM-IV (APA, 1994).

Verschillende symptomen per leeftijd en ontwikkelingsniveau

> Lenneke heeft meestal een droevige oogopslag. Ze voelt zich snel benadeeld en reageert dan boos geprikkeld. Zij praat vlak en monotoon, in korte eenwoordzinnetjes. Ze praat negatief over zichzelf, denkt dat zij niets goed kan en dat zij veel meer ellende heeft meegemaakt dan andere kinderen. Met betrekking tot haar toekomst benadrukt ze vooral negatieve thema's: 'Ik zal toch wel weer ruzie met anderen krijgen, ik krijg mijn school toch niet af'. Ze wordt vaak gepest door andere kinderen, maar wil hun dat niet aanrekenen of kwaad op hen worden, want 'misschien hebben ze er na afloop wel spijt van'. Ze denkt vaak na over de dood, over haar zusje die zes jaar geleden overleden is, en heeft sterke verliesbelevingen wanneer een huisdier sterft of als er berichten in het nieuws zijn over ernstige ongevallen of oorlog. Ze doet niet aan sport, zit op geen enkele club en heeft een grote weerzin om naar school te gaan. Zij wil alleen maar thuis zijn, en verder niks.

Depressiesymptomen zoals ze hiervoor in algemene termen beschreven zijn, worden in die vorm niet op alle leeftijden aangetroffen. Kinderen uiten hun (depressieve) klachten op elke leeftijd in symptomen die met het dan behaalde niveau van ontwikkeling overeenstemmen, en niet in andere waartoe ze dan nog niet in staat zijn. Dit fenomeen wordt aangeduid met de benaming 'differentiële manifestatie'.
Bij depressieve *baby's* worden symptomen aangetroffen als frequent en ontroostbaar huilen, 'failure to thrive', eet- en slaapstoornissen en groeiachterstand.
Bij *peuters en kleuters* blijkt de depressieve stemming vooral uit lichaamshouding en gelaatsexpressie. Vaak zijn ze prikkelbaar gestemd en vertonen ze een *failure to thrive*. Ze hebben geen plezier in spelen en symbolisch spel ontbreekt veelal. Vaak hebben ze schei-

dingsangsten en aspecifieke lichamelijke klachten. Typerend voor deze leeftijd is ook dat er weinig of geen depressieve cognities zijn, tenzij de omgeving deze heel nadrukkelijk geïnduceerd heeft.

In de *basisschoolleeftijd* gaan kinderen hun depressieve stemming voor het eerst ook verwoorden ('ik voel me rot'). Ze genieten niet van spelen, presteren, competent worden en hebben vaak problemen met leren en/of naar school gaan. Depressieve cognities komen nu wel voor, evenals suïcidale gedachten, met tegen het eind van deze fase ook suïcidale plannen en daden. Er is een neiging tot somatiseren. Vaak zijn deze kinderen geremd en niet weerbaar, soms ook juist negativistisch en nors. Er zijn ook dikwijls sociale problemen.

In de *adolescentie* wordt de depressieve stemming gekenmerkt door een intens depressief affect, niet meer kunnen genieten en nergens meer zin in hebben. Het tegenovergestelde, een sterke afweer van depressieve gevoelens, komt echter ook voor. Depressieve cognities hebben met name betrekking op 'puberthema's' zoals uiterlijk, aantrekkelijkheid, relaties, school, beroep en seksualiteit. Vaak worden sterke schuld- en slechtheidsbelevingen aangetroffen en de neiging om zich dienovereenkomstig te gedragen. Er is vanaf de adolescentie een sterke toename van suïcidale gedachtevorming, plannen en daden. Ook is er een grote kans op overmatig alcohol- of drugsgebruik (De Wit, 2000).

ANDERE UITINGSVORMEN VAN DEPRESSIE

Wat voor leeftijd geldt, namelijk dat die van invloed is op de manier waarop depressies zich manifesteren, geldt ook voor andere factoren. Zo kunnen culturele factoren afwijkende vormen van depressief gedrag opleveren. Met name in (Noord-)Afrikaanse en Aziatische culturen is het ongewoon om over depressiegevoelens te spreken en komen depressieve cognities en bewuste, expliciet geuite belevingen van droefheid en gemis weinig voor. Depressie komt daar eerder tot uiting in lichamelijke symptomen en lusteloosheid. Bij verstandelijk gehandicapten treffen we, net als bij jongere kinderen, zelden depressieve cognities (eigenwaardeproblemen, toekomstverwachtingen) aan. Bij hen zal een depressie zich eerder manifesteren in een sterk negatief affect, een vergrote prikkelbaarheid, lusteloosheid en lichamelijke klachten (Dosen, 1984).

Vaak ook zal een depressie bij een kind of adolescent samengaan met andere klachten of stoornissen (comorbiditeit), zoals angststoornissen, gedragsstoornissen, eetstoornissen, middelenmisbruik. Ook daardoor kan het beeld van een kinder- of jeugddepressie er anders uitzien dan hiervoor beschreven is (De Wit, 2000).

Differentiaaldiagnose

> Ouders of leerkrachten zouden bij de klachten van Lenneke in eerste instantie aan iets anders kunnen denken dan aan een depressie, bijvoorbeeld aan intellectuele of leerproblemen, omdat zij niet naar school wil en daar slecht presteert; of aan (stagnerende) rouw, aangezien zij nog steeds verdriet heeft over het overlijden van haar zusje, zes jaar voordien, en veel bezig is met het thema dood en verlies; ook is een contactstoornis niet uitgesloten, aangezien Lenneke veel sociale problemen heeft en daar niet goed mee overweg kan.

Het is belangrijk een depressie diagnostisch te onderscheiden van andere stoornissen. Doordat depressieve kinderen en adolescenten vaak sociaal perifeer functioneren, zich terugtrekken en vaak gepest worden, moet een contactstoornis binnen het autismespectrum uitgesloten worden. Dat geldt ook voor een verstandelijke handicap of zwakzinnigheid die soms tot teruggetrokken gedrag en weerzin tegen school leidt.
Een depressie moet ook onderscheiden worden van angststoornissen, die wel vaak met een depressie samengaan, maar daarvan essentieel verschillen. Bij angst is het niveau van 'arousal' (lichamelijke en psychische opwinding en activiteit) hoger dan bij depressie; bij angst hebben de overheersende gedachten vooral betrekking op bedreiging en niet, zoals bij depressie, op verlies; bij angst is er sprake van een 'preparatiereactie' van het organisme, het individu prepareert zich lichamelijk en mentaal om de dreiging het hoofd te bieden in plaats van passief neer te zitten (zie verder De Wit, 2000). Soms uit depressie zich in agressief of prikkelbaar gedrag. Dan moet een antisociale of oppositioneel-opstandige gedragsstoornis uitgesloten worden. Wanneer een depressie samengaat met somatische klachten, is het noodzakelijk deze te onderscheiden van somatische ziekten en somatoforme stoornissen.
De differentiaaldiagnostiek wordt in het algemeen extra bemoei-

lijkt doordat depressies bij kinderen een hoge kans hebben op comorbiditeit met andere stoornissen, zoals angststoornissen, eetstoornissen, ADHD, antisociale gedragsstoornissen en somatoforme stoornissen (Reynolds & Johnston, 1994; De Wit, 2000).

Prevalentie en verloop

De prevalentie van depressies bij kinderen en adolescenten neemt toe met de leeftijd, terwijl die stijging extra groot is bij vrouwen. In de peuter- en kleuterleeftijd komen depressieve stoornissen voor bij ongeveer 1% van de kinderen (Poznanski & Mokros, 1994). In de jaren daarna stijgt het prevalentiepercentage geleidelijk tot ongeveer 2% aan het eind van de basisschoolleeftijd (Anderson, Williams, McGee & Silva, 1987; Birmaher et al., 1996). Op die leeftijd is de verhouding jongens : meisjes ongeveer gelijk: 1 : 1. In de adolescentie neemt de prevalentie fors toe. Hoewel de gegevens bij verschillende auteurs variëren, wordt gerekend met percentages tussen 3% en 8% (Birmaher et al., 1996; Heuves, 1991). Deze stijging doet zich bij beide seksen voor, maar meer bij meisjes en jonge vrouwen dan bij jongens en mannen. De verhouding jongens : meisjes verandert in de adolescentie naar 1 : 2, een verschuiving die aan het eind van de basisschoolleeftijd al begint (De Wit & Kroesbergen, 1992).

De duur van een depressieve stoornis (*major depressive disorder*) bedraagt bij kinderen en adolescenten gemiddeld negen maanden, die van een dysthyme stoornis vier jaar. Depressies hebben een groot risico op herhaling: binnen twee jaar na de eerste depressieve episode heeft 40% een nieuwe episode gehad, en binnen vijf jaar loopt dat percentage op tot 70%. Depressies van kinderen en adolescenten hebben het risico later uit te lopen in een bipolaire stoornis of andere vormen van psychiatrische problematiek.

Psychosociale aspecten

Lenneke gaat vaak niet naar school, school staat haar tegen, en als ze wel gaat is haar inzet gewoonlijk minimaal. Het gevolg is dat zij een leerachterstand oploopt. Doordat ze zich van anderen terugtrekt en niet sociaal vaardig is, doordat haar depressieve houding niet tot contact uitnodigt en doordat ze vaak gepest wordt, loopt ze ook een sociale achterstand op. Ze is daardoor, en door haar matte stemming en lusteloosheid, en door haar verliesgevoeligheid, niet 'gereed' om het proces van separatie en individuatie, dat de adolescentie kenmerkt, aan te gaan.

Depressie en een aantal ermee samenhangende aspecten hebben ernstige nadelige consequenties voor de afhandeling van allerlei psychosociale ontwikkelingstaken. In de baby- en peutertijd ontstaan belemmeringen bij het ontwikkelen van een veilige hechtingsrelatie, goed exploratiegedrag, en het vermogen om gevoelens en toestanden van opwinding effectief te reguleren. In de peuter- en kleutertijd worden het proces van socialisatie en de taak van separatie en individuatie nadelig beïnvloed. In de kleuter- en basisschoolleeftijd worden door een depressie het zich eigen maken van een leerhouding en prestatiemotivatie en het ontwikkelen van een gevoel van competentie belemmerd. In de adolescentie ten slotte ondervindt de taak van separatie en individuatie opnieuw hinder, naast die van oriëntatie naar leeftijdgenoten, het voltooien van een opleiding en beginnen met een baan, en zo uiteindelijk ook het ontwikkelen en accepteren van een eigen identiteit en bestemming (De Wit, 2000).

Voor het dagelijkse leven van een kind of adolescent betekent een depressie dat hij of zij daaronder lijdt. Het ontbreken van een blij en levenslustig gevoel en van een gewone ontwikkelingsaandrang, de overheersende aanwezigheid van negatieve gedachten over zichzelf, de toekomst en de leefomgeving, het veel voorkomende sociale isolement en de ervaringen van afwijzing, maken het leven voor een depressief kind 'onkinderlijk' zwaar. Wanneer het depressieve kind het gevoel heeft benadeeld te zijn en de neiging krijgt dit gevoel uit te leven in dwars en negativistisch gedrag om nog iets van een plek of erkenning voor zichzelf te bevechten, zal het zijn positie tussen anderen alleen maar verder verslechteren en nog meer afwijzing uitlokken. Ook waar kinderen en vooral adolescenten het depressief affect afweren en met ander gedrag overdekken, blijft de gevoelsondertoon toch vaak depressief en treden vaak andere klachten op. Intrapersoonlijk zijn de problemen bij een depressie dus heel ernstig, en des te meer wanneer een depressief kind ook nog moet zien af te rekenen met allerlei pijnlijke levenservaringen die tot het ontstaan van de depressie hebben bijgedragen.

Voor ouders geldt dat gevoelens van schuld en schaamte, soms ongeloof en onbegrip afgewisseld worden met gevoelens van verdriet en pijn. Vaak ervaren ouders en leerkrachten iets van machteloosheid en daarbij soms irritatie, als ze merken dat hun inzet, aanmoediging en troost 'afketst' op de lusteloosheid en passiviteit of dwarsheid van het depressieve kind en niet het verlichtende effect heeft dat zij ermee beogen. Die irritatie kan door het kind op zijn beurt als afwijzing beleefd worden, hetgeen weer kan bijdragen tot een verdere verheviging van de depressie.

Achtergronden en mogelijke oorzaken

> Toen Lenneke vijf jaar was, overleed haar oudste zus, die toen negen jaar was. Hoewel zij nauwelijks concrete herinneringen aan haar zusje heeft, denkt ze nog bijna dagelijks aan haar met een gevoel van gemis en verdriet. Het lijkt alsof ze hiermee haar zus in gedachten 'aanwezig' houdt. Ook geeft ze haar moeder de gelegenheid nog dagelijks, telkens wanneer zij Lenneke moet troosten, met de overleden dochter bezig te zijn. Bovendien houdt ze haar ouders, die veel onderlinge conflicten hebben, hiermee bijeen.
> Dat Lenneke niet naar school wil, komt vermoedelijk vooral omdat zij bij moeder wil zijn en niet nog meer verlies wil lijden. Voor moeder geldt omgekeerd hetzelfde. Lenneke heeft mede daardoor beperkte sociale contacten. Ze kan plagerijen van andere kinderen niet aan en voelt zich daarin afgewezen. Ze krijgt hierdoor te weinig sociale bevestiging en haar depressieve gevoel wordt alleen maar versterkt.
> Moeder maakt zelf een chronisch depressieve indruk. Afgezien van de psychosociale effecten van moeders houding op Lennekes ontwikkeling, lijkt een genetische component in Lennekes depressie niet uit te sluiten.

Determinanten

In de literatuur worden meerdere potentiële determinanten beschreven, zowel op het niveau van het kind of de adolescent zelf als van de omgeving en de levensloop. Determinanten zijn er niet alleen in de vorm van risicofactoren, maar ook van beschermende (protectieve) factoren, en de verhouding tussen beide categorieën, de zogenoemde risico-protectieratio (De Wit, 2000).

HET KIND OF DE ADOLESCENT ZELF

De belangrijkste factor op het niveau van het kind wordt gevormd door de ontvankelijkheid en beïnvloedbaarheid die kind-zijn kenmerken. Negatieve levenservaringen *(life events)* hebben hierdoor meer kans op een depressogene uitwerking. Genetische factoren kunnen daarnaast een heel belangrijke rol spelen, niet doordat ze rechtstreeks kunnen leiden tot het ontstaan van een depressie, maar doordat ze een kwetsbaarheid ervoor opleveren (Eley et al., 1998). Andere determinanten op het kindniveau zijn negatieve zelfrepresentaties, een negatieve denk- en zingevingsstijl, en aangeboren of verworven handicaps en aandoeningen.

DE OMGEVING

Depressie bij een ouder is een van de belangrijkste depressiedeterminanten in de omgeving. Naast genetische factoren spelen omgangsinvloeden en modelgedrag hier een rol. Een psychiatrische stoornis of langdurige lichamelijke ziekte of handicap bij (een) ouder(s) of een broertje of zusje, levert ook een ernstig depressierisico op. Andere omgevingsdeterminanten zijn opvoedingsstijlen waarin affectiviteit, acceptatie en positieve bekrachtiging ontbreken, communicatie geblokkeerd is, en onderschikking van de belangen van het kind of de adolescent aan die van een ouder of een andere persoon optreedt. Dat laatste gebeurt bijvoorbeeld in extreme mate in gevallen van seksueel misbruik en mishandeling. Pesten door leeftijdgenoten is een omgevingsdeterminant met een uitzonderlijk sterke depressogene uitwerking. Tot slot blijkt dat ook culturele en religieuze conflicten tot het ontstaan van een depressie kunnen bijdragen.

ERVARINGEN IN DE LEVENSLOOP

Van de meeste negatieve ervaringen in de levensloop (dood, scheiding, verlies, trauma, enzovoort) geldt dat die op zichzelf zelden of nooit de oorzaak zijn van het ontstaan van een depressie. Ze kunnen er wel toe bijdragen, doordat ze een kwetsbaarheid kunnen opleveren die door andere factoren verder versterkt kan worden, of doordat ze bij kinderen en adolescenten bij wie zo'n kwetsbaarheid al bestaat als een 'trigger' kunnen optreden (De Wit, 2000).

Ontstaansprocessen

De meeste determinanten zullen uit zichzelf niet tot het ontstaan van een depressie leiden. Depressies ontstaan wanneer determinanten op meerdere terreinen met elkaar samengaan en elkaars depressogene invloed versterken. Naast genetische factoren zijn vooral psychosociale processen van belang. Bijna altijd zal het psychosociale proces, en daarmee op belevingsniveau de *kern van het ontstaansproces*, gevormd worden door de ervaring van het kind of de adolescent dat de eigen identiteit afgewezen of verworpen wordt, ondergeschikt gemaakt wordt aan andere of andermans belangen, of als ontoereikend of 'tweederangs' afgeschilderd wordt. Dit gebeurt bijvoorbeeld wanneer na een sterfgeval geen ruimte gegeven wordt voor de eigen rouwreacties van het kind, of wanneer in de separatie-individuatiefase het individuatiegedrag van het kind of de adolescent tegengewerkt of niet verdragen wordt, of wanneer een depressie of ziekte van een ouder of gezinslid vraagt om aanpassing van expansiegedrag en om remming van agressie (De Wit, 2000).

Wanneer dit op heel jonge leeftijd gebeurt is het depressierisico heel groot, omdat psychosociale en genetische factoren dan de ontwikkeling en werking van het centrale zenuwstelsel, van de latere cognitieve en de socialerelatiestijl beïnvloeden op een manier die het ontstaan van een organische en affectief-cognitieve kwetsbaarheid voor depressie vergroot (Cicchetti & Toth, 1998; De Wit, 2000). Overigens gebeurt dat ook bij later ontstane depressies, maar dan is de psychosociale basis van kind of adolescent veelal gunstiger.

De depressogene uitwerking is ook groter wanneer bij aanwezigheid van risicofactoren een protectief tegenwicht ontbreekt, bijvoorbeeld in de vorm van een veerkrachtige persoonlijkheid, weerbaarheid tegen agressie en tegenslagen, goede communicatiemogelijkheden, een goede ouderschapsstijl en een goed sociaal steunnetwerk.

Diagnose

In het psychologisch onderzoek komt Lenneke over als een sensitief kind. Ze gedraagt zich lief en aangepast en reageert afhoudend op vragen over probleembelevingen. Op de Depressie Vragenlijst voor Kinderen, DVK, en op de inadequatieschaal van de NPVJ (Nederlandse Persoonlijkheids Vragenlijst – Junioren) behaalt zij scores die onder de kritieke grens liggen: waar direct naar probleembelevingen gevraagd wordt, reageert zij ontkennend. Echter, haar habitus, haar vlakke spraak, haar neiging om tegenslagen vooral aan zichzelf te wijten, haar lusteloosheid, haar weerzin tegen school en tegen van huis weggaan, doen onmiskenbaar aan depressie denken. Haar projectieverhalen gaan over tegenslagen en mislukkingen, ziekte en dood en de angst dat je dood kunt gaan van verdriet. Ze is vaak bang dat haar ouders of broer een ongeval krijgen. Wanneer de onderzoeker doorvraagt, reageert ze uiteindelijk niet meer afhoudend en komt een groot verdriet naar boven, over de dood van haar zusje, het mislukken van sociale contacten en het gepest worden. Van pesterijen trekt ze de schuld vaak naar zichzelf toe, terwijl ze de pesters verontschuldigt.

Diagnostiek van depressies bij kinderen en adolescenten is niet alleen een kwestie van onderzoeksinstrumenten en -procedures, maar ook van onderzoekscondities. Beide worden hierna kort toegelicht.

Onderzoekscondities

De beschrijving van determinanten en oorzakelijke processen maakt duidelijk dat depressies van kinderen en adolescenten in de meeste gevallen, direct of indirect, raken aan de belangen van ouders, gezinsleden, leeftijdgenoten en/of leerkrachten. Diagnostisch onderzoek kan daarom alleen maar goed en verantwoord uitgevoerd worden wanneer vooraf aandacht gegeven is aan die systemische belangen. Het is vooral nodig dat de ouders of andere 'belanghebbenden' instemming met en ruimte voor dat onderzoek tonen (Tilmans-Ostyn, 1990): instemming dat het kind of de adolescent de vrijheid heeft om te 'individueren' en te groeien, om zich in onderzoek en therapie vrij te uiten over alles waar het mee zit; en om sociale en probleemoplossende vaardigheden aan te leren die gunstig zijn voor de ontwikkeling, om zo ook tegenwicht te kunnen bieden aan een eventuele tot depressie predisponerende genetische aanleg. Op die manier voorkomt men dat het kind/de adolescent in een conflict van tegengestelde belangen terechtkomt (zie verder De Wit, 2000).

Dit proces van systeemgeoriënteerd voorwerk kan extra problemen opleveren wanneer de ouders gescheiden zijn, of wanneer een (of beide) ouder(s) overleden is (zijn), of als religieuze of culturele belangen tegen deelname aan een onderzoek pleiten, of wanneer de noodzaak van onderzoek en behandeling geconstateerd wordt door een 'betrokken derde', bijvoorbeeld een leerkracht of jeugdarts, terwijl de ouders deze constatering niet onderschrijven of misschien niet aan de implicaties ervan durven of kunnen meewerken. In al dergelijke gevallen moet naar aangepaste strategieën gezocht worden.

Instrumenten en procedures

Omdat in het ontstaan van een depressie meerdere factoren kunnen meespelen en het beeld van de depressie per individu varieert, is een zorgvuldig diagnostisch onderzoek nodig, waarin meerdere informatiebronnen gebruikt worden.

De zelfrapportage van *het kind of de adolescent* is onmisbaar om een goede indruk te krijgen van stemming, suïcidaliteit, cognities, lusteloosheid, agressiehuishouding en weerbaarheid, afweermechanismen, copingvaardigheden en andere symptomen van depressie. Zelfrapportagevragenlijsten als DVK, KDVK, KDS, CDI, BDI (zie voor een verklaring aan het eind van dit hoofdstuk) kunnen hierbij helpen, zeker wanneer ze aangevuld worden met gegevens uit andere (zowel projectieve als functionele) tests en interviews.

Een andere methode is het klinisch interview, uitgevoerd in een meer of minder gestandaardiseerde vorm zowel met kind/adolescent als ouders (bijvoorbeeld K-SADS, ADIKA). Hierbij kunnen de verkregen gegevens aangevuld worden met informatie uit andere bronnen (zoals schoolgegevens, dossieranalyse, anamnestisch onderzoek, enzovoort). Psychologisch en psychiatrisch onderzoek is aangewezen.

Daarnaast is een diagnostisch interview met *ouders en andere gezinsleden* van belang, met als onderwerpen de gesteldheid van het kind/adolescent, zijn ontwikkelingsgeschiedenis, eventuele eerdere depressieve episodes en traumatische voorvallen, de behandelingshistorie tot nu toe, de biografie van de ouders zelf, de manier van omgaan en communiceren in het gezin, enzovoort.

In aanvulling hierop kunnen *schoolinlichtingen en -observaties* extra informatie opleveren, die nodig kan zijn om de klachten van het kind of de adolescent te begrijpen.

Behandeling

Omdat de depressie van Lenneke verband houdt met moeders depressie, met verlieservaringen en rouwverwerking in het gezin en de behoefte om bij elkaar te blijven, lijkt het niet aangewezen meteen met Lenneke zelf een therapie te beginnen. Begonnen wordt met het gezin, om ruimte te creëren voor verwerking van het verlies, om los van elkaar te mogen en willen komen, om de relatie tussen de ouders te bewerken zodat de kinderen en hun verdriet niet meer nodig zijn om de ouders bij elkaar te houden. Pas wanneer dat na maanden oudertherapie is gelukt, wordt met de therapie van Lenneke begonnen. Belangrijke onderwerpen zijn het verwerken van haar verlieservaringen, het uiten van verdriet en woede, het versterken van haar individuatiedrang en het overwinnen van haar angst voor tegenslag en breuk wanneer zij op zichzelf zou gaan staan.

Behandelcondities

Wat voor diagnostiek van belang is, geldt ook voor behandeling: de therapie van het kind of de adolescent kan alleen maar verantwoord en effectief begonnen worden wanneer ouders en gezin daarmee instemmen en daaraan willen meewerken. Anders is de kans op weerstandsreacties en daarmee op het niet slagen van de therapie erg groot. Misschien geldt dit minder voor therapieën die zich beperken tot 'deelaspecten' uit de problematiek, zoals faalangst- of socialevaardigheidstrainingen, maar hiermee zal dan niet de gehele depressieproblematiek behandeld kunnen worden. Ook hier geldt dat naar aangepaste strategieën gezocht moet worden in gevallen waar ouders of gezinsleden afwezig zijn, zoals na een sterfgeval of echtscheiding.

Therapievormen

In de therapie moeten zowel het kind of de adolescent als zijn ouders en gezinsleden, en soms de school betrokken worden (De Wit, Braet & Snaterse, 2000).

KIND OF ADOLESCENT

Voor het kind of de adolescent zijn de volgende therapeutische interventies aangewezen.
- Algemene gezondheidsmaatregelen, zoals herstel van een gezonde leefstijl (goed eten, lichamelijke verzorging, voldoende slapen), een normaal dagritme, normale activiteit, lichaamsbeweging, sport.
- Psycho-educatie, zodat de jongere weet wat een depressie precies inhoudt en welke vormen van therapie nodig zijn. Dit om de kans op meewerken aan de therapie zo groot en die op terugval zo klein mogelijk te maken.
- Individuele inzichtgevende en verwerkende en/of cognitief-gedragstherapeutische of interpersoonlijke psychotherapie.
- Groepspsychotherapie voor jongeren bij wie de therapiedoelstellingen beter in een confrontatie met groepsgenoten te bewerken zijn dan in een individueel contact.
- Medicatie ter verlichting van de stemming en ondersteuning van andere therapieën. Zeker waar het gaat om ernstige recidiverende

depressies, bipolaire stoornissen en psychotische depressies is het gebruik van medicatie aangewezen.

OUDERS EN GEZINSLEDEN

Voor de ouders en gezinsleden gaat het om de volgende therapieën en strategieën.
- Psycho-educatie, zodat ook zij over alle aspecten van depressie (symptomen, oorzaken, verloop en behandeling) geïnformeerd zijn. Dit is vooral van belang omdat ouders het behandelbeleid alleen kunnen ondersteunen en er zelf ook een therapeutisch aandeel in kunnen leveren wanneer zij goed geïnformeerd zijn.
- Psychotherapie voor een van de ouders of gezinsleden en/of partnerrelatietherapie waar dit nodig is om individuele of relatieproblemen te bewerken die, direct of indirect, een rol spelen in de depressie van het kind of de adolescent.

Waar de depressie van een kind of adolescent samenhangt met ervaringen op school of in de groep van leeftijdgenoten, is het belangrijk therapeutische interventies ook op hen te richten.

Voortzetting van de behandeling

Omdat depressie een stoornis is met een hoog terugvalrisico, is het van belang de behandeling niet te vroeg te beëindigen. Vaak zullen het kind en zeker de adolescent alsook zijn ouders bij een eerste verlichting van symptomen daartoe wel geneigd zijn, maar het is beter de behandeling, eventueel in een aangepaste vorm, nog enige tijd (d.w.z. minimaal zes maanden) voort te zetten en langere tijd de vinger aan de pols te houden. Dit geldt zowel voor medicamenteuze als voor psychologische behandelingen.

Protocollering

Protocollering van behandeling is zinvol, niet om de therapie te beperken tot een protocollair draaiboek waarin per sessie geregeld wordt wat er gedaan moet worden, maar om handelingsrichtlijnen ter beschikking te hebben die het gehele proces van aanmelding tot afsluiting van de therapie stapsgewijze beschrijven, om diagnostiek en behandeling zo zorgvuldig mogelijk uit te voeren, risico's te voorkomen en afstemming te optimaliseren (De Wit & De Wit-Grouls, 2000).

Prognose

De prognose is afhankelijk van de ernst van de depressie, de oorzakelijke factoren, en de 'bereikbaarheid' van kind/adolescent en met name ouders en gezin voor therapie. Als het kind of de adolescent al vaker een depressieve episode gehad heeft, als er sprake is van familiale belasting, als de depressie al op heel jonge leeftijd begonnen is en het verloop misschien een chronisch karakter gekregen heeft, als ouders/gezin behandeling tegenwerken, is de herstelkans veel ongunstiger dan in andere gevallen. Als ouders echter te bereiken zijn voor hulp, en groeiruimte voor hun kind kunnen toelaten, en als de therapie lang genoeg duurt en niet alleen gericht is op het veranderen van cognities en vaardigheden, maar ook op verwerking van eerdere pijn en op verandering van aspecten in het persoonlijk functioneren, dan is de prognose gunstiger. Een behandeling die meerdere invalshoeken en strategieën integreert heeft over het algemeen de grootste kans op succes.

Preventie

Rechtsreeks voorkomen dat een kind of adolescent depressief wordt, is voor hulpverleners vaak niet mogelijk. Preventie heeft daarom meestal een secundair karakter.
Een preventiemogelijkheid is om jongeren die een lichte vorm van depressieve belevingen en gedragsvormen vertonen, door middel van een 'depressiecursus' vaardigheden aan te leren waarmee zij beter gewapend zijn tegen ervaringen die hun depressieve neigingen zouden kunnen versterken (Cuijpers & Stikkelbroek, 1997; Ruiter, 1997). Ook kunnen faalangsttrainingen en pestprojecten het ontstaan van verdere klachten helpen voorkomen.
Een andere mogelijkheid is dat leerkrachten, huisartsen of jeugdartsen kinderen of adolescenten die in risicosituaties verkeren extra in het oog houden: jongeren die te maken krijgen met een sterfgeval, een suïcide-ervaring, een ernstig traumatisch incident, depressie of een andere vorm van psychopathologie van een ouder. Zo ook

zouden hulpverleners die met volwassenen werken, standaard naar de gezondheid van hun kinderen moeten vragen en ook voor hen hulp aanbieden in de vorm van onderzoek en/of behandeling door een kinder- en jeugdpsychiater, psycholoog of pedagoog.
Een effectieve therapie voor de depressieve jongere en de ouders/gezinsleden, alsmede de continuering ervan tot zes maanden na beëindiging van de depressieve episode, kunnen terugval voorkomen.

Samenvatting en conclusie

Depressie is een ernstige stoornis, die al op heel jonge leeftijd kan ontstaan, en die grote gezondheids- en ontwikkelingsrisico's met zich meebrengt. Symptomen kunnen variëren met leeftijd en culturele achtergrond. Het samengaan van de depressie met andere stoornissen kan de herkenning ervan bemoeilijken. Als mogelijke oorzaken spelen, naast eventuele genetische factoren, met name depressogene psychosociale processen een rol. Vanwege de risico's die een depressie met zich meebrengt, is actieve vroegtijdige onderkenning aangewezen. Diagnostische en therapeutische interventies moeten door het gehele gezin gedragen worden en geïntegreerd worden aangeboden, aan zowel het kind of de adolescent als aan de ouders en de rest van het gezin.

Literatuur

Aangehaalde literatuur

Anderson, J.C., Williams, S., McGee, R. & Silva, P. (1987). DSM-III disorders in preadolescent children: prevalence in a large sample from the general population. *Archives of General Psychiatry, 44,* 69-76.

American Psychiatric Association (1994). *Diagnostic and statistical manual of mental disorders (DSM-IV)* (4^e ed.). Washington: American Psychiatric Press.

Birmaher, B., Ryan, D., Williamson, D., Brent, D., Kaufman, J., Dahl, R., Perel, J. & Nelson, B. (1996). Childhood and adolescent depression: A review of the past 10 years. Part I. *Journal of the American Academy of Child and Adolescent Psychiatry, 35,* 1427-1439.

Cicchetti, D. & Toth, S.L. (1998). The development of depression in children and adolescents. *American Psychologist, 53,* 221-241.

Cuijpers, P. & Stikkelbroek, Y.A.J. (1997). De cursus 'omgaan met depressie'. *Kind en Adolescent, 18*, 126-134.

Dosen, A. (1984). Depressive conditions in mentally handicapped children. *Acta Paedopsychiatrica, 50*, 29-40.

Eley, T., Deater-Deckard, K., Fombonne, E., Fulker, D.W. & Plomin, R. (1998). An adoption study of depressive symptoms in middle childhood. *Journal of Child Psychology and Psychiatry, 39*, 337-345.

Heuves, W. (1991). *Depression in young male adolescents. Theoretical and clinical aspects*. Academisch proefschrift. Rijksuniversiteit Leiden.

Poznanski, E.O. & Mokros, H.B. (1994). Phenomenology and epidemiology of mood disorders in children and adolescents. In W.M. Reynolds & H.F. Johnston (eds.), *Handbook of depression in children and adolescents*, (pp. 19-39). New York: Plenum Press.

Reynolds, W.M. & Johnston, H.F. (eds.) (1994). *Handbook of depression in children and adolescents*. New York: Plenum Press.

Ruiter, M. (1997). *Preventie van depressie bij jongeren. Probleemanalyse, ontwikkeling en evaluatie van de cursus 'Stemmingmakerij'*. Academisch proefschrift. Katholieke Universiteit Nijmegen.

Tilmans-Ostiyn, E. (1990). Het creëren van therapeutische ruimte bij de analyse van de hulpvraag. *Kinder- en Jeugdpsychotherapie, 16*, 203-221.

Wit, C.A.M. de (2000). *Depressies bij kinderen en adolescenten. Theorie en onderzoek, diagnostiek en behandeling*. Houten: Bohn Stafleu van Loghum.

Wit, C.A.M. de, Braet, C. & Snaterse, T. (2000). *Behandeling van depressie bij kinderen en adolescenten*. Lisse: Swets & Zeitlinger.

Wit, C.A.M. de & Kroesbergen, H.T. (1992). Depressieve klachten bij kinderen: vroegtijdige onderkenning en hulpverlening. *Tijdschrift voor Sociale Gezondheidszorg, Gezondheid en Samenleving, 70*, 477-483.

Wit, C.A.M. de & Wit-Grouls, H.F. de (2000). Richtlijnen voor de behandeling van depressies bij kinderen en adolescenten. In P.J.M. Prins & N. Pameijer (red.), *Protocollen en richtlijnen in de jeugdzorg*. Lisse: Swets & Zeitlinger.

Aanbevolen literatuur voor de werker in de eerste lijn

Cytryn, L. & McKnew, D. (1998). *Growing up sad. Childhood depression and its treatment*. New York/Londen: W.W. Norton.

De Fever, F. (2000). Pedagogische behandeling van depressie. In C.A.M. de Wit, C. Braet & T. Snaterse (red.), *Behandeling van depressie bij kinderen en adolescenten*. Lisse: Swets & Zeitlinger.

De Fever, F. & Coppens, M. (1997). *Kinderen met een depressie. Een orthopedagogische aanpak*. Leuven: Acco.

Wit, C.A.M. de (2000). *Depressies bij kinderen en adolescenten. Theorie en onderzoek, diagnostiek en behandeling*. Houten: Bohn Stafleu van Loghum.

Wit, C.A.M. de, Braet, C. & Snaterse, T. (2000). *Behandeling van depressie bij kinderen en adolescenten*. Lisse: Swets & Zeitlinger.

Aanbevolen literatuur voor ouders

De Fever, F. (1999). *Mijn kind is depressief*. Leuven: Garant.
Tellegen, T. (1999). *De genezing van de krekel*. Amsterdam/Antwerpen: Querido.

Aanbevolen literatuur voor kinderen en adolescenten

Köhler, W. (1999), Kinderen die blijven someren. Uit: *De Medicijnman. Wat je wilt weten over je lijf*. Amsterdam: Leopold.

Overzicht van diagnostische instrumenten

ADIKA, Amsterdams Diagnostisch Interview voor Kinderen en Adolescenten (Kortenberg-Van der Sluis, De Levita, Van Manen & Defares, 1993. Lisse: Swets & Zeitlinger).
BDI, Beck Depression Inventory (Beck, Ward, Mendelson, Mock & Erlbaugh, 1968; Nederlandse vertaling en bewerking door Bouman, Luteijn, Albersnagel & Van de Ploeg, 1985).
CDI, Children's Depression Inventory (Kovacs, 1992; Nederlandse vertaling en bewerking: drs. B. Timbremont en prof. dr. C. Braet, Universiteit Gent, en Swets & Zeitlinger).
DVK, Depressie Vragenlijst voor Kinderen (De Wit, 1987. Lisse: Swets & Zeitlinger).
KDS, Kinder Depressie Schaal (Luteijn, 1981. Lisse: Swets & Zeitlinger).
KDVK, Korte Depressie Vragenlijst voor Kinderen (De Wit, 1987. Lisse: Swets & Zeitlinger).
K-SADS, Schedule for Affective Disorders and Schizophrenia for School-age Children (Endicott & Spitzer, 1978; Nederlandse vertaling: Duyx, 1990).

Adressen

Nederland

Het Depressie Centrum van het Fonds Psychische Gezondheid, Stationsplein 125, 3818 LE Amersfoort, tel. 033-421 84 10; www.psychischegezondheid.nl.
Zie voor meer adressen m.b.t. jeugdzorg, *Sociale kaart Jeugdzorg*, Houten: Bohn Stafleu van Loghum.

Internet

www.zwaarweer.nl
www.gripopjedip.nl

7 Angst

E. de Haan

Inleiding

Gerrit is veertien jaar. Hij blijft vaak thuis van school, niet omdat hij niet naar school wil, maar omdat hij, als hij er eenmaal is, ziek en bang wordt. Wanneer hij het weer eens een keer probeert, houdt hij het meestal slechts een paar uur vol. Dan voelt hij zich zo beroerd dat hij weer naar huis vlucht. Zijn belangrijkste klachten zijn angst en zich ziek voelen: misselijk, hoofdpijn, en een algeheel gevoel van malaise. Eenmaal thuis knapt Gerrit altijd weer aanzienlijk op. Zijn ouders hebben alles geprobeerd om hem naar school te krijgen: met hem praten en hem vertellen dat er geen reden is om bang te zijn, erachter zien te komen waarom hij nu zo bang is, hem dwingen naar school te gaan, hem thuis negeren. Niets hielp. Gerrit bleef bang en ging meestal niet naar school.

Er zijn meer kinderen zoals Gerrit. Sommigen hebben net als hij een schoolfobie. Er zijn ook kinderen met een extreme angst voor spinnen of voor honden of andere beesten. Sommige kinderen zijn bang in sociale situaties. Zij durven niet naar feestjes, maar ook durven zij geen boodschap te doen of zelfs maar met anderen dan familieleden praten. Ze hebben allen een vorm van een angststoornis. Ze zijn niet alleen erg bang, maar doen ook voortdurend moeite om die angst te ontlopen – ze vermijden. Gerrit gaat niet naar school, zodat de angst niet optreedt. Andere kinderen gaan niet naar feestjes, doen nooit een boodschap, nemen nooit de telefoon op, en gaan niet alleen naar buiten. Zij richten hun leven zo in dat de angst zo min mogelijk kans krijgt. Dat de prijs daarvoor hoog is, is duidelijk. De kinderen leiden vaak een geïsoleerd bestaan, terwijl ze dat eigenlijk niet willen. Vaak weten ze ook dat hun angsten overdreven zijn, maar die wetenschap helpt hen niet.

Angsten en fobieën

De meeste kinderen zijn wel eens ergens bang voor. Er zullen maar weinig ouders zijn die zich daar zorgen over maken. Angst is een normaal verschijnsel. Het hoort bij de ontwikkeling van kinderen. Angst kan ook nuttig zijn. Het beschermt tegen te gevaarlijke activiteiten.

Wat is angst?

Angst uit zich op verschillende manieren. Iemand die angstig is, heeft meestal *lichamelijke verschijnselen*: trillen, beven, zweten, hartkloppingen, snel ademen. Ook de *gedachten* (cognities) van een angstig persoon zijn meestal heel specifiek. Zij hebben bijna altijd te maken met akelige, vervelende gebeurtenissen die (kunnen) optreden. Iemand die bijvoorbeeld bang is voor spinnen, heeft ook allerlei rampzalige gedachten over die spinnen. Hij ziet veel meer harige poten dan spinnen in werkelijkheid hebben en denkt dat de spin hem zal bijten of zich niet meer zal laten verjagen. Kinderen die bang zijn als hun ouders weggaan (zij hebben een zogenoemde separatieangststoornis) denken dat de ouders nooit meer terug zullen komen, dat ze bijvoorbeeld een ongeluk krijgen. Dat deze angstige gedachten de angst alleen nog maar erger maken, is begrijpelijk.

Angst uit zich ook vaak in *gedrag*. Kinderen zullen vaak hulp en bescherming zoeken of zij zorgen ervoor dat de angstige situatie niet optreedt. Een kind met een separatieangststoornis zal op alle mogelijke manieren – meestal door huilen en scènes maken – proberen de ouders bij zich te houden. Een kind dat bang is in sociale situaties zal een uitnodiging voor een feestje afslaan of ziek zijn op de dag van het feestje. Dit alles valt onder de term *vermijdingsgedrag*. Een heftige angst, waarbij het voorwerp van de angst zo veel mogelijk vermeden wordt, wordt ook wel een fobie genoemd.

Normale angsten gedurende de ontwikkeling

Baby's en jonge kinderen zijn vaak bang voor harde geluiden, vreemde mensen en vreemde voorwerpen, en het weggaan van hun ouders. Wanneer kinderen iets ouder zijn kunnen ze bang zijn voor alleen zijn, voor het donker en voor honden, spinnen en slangen. Nog oudere kinderen kunnen bang zijn voor geesten, monsters, spoken en voor enge dingen die ze lezen of zien op de televisie. Bij kinderen tussen de zeven en tien jaar kunnen angsten voor school, maar ook voor ziekten en dood een rol gaan spelen. Angsten voor sociale situaties en schoolprestaties gaan meestal rond de puberteit een rol spelen. Deze angsten gaan in de meeste gevallen vanzelf over. Over het algemeen hebben meisjes meer angsten dan jongens (Gullone, 2000).

Vormen van angst die duiden op een stoornis

Er zijn kinderen bij wie angsten niet zomaar overgaan. Positieve ervaringen waarvan ze zouden moeten leren dat er niet zoveel reden is voor de angst, hebben op hen geen invloed. Vaak zullen ze die ervaringen ook niet hebben, omdat ze het voorwerp van hun angst, of de situatie waarin de angst optreedt zo veel mogelijk vermijden. Hun leven wordt er door getekend, ze zijn de hele dag bezig met ervoor te zorgen dat de angst geen of zo min mogelijk kans zal krijgen. Zij hebben een angststoornis. In het diagnostisch handboek de DSM-IV (APA, 1994) worden verschillende vormen van een angststoornis beschreven.

DE SEPARATIEANGSTSTOORNIS

De separatieangststoornis is de heftige angst om gescheiden te worden van huis en van personen aan wie het kind gehecht is, meestal de ouders.

> Joris, een zesjarige jongen, durft niet bij zijn ouders weg. Hij is bang dat hen in de tijd dat ze weg zijn, iets kan overkomen, waardoor hij ze nooit meer zou zien. Dit is een gedachte die hij niet kan verdragen. Joris gaat niet naar school, hoewel zijn ouders daartoe vele pogingen hebben ondernomen. Hij zorgt er meestal voor bij zijn ouders in de kamer te zijn. Een enkele keer gaat zijn moeder zonder hem een boodschap doen. Zij moet hem dan beloven haar mobiele telefoon bij zich te hebben. Voor de zekerheid belt Joris haar dan af en toe.

DE PANIEKSTOORNIS EN AGORAFOBIE

Iemand met een paniekstoornis heeft onverwachte paniekaanvallen. Bij zo'n aanval kan zich een aantal lichamelijke verschijnselen voordoen: hartkloppingen, trillen, zweten, het gevoel adem tekort te komen, pijn op de borst, misselijkheid, buikpijn, duizeligheid, het gevoel flauw te gaan vallen, het koud of juist erg warm hebben en tintelingen. De betrokkene is meestal erg angstig: bang om dood te gaan, een hartaanval te krijgen of bang om gek te worden of de controle te verliezen.

De meeste mensen met een paniekstoornis zijn voortdurend bang om weer een paniekaanval te krijgen. Zij vermijden daarom vaak de situaties waarin ooit een paniekaanval is opgetreden, of waarin een paniekaanval beschamend en vervelend zou zijn. In een dergelijk geval spreken we van een paniekstoornis met agorafobie. Een agorafobie kan overigens ook voorkomen zonder paniekstoornis.

DE SOCIALE FOBIE

Een kind met een sociale fobie is bang in situaties waarin anderen hem kunnen beoordelen. Dit kan zijn op feestjes, in de pauze op school, maar ook bij een beurt voor de klas. Ook in andere omstandigheden, zoals iets vragen aan een onbekende, of een boodschap doen kan de angst spelen. Veel kinderen vermijden dit soort situaties zo veel mogelijk.

> Sinds Marieke op de middelbare school zit gaat het niet goed met haar. Ze voelt zich daar altijd ongelukkig, en gaat liever niet. Ze heeft geen vriendinnen en weet daarom niet wat ze in de pauze moet doen. Bovendien is ze altijd bang om een beurt te krijgen in de klas. Ze is ervan overtuigd dat iedereen haar stom vindt, dat ze om haar zullen lachen en dat zij niet uit haar woorden zal kunnen komen. Hoewel ze graag bij een groepje meisjes uit de klas zou willen horen, durft ze er niet naartoe te gaan omdat ze niet weet wat ze zou moeten zeggen en ze bang is dat de meisjes haar 'stom' zullen vinden.

DE GEGENERALISEERDE ANGSTSTOORNIS

Een gegeneraliseerde angststoornis is de diagnose van iemand die vrijwel overal bang voor is en zich voortdurend zorgen maakt en tobt. Zo iemand voelt zich altijd gespannen, moe en ongeconcentreerd. Vaak zijn er depressieve klachten. Soms zijn er lichamelijke verschijnselen van spanning: hoofdpijn, duizeligheid, ademhalingsproblemen, misselijkheid, buikpijn. Er kunnen ook slaapproblemen zijn. Sommige kinderen zijn snel geïrriteerd en hebben concentratieproblemen (Flannery-Schroeder, 2004).

> Sara is elf jaar. Zij is bang voor alles en piekert daar veel over, vooral 's avonds in bed. Zij is bang voor honden, voor enge boeken en films en voor de tandarts. Ze is bang dat haar moeder niet genoeg geld heeft, ze is bang dat er storm komt, ze is bang dat mensen haar niet aardig vinden. Om zo min mogelijk last van haar angsten te hebben, loopt ze niet alleen over straat, leest ze geen enge boeken en kijkt ze niet naar de televisie. Ze doet altijd wat haar vriendinnetjes en anderen haar vragen, opdat ze niet boos op haar worden. Naar de tandarts gaat ze huilend.

DE SPECIFIEKE FOBIE

Een kind met een specifieke fobie is juist bang voor één specifiek object of situatie en probeert dit of deze dan ook zo veel mogelijk te vermijden. Een bekend voorbeeld is de spinnenfobie. Nu zijn veel kinderen wel een beetje bang voor spinnen. Een kind dat bang is voor spinnen krijgt de diagnose specifieke fobie alleen als het door die angst voor spinnen beperkt wordt in zijn mogelijkheden, bijvoorbeeld doordat hij niet in de tuin durft te zijn, of niet alleen in een kamer, waar mogelijk een spin is. Andere voorbeelden van een specifieke fobie zijn: angst voor beesten of insecten, angst voor storm, angst voor tunnels, bruggen, angst om te vliegen of in een auto te rijden. Ook zijn er kinderen die bang zijn te moeten overgeven of misselijk te worden. Ten slotte zijn er kinderen met een zogenoemde bloedfobie. Dit is een speciale vorm van de specifieke fobie. Kinderen met een bloedfobie worden angstig bij het zien van bloed of bij het krijgen van een injectie of bij andere medische ingrepen. Vaak gaat deze angst, anders dan alle andere, gepaard met flauwvallen.

DE SCHOOLFOBIE

Vroeger werd de schoolfobie altijd opgevat als een separatieangststoornis. Tegenwoordig weten we dat er aan het niet naar school durven gaan allerlei angsten ten grondslag kunnen liggen. Men spreekt dan ook liever van 'schoolweigering'. De zestienjarige Remco, bijvoorbeeld, gaat al twee jaar niet naar school omdat hij bang is misselijk te worden en over te geven. Dit wil hij tot iedere prijs voorkomen. De elfjarige Erik heeft altijd buikpijn en hoofdpijn als hij naar school moet en gaat daarom maar niet. Hij zit net op een nieuwe school en voelt zich er eenzaam en ongelukkig tussen alle nieuwe kinderen. Hij denkt dat ze hem niet aardig vinden en weet niet wat hij tegen ze moet zeggen. Hij heeft sociaal-fobische klachten.

DE DWANGSTOORNIS (OBSESSIEVE COMPULSIEVE STOORNIS) EN POSTTRAUMATISCHE STRESSSTOORNIS

De dwangstoornis en de posttraumatische stressstoornis horen ook bij de angststoornissen. Deze worden elders in dit handboek beschreven.

Samengaan met andere stoornissen

Hoewel er een keurige indeling is gemaakt in de verschillende soorten angststoornis, zijn veel kinderen niet in te delen in één daarvan. Een kind dat wordt aangemeld met heftige angsten als zijn ouders weggaan, blijkt bij nader onderzoek vaak niet alleen een separatieangststoornis te hebben, maar ook een specifieke fobie, bijvoorbeeld angst voor honden. Combinaties van angststoornissen komt bij de helft tot een derde van de kinderen voor (Craske, 1997). Veel kinderen zijn behalve angstig ook depressief. Zij voelen zich ongelukkig en minderwaardig, piekeren veel en hebben concentratieproblemen. Meestal gaan de angstklachten aan de *depressie* vooraf. Wanneer de angstklachten behandeld worden en verdwijnen, is de kans groot dat ook de depressieve klachten weggaan.

Een angststoornis gaat ook vaak samen met een gedragsstoornis, zoals ADHD of een oppositionele stoornis – waarbij kinderen lastig, ongehoorzaam, brutaal zijn en anderen opzettelijk ergeren. Juist bij kinderen met een gedragsstoornis wordt de angststoornis vaak niet opgemerkt. Hun lastige, wilde gedrag valt zo op en is zo overheersend, dat er meestal geen aandacht is voor de angsten waar het kind ook last van heeft. In de diagnostiek van een gedragsstoornis, moet dan ook altijd expliciet naar mogelijke angststoornissen gekeken worden.

Differentiaaldiagnose

Wanneer een kind angstklachten heeft, is het van belang om na te gaan hoe ernstig en hoe ingrijpend de angstklachten zijn. Veel kinderen hebben immers van tijd tot tijd angsten. Een achtjarig kind dat 's avonds bang is voor een dief onder haar bed en daarom liever met een sprong in bed belandt om ervoor te zorgen dat hij haar niet bij de benen kan pakken, heeft niet meteen een angststoornis en hoeft al helemaal geen behandeling. Pas wanneer de angst maakt dat ze niet naar haar kamer durft, niet slaapt, haar ouders bij zich wil hebben, wordt het tijd behandeling te zoeken.

DE DEPRESSIEVE STOORNIS

De klachten van een angststoornis kunnen erg lijken op die van een depressieve stoornis en omgekeerd en zijn daarom soms moeilijk van elkaar te onderscheiden. Depressieve kinderen hebben als belangrijkste klacht een depressieve, ongelukkige stemming. Zij kunnen niet meer genieten, piekeren veel en hebben vaak eet- en slaapproblemen. Daarnaast zijn zij, net als kinderen met een angststoornis, ook vaak angstig. De wereld ziet er voor hen bedreigend uit. Om de diagnose te kunnen stellen wordt er meestal gekeken naar de klachten die het meest op de voorgrond staan. Depressieve kinderen klagen over nergens zin in hebben en niets meer leuk vinden en zijn daarbij vaak ook nog angstig voor van alles. Angstige kinderen klagen over hun angsten en zien hun depressieve, ongelukkige gevoelens als gevolg daarvan.

DE DWANGSTOORNIS

Kinderen met een dwangstoornis zijn ook erg angstig. Hun angsten worden echter veroorzaakt door obsessies en lijken meestal niet op de angsten van kinderen met een andere angststoornis. Zij hebben bijvoorbeeld de angst dat zij besmet worden of anderen besmetten, met ziekte en dood als gevolg. Die obsessie maakt hen bang. Het typische van een kind met een dwangstoornis is dat de angst bestreden wordt door *dwangrituelen*. Een kind dat bang is besmet te worden, wast zijn handen veelvuldig en vaak ook nog op een speciale manier, omdat hij het idee heeft dat daarmee de ramp van een besmetting kan worden afgewend. Hetzelfde geldt voor kinderen met een dwangstoornis die bang zijn voor dieven of inbrekers. Met een sprongetje in bed is voor hen niet voldoende. Zij moeten voor het naar bed gaan een hele serie controlerituelen uitvoeren en vaak nog een aantal keren herhalen, hoewel ze weten dat het onzin is wat ze doen.

DE PERVASIEVE ONTWIKKELINGSSTOORNIS

Kinderen met een pervasieve ontwikkelingsstoornis (zoals autisme) zijn dikwijls angstig. Zij hebben echter vaak bizarre, oninvoelbare angsten, zoals angst voor de stofzuiger of voor de wc. Daarnaast hebben ze ook contactproblemen (maken niet of op een rare manier contact), kunnen slecht tegen veranderingen, hebben soms vreemde interesses en hebben rituelen. Bij deze kinderen is er dus behalve de angst nog veel meer aan de hand.

Vóórkomen

Niemand weet precies hoeveel kinderen een angststoornis hebben. Naar hulpverleningsinstellingen worden altijd meer kinderen met gedragsproblemen als ADHD verwezen dan kinderen met een angststoornis. De vraag is echter of dit wil zeggen dat het ook werkelijk minder voorkomt. De omgeving heeft altijd meer last van kinderen met gedragsproblemen en daarom zal daar ook eerder hulp voor worden gezocht. Sommige kinderen verzwijgen hun angsten lange tijd.
Uit grote buitenlandse bevolkingsonderzoeken blijkt dat ongeveer 2,5 tot 5% van alle kinderen een angststoornis heeft (Anderson,

1994). Bij adolescenten liggen deze getallen hoger, bijna 9% (Kashani & Orvachsel, 1988). In Nederland is een groot bevolkingsonderzoek gedaan bij jongeren van dertien tot achttien jaar. Ook uit dat onderzoek bleek dat ongeveer 10% van de jongeren een of andere vorm van een angststoornis heeft (Konijn & Verhulst, 1997).

Psychosociale aspecten

Kinderen met ernstige angsten zijn meestal niet gelukkig. De angsten beheersen hun leven, en zij vermijden veel, waardoor ze belangrijke ervaringen missen. Vaak zijn ze sociaal geïsoleerd. Ouders weten veelal niet hoe om te gaan met hun angstige kind. Vaak beschermen zij hun kind om de angsten te voorkomen. Dit versterkt de angststoornis, maar ook de omgekeerde handelwijze – het kind dwingen te doen wat het niet durft – heeft vaak geen effect en levert alleen maar ruzie en huilbuien op. Het gezinsleven wordt vaak verstoord door de problemen van het angstige kind. Ook op school kunnen er problemen ontstaan. Angstige kinderen durven vaak niets te zeggen of te vragen, soms verzuimen zij veel. Vaak presteren zij onder de maat vanwege hun preoccupaties met de angsten.

Achtergronden en mogelijke oorzaken

Er zijn in de loop van de jaren vele theorieën ontwikkeld over de oorzaken van angsten. De nog steeds meest aansprekende theorie is dat angst wordt veroorzaakt door gebeurtenissen uit het verleden. In een aantal gevallen is dat ook zo. Als iemand panisch is voor honden heeft hij vaak ooit iets akeligs met een hond meegemaakt. In heel veel gevallen is dit echter niet het geval. Bij veel kinderen is er niets gebeurd dat de angst zou kunnen verklaren.

Gedrag van ouders

Angsten blijken in sommige families meer voor te komen dan in andere. Een kind van ouders met een angststoornis heeft zevenmaal zoveel kans op een angststoornis als een kind van ouders zonder dergelijke problemen (Bögels & Boer, 2002). Voor sommigen is dat een reden om te veronderstellen dat het gedrag van ouders van invloed is op het ontstaan van angsten bij hun kinderen. Dit blijkt maar gedeeltelijk waar. Er wordt wel eens gedacht dat angstige kinderen ouders hebben die kil, onaardig en overcontrolerend zijn. Uit onderzoek is daarvan nooit iets gebleken (Scholing & Braet, 2002). Een andere opvatting, namelijk dat de ouders juist overbeschermend zijn en hun kinderen niet de kans geven aan de angstige situaties te wennen, krijgt meer steun uit onderzoek (Bögels & Brechman-Toussaint, 2006). Het blijft natuurlijk de vraag of het gedrag van de ouders de oorzaak van de angsten is. Meer waarschijnlijk is dit ouderlijk gedrag een begrijpelijke reactie op de angsten van hun kind. Op deze manier helpen ze hun kind echter niet om de angsten te overwinnen.

Erfelijke aanleg

Erfelijkheid is ook een verklaring voor het meer voorkomen van angsten in sommige families. Uit tweelingstudies blijkt dat erfelijkheid van invloed is, maar toch ook weer niet alles verklaart. Uit onderzoek blijkt dat als één kind van een eeneiige tweeling een angststoornis heeft, de ander dat in 0 tot 30% van de gevallen ook heeft, afhankelijk van het soort angststoornis en ook het soort onderzoek (Emmelkamp, Hoogduin & Van den Hout, 2000; Eley & Gregory, 2004).
De genen spelen dus een rol, maar niet zo'n grote. Men zou kunnen zeggen dat er in sommige families een grotere kans is op een *aanleg* voor angsten. Of de angsten er ook komen is dan weer afhankelijk van allerlei omgevingsfactoren.
Bij diagnostiek en behandeling van een kind met een angststoornis heeft het dus niet zoveel zin om lang te zoeken naar oorzaken. Het is van meer belang te kijken naar reacties van ouders (en anderen). Die zullen moeten leren hun kind te stimuleren in dapper gedrag in plaats van steeds mee te werken de angsten te voorkomen (zie verder bij Behandeling).

Verklaringsmodellen

Naast de vraag hoe een angststoornis ontstaat, is er ook de vraag waarom angsten *blijven* bestaan. Waarom leren sommige kinderen niets van positieve ervaringen met het onderwerp waarvoor ze zo bang zijn? In de eerste plaats krijgen ze weinig kansen voor die positieve ervaringen, omdat ze de angstige situaties meestal zo veel mogelijk vermijden. Maar ook als er positieve ervaringen zijn, hebben die vaak niet veel invloed. Dat heeft waarschijnlijk alles te maken met de manier waarop deze kinderen denken. Zij zijn geneigd alles wat ze meemaken van de angstige kant te bekijken, of in het gunstigste geval als een uitzondering op hun angstige regel te zien. Of zij zien overal het gevaar. Er is onderzoek gedaan naar de manier waarop kinderen met en kinderen zonder een angststoornis onduidelijke situaties interpreteren. Kinderen met een angststoornis zagen zo'n situatie vaker als bedreigend dan kinderen zonder angsten. Zij kozen ook vaker vermijdende oplossingen en ten slotte onderschatten ze hun mogelijkheden om gevaar het hoofd te bieden (Chorpita, Albano & Barlow 1996). Voor kinderen met een angststoornis is de wereld heel wat bedreigender dan voor niet-angstige kinderen, terwijl ze in feite in dezelfde wereld leven. Deze manier van denken vormt samen met het vermijdingsgedrag waarschijnlijk de oorzaak van het voort blijven bestaan van de angsten. In de behandeling wordt hier dan ook de meeste aandacht aan besteed.

Diagnose

De diagnostiek van een kind met een angststoornis duurt bij voorkeur niet lang, om te voorkomen dat kind en ouders moedeloos worden van het langdurige onderzoek en niet meer geloven in een oplossing van de problemen. Vastgesteld wordt onder welke angststoornis(sen) de angsten vallen. Er wordt gevraagd naar vermijdingsgedrag en naar de mate waarin ouders en anderen het kind helpen de angsten te voorkomen. Ook wordt gevraagd naar cognities (gedachten) van het kind. Nagegaan wordt wat de invloed is van de angsten op het leven van het kind en het gezin. Met de ouders wordt de ontwikkeling van het kind nagegaan, met name om te weten of er gebeurtenissen zijn geweest die de huidige angsten verklaren (zoals we gezien hebben is dit meestal niet het geval). Er wordt navraag gedaan naar andere problemen bij het kind of in het gezin, waarmee eventueel rekening gehouden wordt bij de behandeling.

Behandeling

Wanneer we ervan uitgaan dat we die behandeling willen toepassen, waarvan de werkzaamheid is aangetoond ('evidence based'), verdient cognitieve gedragstherapie de voorkeur (In-Albon & Schneider, 2007; Soler & Weatherall, 2005). Uit onderzoek blijkt dat 50% tot 70% van de kinderen die met deze vorm van therapie zijn behandeld helemaal of voor een belangrijk deel van hun angsten af waren (Scholing & Braet, 2002). Ouders worden altijd bij de behandeling betrokken. Uit onderzoek blijkt dat extra betrokkenheid van de ouders in de vorm van een oudercursus of een therapie waarbij ook aandacht besteed wordt aan angsten van ouders zelf, geen toegevoegde waarde heeft (Nauta, Scholing, Emmelkamp & Minderaa, 2003; Bodden, 2007).

Met een cognitieve gedragstherapie leren kinderen anders denken over de dingen waar ze bang voor zijn. Dit is het cognitieve, het *denkgedeelte* van de behandeling. Zoals beschreven hebben juist angstige kinderen de neiging de wereld om hen heen als beangstigend en negatief te interpreteren. In de therapie worden deze angstige gedachten door de therapeut samen met het kind besproken. Dan wordt gekeken of je er ook anders over zou kunnen denken. Meestal kost het enige tijd voordat kinderen zelf op positievere gedachten kunnen komen. De therapeut helpt daarbij door de kinderen te leren vragen aan zichzelf te stellen (hoe groot is de kans dat er iets akeligs gebeurt, hoe vaak is het eigenlijk voorgekomen) of te bedenken wat anderen zouden zeggen (wat zou mijn moeder of mijn vriendin over die 'gevaarlijke' hond zeggen) of andere verklaringen te verzinnen.

Het tweede gedeelte van de behandeling is het veranderen van *gedrag*. Zoals eerder gezegd is het vermijden een groot probleem bij angsten. Om de angsten te voorkomen, zorgt het kind ervoor dat de angst niet kán optreden en gaat het niet naar school, niet naar buiten, zorgt dat ouders bij hen blijven, enzovoort. In de therapie wordt de zogenoemde 'exposure' toegepast. 'Exposure' betekent letterlijk blootstellen en dat is ook wat er gebeurt. Het kind wordt als het ware blootgesteld aan datgene waar het zo bang voor is. Dit gebeurt echter heel geleidelijk, zodat de angst nooit te hoog wordt. Zo leert een kind met een separatieangststoornis eerst in een andere kamer dan zijn ouders te zijn. Een van de volgende stappen is

wellicht dat de ouders een brief gaan posten en daarna gaan ze een boodschap doen of het kind gaat steeds langere tijd bij een vriendje spelen of bij oma op bezoek. Op deze manier leert het angstige kind stapje voor stapje de angsten te overwinnen.
Soms is het nodig het kind te leren wat het moet doen als het angstig is. Het kind leert dan *copinggedrag*. Bij sommige kinderen helpt het om ze te leren hoe ze moeten ontspannen; ze krijgen ontspanningsoefeningen. Andere keren leren ze afleiding te zoeken. Een speciale vorm van afleiding zoeken is de zogenoemde 'taakconcentratietraining' die bij kinderen met een sociale fobie wordt toegepast. Omdat kinderen met een sociale fobie eigenlijk altijd alleen op zichzelf letten (ik zie er stom uit, ik heb een rare jas aan, mijn gezicht is te rood, ik zeg belachelijke dingen, wat sta ik hier raar) wordt ze gevraagd nu juist op dingen uit de omgeving te letten en de therapeut daarvan verslag te doen. Zo kan een kind gevraagd worden op een feestje te letten op wat iedereen aanheeft en dat te onthouden, of hoe sommigen een gesprek beginnen. Op die manier wordt het kind geholpen zich minder van zichzelf bewust te zijn (Bögels, 2001).

Medicatie

Als er medicijnen worden gegeven zijn dat meestal de zogenoemde serotonineheropnameremmers (SSRI's, zoals Prozac, Seroxat). Uit onderzoek bij volwassen patiënten blijkt dat deze middelen redelijk goed werken tegen angst (Emmelkamp et al., 2000). Een probleem is echter dat als het middel niet meer geslikt wordt de angst vaak weer terugkomt. Bij kinderen is er relatief weinig onderzoek gedaan naar de effectiviteit van deze medicijnen. Uit twee grote gecontroleerde studies blijken SSRI's (fluvoxamine en fluoxetine) effectiever dan placebo's (Reinblatt & Riddle, 2007). Er is een onderzoek gedaan naar onder andere het effect van de combinatie cognitieve gedragstherapie met medicatie: de *Child Adolescent Anxiety Multimodal Study* (CAMS) (Walkup et al., 2008). Uit dat onderzoek blijkt dat de combinatie van gedragstherapie en medicatie effectiever is dan alleen gedragstherapie, hoewel die vorm van behandeling ook effectief was. Toch is dat geen reden om nu voortaan aan ieder kind met een angststoornis de combinatiebehandeling te geven. Medicatie heeft vaak bijwerkingen en de gevolgen op lange termijn zijn nog niet onderzocht. Pas wanneer een goed uitgevoerde cognitieve gedragstherapie geen effect heeft, kan het geven van medicatie overwogen worden. Ook als de angst zo heftig is dat het kind niet in staat is de opdrachten en oefeningen van de cognitieve gedragstherapie uit te voeren, is medicatie aangewezen.

Prognose

Lange tijd heeft men gedacht dat ook ernstiger angsten van kinderen met het ouder worden wel over zouden gaan. Dit is helaas maar gedeeltelijk waar. Een angststoornis op jonge leeftijd voorspelt angststoornissen in de adolescentie, evenals depressieve stoornissen en andere psychische stoornissen. Gelukkig hebben niet alle kinderen op latere leeftijd nog steeds problemen (Bittner et al., 2007). Aan de Universiteit van Rotterdam is een onderzoek gedaan waarbij kinderen in de loop van veertien jaar zesmaal werden onderzocht met vragenlijsten. De kinderen waren zeven tot veertien jaar toen het onderzoek startte, en 21 tot 28 jaar bij de laatste meting. Met de vragenlijsten werden geen angststoornissen gemeten, maar klachten en problemen die kunnen worden onderverdeeld in internaliserende stoornissen (angsten, depressie, lichamelijke klachten, teruggetrokkenheid) en externaliserende stoornissen (agressief gedrag, delinquent gedrag, druk gedrag). Afhankelijk van leeftijd en geslacht bleek dat een derde tot de helft van de kinderen die emotionele problemen hebben in de tijd dat ze op de basisschool zitten, deze nog steeds hebben als ze volwassen zijn (Hofstra, Van der Ende & Verhulst, 2000). Overigens werden vergelijkbare cijfers gevonden voor de externaliserende stoornissen. Het is niet bekend of deze kinderen ooit in behandeling zijn geweest. De kans is groot dat dat niet zo is. Slechts een derde van de kinderen met emotionele problemen krijgt hulp.

Preventie

In Nederland wordt aan preventie van angststoornissen (nog) niet veel gedaan. We zouden natuurlijk kunnen veronderstellen dat een behandeling op jeugdige leeftijd voorkomt dat angstige kinderen nog steeds angstig zijn als ze volwassen zijn. Of dat werkelijk zo is, is echter in Nederland nooit onderzocht. In andere landen, met name in Australië is dat wel gebeurd. Uit een overzicht van zestien onderzoeken naar het effect van preventie of van vroege interventie bleek dit in driekwart van de onderzoeken effectief (Neil & Christensen, 2009).

Samenvatting en conclusie

Angststoornissen komen bij 5-9% van de kinderen en adolescenten voor. Vaak hebben deze kinderen naast angsten ook nog andere problemen zoals depressiviteit en gedragsstoornissen. Angststoornissen komen in sommige families meer voor dan in andere. Onder andere spelen erfelijkheid en de invloed van de ouders hierbij een rol. Cognitieve gedragstherapie waarbij het kind leert angstige gedachten te veranderen en angstige situaties niet meer te vermijden, is tot nu toe de beste behandeling. Medicatie is pas geïndiceerd als gedragstherapie niet voldoende werkt.

Een angststoornis heeft een negatieve invloed op het leven van een kind en gaat zeker niet altijd vanzelf over. Hoewel bekend is dat behandeling een angstig kind van veel ellende kan afhelpen, krijgen lang niet alle kinderen die behandeling. Sommigen worden niet eens verwezen, vanuit de onjuiste opvatting dat het wel weer over zal gaan. Anderen krijgen een behandeling die niet geschikt is voor hun probleem, omdat verondersteld wordt dat niet de angst maar de (vermeende) oorzaken van de angst behandeld moeten worden, ook al blijkt uit onderzoek het tegendeel.

Literatuur

Aangehaalde literatuur

Anderson, J.C. (1994). Epidemiological issues. In Th.H. Ollendick, N.J. King & W. Yule, *International handbook of phobic and anxiety disorders in children and adolescents*. Londen: Plenum Press.

American Psychiatric Association (1994). *Diagnostic and statistical manual of mental disorders (DSM-IV)* (4^e ed.). Washington: American Psychiatric Press.

Bittner, A., Egger, H.L., Erkanli, A., Costello, E.J., Foley, D.L. & Angold, A. (2007). What do anxiety disorders predict? *Journal of Child Psychology and Psychiatry, 48*, 1174-1183.

Bodden, D., Bogels, S.M., Nauta, H. et al. (2008). Child Versus Family

Cognitive-Behavioral Therapy in clinically anxious youth: an Efficacy and partial Effectiveness study. *Journal of the American Academy of Child and Adolescent Psychiatry, 47,* 1384-1394.

Bögels, S. (2001). Sociaal angstige kinderen. In E. de Haan, C. Dolman & A.M.D. Hansen (red.) *Directieve therapie bij kinderen en adolescenten.* Houten: Bohn Stafleu van Loghum.

Bögels, S. & Boer, F. (2002). Systeemtherapeutische interventies bij kinderen met angststoornissen. *Kind en Adolescent, 23,* 337-352.

Bögels, S.M. & Brechman-Toussaint, M. (2006). Family issues in child anxiety: Attachment, family functioning, parental rearing and beliefs. *Clinical Psychology Review, 26,* 834-856.

Chorpita, B.F., Albano, A.M. & Barlow, D.H. (1996). Cognitive processing in children: relation to anxiety and family influences. *Journal of Clinical Child Psychology, 25,* 170-176.

Craske, M.G. (1997). Fear and anxiety in children and adolescents. *Bulletin of the Menninger Clinic, 61,* A4-A36.

Eley, T.C. & Gregory, A.M. (2004). Behavioral genetics. In T.L. Morris & J.S. March (eds.), *Anxiety disorders in children and adolescents.* New York: Guilford Press.

Emmelkamp, P.M.G., Hoogduin, C.A.L. & Hout, M.A. van den (2000). Angsstoornissen. In W. Vandereycken, C.A.L. Hoogduin & P.M.G. Emmelkamp. *Handboek Psychopathologie, deel 1 basisbegrippen.* Houten: Bohn Stafleu van Loghum.

Flannery-Schroeder, E.C. (2004). Generalized anxiety disorder. In T.L. Morris & J.S. March (eds.), *Anxiety disorders in children and adolescents.* New York: Guilford Press.

Hofstra, M.B., Ende, J. van der & Verhulst, F.C. (2000). Continuity and change. *Journal of the American Academy of Child and Adolescent Psychiatry, 39,* 850-858.

In-Albon, T. & Schneider, S. (2007). Psychotherapy of childhood anxiety disorders: A meta-analysis. *Psychotherapy and Psychosomatics, 76,* 15-24.

Kashani, J.H. & Orvaschel, H. (1988). Anxiety disorders in mid-adolescence: a community sample. *American Journal of Psychiatry, 145,* 960-964.

Konijn, C. & Verhulst, F.C. (1997). Psychische problematiek bij kinderen en jeugdigen. In J.A.M. Maas, R. Gijsen, J.E. Lobbezoo & M.J.J.C. Poos (red.) *VTV 1997, deel I. De gezondheidstoestand: een actualisering.* (pp. 346-357).

Nauta, M.H., Scholing, A., Emmelkamp, P.M. & Minderaa, R.B. (2003). Cognitive-behavioral therapy for children with anxiety disorders in a clinical setting: no additional effect of a cognitive parent training. *Journal of the American Academy of Child and Adolescent Psychiatry, 42,* 1270-1278.

Neil, A. & Christensen, H. (2009). Efficacy and effectiveness of school-based prevention and early intervention programs for anxiety. *Psychological Review, 29,* 208-215.

Reinblatt, S.P. & Riddle, M.A. (2007). The pharmacological management of childhood anxiety disorders. *Psychopharmacology, 191,* 67-86.

Scholing, A. & Braet, C. (2002). *Angststoornissen bij kinderen. Praktijkreeks Gedragstherapie*. Houten: Bohn Stafleu van Loghum.

Walkup, J.T., Albano, A.M., Piacentini, J., Birmaher, B.,Compton, S.N., Sherrill, J.T., Ginsburg G.S., Rynn M.A., McCracken, J., Waslick, B., Iyengar, S., March, J.S. & Kendall, P.C. (2008). Cognitive Behavioral Therapy, Sertraline, or a Combination in Childhood Anxiety. *The New England Journal of Medicine, 359*, 2753-2766.

Aanbevolen literatuur voor werkers in de eerste lijn

Scholing, A. & Braet, C. (2002). *Angststoornissen bij kinderen*. Praktijkreeks Gedragstherapie. Houten: Bohn Stafleu van Loghum.

Haan, E. de, Dolman, C. & Hansen, A. (red.) (2001). *Directieve therapie bij kinderen en adolescenten*. Houten: Bohn Stafleu van Loghum.

Aanbevolen literatuur voor ouders, kinderen en adolescenten

Gardner, R.A. (1983). *Net zulke kinderen als jij*. Deventer: Bohn Stafleu van Loghum.

Moses, B. (1995). *Als je bang bent*. Baarn/Utrecht: Dijkstra.

Smet, J. de (2001). *De Super-mega-piep-krak-kraan*. Hasselt/Amsterdam: Clavis.

Steerneman, P. (1999). Bange Rik. In *Aangrijpende gebeurtenissen voor kinderen*. Leuven: Garant.

Waddell, M. & Firth, B. (1988). *Welterusten kleine beer*. Rotterdam: Lemniscaat.

Weeber, F. (1988). *Laura vindt het eng*. Gorinchem: De Ruiter.

Willems, G. (1991). *Pol de muis is bang (en dat is heel gewoon)*. Leuven: Infodok/Bakermat.

Adressen

Nederland

Angst Dwang Fobie Stichting (ADF Stichting), Hoofdstraat 122, 3972 LD Driebergen, tel. 0900-200 87 11 (op werkdagen van 9.00-13.30 uur en maandag- t/m donderdagavond van 19.00-20.30 uur); www.afdstichting.nl.

Zie voor meer adressen m.b.t. jeugdzorg, *Sociale kaart Jeugdzorg*, Houten: Bohn Stafleu van Loghum.

Internet

www.fobieclub-nederland.nl
www.fobie.pagina.nl
www.psychowijzer.nl
http://geestelijke-gezondheidszorg.pagina.nl

8 Borderline persoonlijkheidsstoornis

M. Meijer

Inleiding

Cindy is een vijftienjarige havoleerlinge, die tot een jaar geleden een vrij onopvallend leven leidde. Het begon ermee dat zij van school spijbelde en veel op straat rondzwierf waar zij voor het eerst contact maakte met randgroepjongeren. Thuis kreeg zij conflicten met haar moeder en stiefvader wanneer die merkten dat zij gedronken had. Toen op school een mentor zich met Cindy ging bemoeien en haar regelmatig bij zich liet komen, leek haar belangstelling voor de 'slechte vrienden' af te nemen en ging zij zelfs over naar de derde klas. In de zomervakantie verloor Cindy het contact met de mentor. Bovendien was haar beste vriendin, die zij al vanaf de kleutertijd kende, langdurig op vakantie. Tot ontsteltenis van haar ouders nam zij haar intrek bij een oudere man die wel vaker onderdak bood aan weggelopen jongeren. Zij was steeds vaker stoned en/of dronken en bezoeken aan haar ouders leverden steeds meer conflicten op, mede omdat Cindy veel geld eiste of ontvreemdde. Toen ze niet langer bij de oudere man kon blijven kwam ze weer bij haar ouders in huis waar het in het begin van het nieuwe schooljaar korte tijd goed ging. Na enkele weken weigerde zij naar school te gaan en sloot zij zich op haar kamer op. Moeder merkte op de mouwen van Cindy's kleren bloedsporen op. Een heftige scène volgde toen moeder haar zorgen hierover uitsprak. Cindy dreigde uit het raam te springen toen moeder voorstelde deskundige hulp in te schakelen. De dienstdoende huisarts trof Cindy op haar chaotische kamer aan in een angstige en geagiteerde toestand. De voorgeschreven kalmerende tabletten hadden een averechts effect: Cindy werd er niet rustiger van maar begon als een wilde om zich heen te slaan en moest door een buurman in de houd-

> greep worden gehouden. Twee dagen later vond een soortgelijk incident plaats waarbij Cindy zichzelf ernstig verwondde en te kennen gaf er een einde aan te willen maken. Omdat zij zich op geen enkele manier wilde laten helpen werd zij met een Inbewaringstelling opgenomen in een jeugdpsychiatrische kliniek. Daar werd uiteindelijk de diagnose borderline persoonlijkheidsstoornis gesteld.

De borderline persoonlijkheidsstoornis wordt gekenmerkt door een verregaande mate van instabiliteit. De meest opvallende verschijnselen zijn: emotionele labiliteit, afhankelijkheid en wispelturigheid in relaties, impulsieve gedragingen, een neiging tot verslaving, zelfbeschadigend gedrag en soms een tekortschietend contact met de realiteit.

Veel hulpverleners zijn huiverig om een (borderline) persoonlijkheidsstoornis te diagnosticeren bij adolescenten, meestal vanuit de veronderstelling dat een persoonlijkheidsstoornis een ongeneeslijke aandoening is. Gelukkig is dat niet waar; de borderline persoonlijkheidsstoornis blijkt steeds beter te behandelen. De DSM-IV stelt overigens nadrukkelijk dat persoonlijkheidsstoornissen (behalve de antisociale persoonlijkheidsstoornis) kunnen worden gediagnosticeerd bij adolescenten en zelfs bij kinderen. Uit steeds meer onderzoek blijkt dat borderlineproblematiek van adolescenten sterke overeenkomsten vertoont met borderlineproblematiek van volwassenen (Miller, Muehlenkamp & Jacobson, 2008).

Borderline persoonlijkheidsstoornis

Probleemgebieden

Met de term 'persoonlijkheidsstoornis' wordt bedoeld dat iemand door de jaren heen karaktertrekken en gedragingen vertoont die het functioneren op meerdere levensgebieden (waaronder relaties en werk) ernstig bemoeilijken. Met de term 'borderline' wordt bedoeld dat de patiënt balanceert op de grens van de behandelbaarheid. Vaak zijn deze patiënten in staat hun problemen onder ogen te zien en te zoeken naar oplossingen, op andere momenten zijn zij hopeloos overgeleverd aan hun impulsen en angsten.

De problemen van een patiënt met een borderline persoonlijkheidsstoornis (meestal kortweg borderlinepatiënt genoemd) zijn onder te verdelen in vier probleemgebieden, te weten: problemen met relaties, impulsiviteit, stemmingwisselingen en 'vreemde verschijnselen'.

Niet alle borderlinepatiënten vertonen alle vier soorten problemen in even sterke mate. Daarom kunnen borderlinepatiënten onderling nogal verschillen in soort en ernst van de problematiek. Ook kan bij één en dezelfde patiënt het beeld in de loop van de tijd sterk variëren.

PROBLEMEN MET RELATIES

Borderlinepatiënten voelen zich sterk afhankelijk van anderen. Vaak klampen zij zich vast aan één bepaalde persoon, van wie zij op dat moment alle heil verwachten. Een zeer gebrekkig gevoel van eigenwaarde en autonomie ligt hieraan ten grondslag. Borderlinepatiënten voelen zich zo insufficiënt en hulpeloos dat zij menen niet zonder de hulp van een ander te kunnen leven. Daarom doen zij alles om te voorkomen in de steek gelaten te worden en kunnen zij in paniek raken wanneer zij alleen zijn. Wanneer zij in een bepaalde periode van hun leven een relatie hebben met een vriend, leerkracht of familielid die zij vertrouwen, kunnen zij relatief goed functioneren en zijn er weinig opvallende symptomen. Zodra zij echter minder zeker zijn van de betrouwbaarheid en beschikbaarheid van deze persoon of wanneer de relatie met deze persoon is verbroken, stort de wereld van de borderlinepatiënt in en kunnen zij zorgwekkende symptomen gaan vertonen. En helaas gebeurt het maar al te vaak dat de relaties van borderlinepatiënten schipbreuk lijden. Vanuit hun afhankelijkheid claimen zij de ander op wie zij hun hoop hebben gevestigd vaak zo heftig dat voor de ander de band te knellend wordt.

Borderlinepatiënten zijn geneigd de wereld op te delen in goed en slecht: zij bewonderen en idealiseren bepaalde mensen terwijl de rest van de mensheid geen knip voor de neus waard wordt geacht. Maar ook kan de idealisering van een bepaalde persoon omslaan in totale verachting. Meestal gebeurt dit wanneer de borderlinepatiënt zich teleurgesteld voelt.

IMPULSIVITEIT

Borderlinepatiënten staan bekend om de impulsieve wijze waarop zij reageren en beslissingen nemen. Niet alleen idealiseren zij opeens een bepaalde persoon, ook in hun belangstellingen en toekomstplannen vertonen zij even grillige als heftige voorkeuren. Ze beslissen opeens met hun school te stoppen en iets heel anders te gaan doen, ze storten zich volledig maar kortdurend op een nieuwe hobby, of ze besluiten per direct zich een geheel ander uiterlijk aan te meten.

Ook speelt deze impulsiviteit een rol bij de soms ernstige zelfverwonding (automutilatie) waarmee de borderlinepatiënt veel zorgen en paniek opwekt bij de omgeving, maar waar hij zelf tamelijk onberoerd onder blijft. De patiënten zien het zelf als een vorm van afreageren van spanningen of juist van het doorbreken van een toestand van gevoelloosheid. Vaak gaat het hier om oppervlakkig 'krassen' in de polsen, maar ook kan er elders in het lichaam zo diep worden gesneden dat de wonden gehecht moeten worden. Andere vormen van automutilatie zijn bijvoorbeeld het uitdrukken van sigaretten op het eigen lichaam of het slaan met hoofd, armen of benen tegen een muur, soms met botbreuken als gevolg. Impulsief gebruik van alcohol, drugs en geneesmiddelen kan tot levensgevaarlijke situaties leiden. Borderlineadolescenten kunnen grenzeloos en impulsief zijn in hun contacten, ook met vreemden. Soms hebben jonge pubers al seksuele contacten met veel willekeurige partners (promiscuïteit).

STEMMINGSWISSELINGEN

Borderlinepatiënten hebben weinig gevoel van eigenwaarde. Zij zijn snel teleurgesteld en ontmoedigd. Het kan niet anders of hun hooggespannen verwachtingen van (geïdealiseerde) anderen worden beschaamd of zij zijn opeens teleurgesteld over hun eigen prestaties. Het resultaat is dat hun stemming frequent wisselt van opgewonden-vrolijk naar diep-somber en wanhopig. Een verongelijkte, ontevreden ondertoon is bijna altijd waarneembaar. In de somberste episodes wordt vaak overwogen om suïcide te plegen, vaak wordt ook een poging gedaan en niet zelden is de afloop fataal. Van alle patiënten bij wie een borderline persoonlijkheidsstoornis wordt vastgesteld overlijdt bijna 10% ten gevolge van suïcide in de eerste tien jaar nadat de diagnose is gesteld.

Veel borderlinepatiënten zijn langdurig somber zonder dat uitwendige factoren (zoals teleurstellingen) daarbij een grote rol lijken te spelen. Diagnostisch kan er dan sprake zijn van een depressieve stoornis naast de borderline persoonlijkheidsstoornis.

VREEMDE VERSCHIJNSELEN

Borderlinepatiënten vertonen soms kortdurend verschijnselen die wijzen op een ernstige miskenning van de realiteit. *Hallucinaties* zijn ernstige stoornissen in de waarneming: er worden dingen gezien, gehoord (stemmen), gevoeld, geroken of geproefd die er op dat moment niet echt zijn. Een *waan* is een stoornis in het denken: de patiënt houdt halsstarrig vast aan een onjuiste overtuiging. De meest voorkomende waan is de *paranoïde* waan waarbij de patiënt denkt te worden benadeeld of achtervolgd zonder dat daar duidelijke aanwijzingen voor zijn. Alleen wanneer wanen en hallucinaties van korte duur zijn (uren tot enkele dagen) kunnen zij tot de borderline persoonlijkheidsstoornis gerekend worden. Wanneer wanen en hallucinaties langer blijven bestaan, gaat het waarschijnlijk om een psychotische stoornis, zoals schizofrenie.
Derealisatie en *depersonalisatie* zijn stoornissen in de beleving van de uitwendige werkelijkheid, respectievelijk van de eigen persoon. In een toestand van derealisatie vraagt men zich af: 'is het wel waar wat ik zie', 'het lijkt wel of ik in een film zit'. Met depersonalisatie wordt een vervreemding van de eigen persoon bedoeld: 'zit ik wel in dit lichaam?' Personen die aan depersonalisatie lijden kunnen langdurig in de spiegel staren en zich afvragen: 'ben ik dat nou?' Of ze knijpen in hun eigen vel om uit te testen of ze nog iets voelen. De eerder genoemde automutilatie vindt soms plaats in een toestand van depersonalisatie. Het pijnigen van zichzelf is dan een poging om het gevoelscontact met het eigen lichaam te herstellen.

Differentiaaldiagnose

Affectieve stoornissen zorgen bij adolescenten vaker dan bij volwassenen voor verwarring met de borderline persoonlijkheidsstoornis. Depressies bij adolescenten kunnen een grillig verloop vertonen en gaan niet zelden gepaard met gedragsproblemen en drugsgebruik. Wanneer affectieve, agressieve en impulsieve symptomen nog maar kort bestaan, is met name het onderscheid tussen een beginnende bipolaire (manisch-depressieve) stoornis en borderline persoonlijkheidsstoornis moeilijk of niet te maken. Overigens komt het vaak voor dat er naast de borderline persoonlijkheidsstoornis nog een andere stoornis wordt gediagnosticeerd: bij 30% van alle patiënten met een borderline persoonlijkheidsstoornis wordt een depressieve stoornis vastgesteld. Bij adolescenten komt het vaak voor dat een borderline persoonlijkheidsstoornis op latere leeftijd overgaat in een depressie. Van de persoonlijkheidsstoornissen zijn voor de differentiaaldiagnose vooral de theatrale, de narcistische, de schizotypische, en de antisociale vormen van belang. De heftige en onvoorspelbare objectrelaties vormen een overeenkomst tussen borderline en theatrale persoonlijkheid. Automutilatie, ernstige affectieve, cognitieve en impulsieve symptomen ontbreken bij de theatrale persoonlijkheidsstoornis. Bij de narcistische persoonlijkheidsstoornis komen eveneens stemmingswisselingen voor, maar de episoden van totale wanhoop die de borderlineadolescent frequent moet doormaken, blijven de narcistisch gestoorde adolescent doorgaans bespaard. Impulsdoorbraken blijven bij de narcistische persoonlijkheidsstoornis beperkt tot driftbuien naar aanleiding van een krenking van het zelfgevoel. Bij patiënten met een narcistische persoonlijkheidsstoornis is het zelfbeeld stabieler en ontbreken zelfdestructieve acties, impulsiviteit en verlatingsangst.

De overeenkomst tussen borderline persoonlijkheidsstoornis en schizotypische persoonlijkheid ligt vooral in de aanwezigheid van paranoïde denkbeelden, die bij de borderlinepatiënt evenwel vluchtiger zijn. In alle overige opzichten verschillen deze twee persoonlijkheidsstoornissen.

Vóórkomen

In het meest betrouwbare bevolkingsonderzoek naar het voorkomen van persoonlijkheidsstoornissen bij volwassenen vonden Torgersen, Kringlen en Cramer (2001) bij 0,7% een borderline persoonlijkheidsstoornis. Bernstein, Cohen en Velez (1993) vonden in een epidemiologisch onderzoek onder adolescenten 3% borderlineadolescenten. Bij adolescenten die zijn opgenomen in een jeugdpsychiatrische kliniek worden veel hogere percentages gevonden, tot ongeveer 25% (Garnet, Levy, Mattanah, Edell & McGlashan 1994; Meijer, 1995). Het overgrote deel van alle jeugdige, maar ook volwassen borderlinepatiënten die in de geestelijke gezondheidszorg worden behandeld is van het vrouwelijke geslacht. Daarmee is nog niet gezegd dat de borderlinestoornis vrijwel niet voorkomt bij jongens en mannen. Mannelijke borderlinepatiënten komen soms terecht in het justitiële circuit of in de verslavingszorg.

Psychosociale aspecten

De borderline persoonlijkheidsstoornis blokkeert de ontwikkeling van de adolescent en is fnuikend voor het functioneren van de adolescent thuis, op school en te midden van leeftijdgenoten. In tegenstelling tot de normale adolescent, die steeds minder afhankelijk wordt van de volwassenen en zichzelf grenzen leert stellen, lijkt de borderlineadolescent juist terug te vallen in een toestand van afhankelijkheid en onverantwoordelijkheid. De ouders worden tot het uiterste op de proef gesteld: zij worden geconfronteerd met een kind dat spijbelt, alcohol en drugs gebruikt, zichzelf tot bloedens toe verwondt, met zelfmoordgedachten komt, spijbelt, wegloopt, niet voor rede vatbaar is en/of het niet verdraagt om door de ouders alleen gelaten te worden.

Ook het contact met leeftijdgenoten komt onder druk te staan: aanvankelijk zijn er nog wel een paar klasgenoten die begaan zijn met de sombere buien en suïcidale preoccupaties van de borderlineadolescent. Maar uiteindelijk geven de meesten het op; de borderlineadolescent wordt als een hopeloos geval bestempeld, als een aansteller en aandachttrekker. Na een aantal malen ernstig overstuur te zijn geraakt door de suïcidedreigementen van een borderlineadolescent vraagt een klasgenoot haar: 'Ben je nog steeds niet dood?' Welwillende mentoren en andere leerkrachten besteden veel tijd en energie aan het opvangen, aanhoren en ondersteunen van deze kinderen, maar komen uiteindelijk vaak tot de conclusie dat al hun inspanningen vruchteloos zijn.

Uiteraard komen de veelvuldige stemmingswisselingen, het spijbelen, het drugsgebruik en de conflicten met leerkrachten en medeleerlingen de leerprestaties niet ten goede. Borderlineadolescenten doubleren vaak en worden niet zelden van school gestuurd en komen dan terecht op een schooltype waar minder hoge eisen worden gesteld.

Vooral bij mannelijke borderlineadolescenten tekent zich geleidelijk een ontwikkeling in antisociale richting af. Liegen, stelen, onverantwoordelijk en agressief gedrag resulteren dan in contacten met politie en justitie.

Achtergronden en mogelijke oorzaken

Aangeboren factoren

In de families van borderlinepatiënten blijken niet alleen individuen met een borderline persoonlijkheidsstoornis relatief vaak voor te komen, maar ook personen met een antisociale persoonlijkheidsstoornis of middelenmisbruik (Goldman, D'Angelo & DeMaso, 1993; Silverman, Pinkham & Horvath, 1991). Onderzoek naar de erfelijkheid van persoonlijkheidsstoornissen richt zich meer en meer op afzonderlijke persoonlijkheidstrekken. Voor de meeste van deze trekken geldt dat genetische factoren en omgevingsinvloeden een ongeveer even grote rol spelen bij hun ontwikkeling (Torgersen, 2000; Distel et al., 2008). Wat de erfelijkheid van de borderline persoonlijkheidsstoornis betreft wordt aangenomen dat impulsiviteit de factor is die wordt overgeërfd.

Hersenafwijkingen

Onderzoeksgegevens betreffende het voorkomen van aangeboren of verworven hersenafwijkingen (schedeltrauma of ontsteking van de hersenen) in de voorgeschiedenis, epilepsie en afwijkende bevindingen bij elektro-encefalografisch onderzoek bij borderlinepatiënten zijn tegenstrijdig en laten geen conclusies toe (Zanarini & Frankenburg, 1997). Bij recent beeldvormend onderzoek van de hersenen van borderlinepatiënten zijn aanwijzingen gevonden voor afwijkingen van structuur en functie in de frontale hersengebieden; wat deze afwijkingen precies te betekenen hebben blijft vooralsnog onduidelijk (New, Goodman, Triebwasser & Siever, 2008). Biochemisch onderzoek laat zien dat bij borderlinepatiënten de *neurotransmitters*, stoffen die een belangrijke rol spelen bij de prikkeloverdracht in de hersenen, op een afwijkende manier functioneren. Dit afwijkende functioneren kan berusten op een erfelijke aanleg. Zo is het aannemelijk dat de impulsiviteit van de borderlinepatiënt mede toe te schrijven is aan een erfelijk bepaalde verlaagde activiteit van de neurotransmitter serotonine. Maar ook zijn er aanwijzingen dat traumatische ervaringen, opgedaan in de vroege jeugd, blijvende biochemische veranderingen kunnen veroorzaken. In dit opzicht vertoont de borderline persoonlijkheidsstoornis overeenkomsten met de posttraumatische stressstoornis.

Omgevingsfactoren

In wetenschappelijk onderzoek naar de voorgeschiedenis van borderlineadolescenten worden relatief vaak aangetroffen: seksueel misbruik, fysieke mishandeling, verlatingen, ernstige verwaarlozing en drugsmisbruik of criminaliteit van de ouders (Guzder, Paris, Zelkowitz & Marchessault, 1996). Johnson et al. (2001) vonden in een groot longitudinaal onderzoek dat ook verbale mishandeling op de kinderleeftijd de kans op het optreden van een persoonlijkheidsstoornis in adolescentie en volwassenheid doet toenemen. Met verbale mishandeling wordt hier bedoeld dat een ouder tegen het kind schreeuwt of dingen zegt als: 'ik hou niet van je', 'ik doe je weg' of 'ik zal je slaan als je niet gehoorzaamt'. Hoewel er nooit longitudinaal onderzoek is verricht naar een verband tussen hechtingsstoornissen in de vroege kinderjaren en later optredende borderlineproblematiek, is wel aangetoond dat adolescenten met een borderline persoonlijkheidsstoornis tekenen van hechtingsproblematiek vertonen (Westen, Nakash, Thomas & Bradley, 2006). Bij anamnestisch onderzoek vonden verschillende auteurs dat veel borderlinepatiënten in hun vroege jeugd meer langdurige separaties hebben ervaren en vaker een ernstige persoonlijk verlies hebben geleden dan vergelijkingsgroepen met psychotische of affectieve stoornissen, of met andere persoonlijkheidsstoornissen. De relatie die borderlinepatiënten als kind met hun ouders hadden wordt veelal gekenmerkt door conflicten en een gebrek aan betrokkenheid van de ouders op het kind. De ouders hebben vaak weinig oog voor problemen en behoeften van het kind en zijn geneigd wangedrag van het kind door de vingers te zien. Deze affectieve en pedagogische verwaarlozing gaat meestal niet van één, maar van beide ouders uit (Johnson, Smailes, Cohen, Brown & Bernstein, 2000). Bij al deze gegevens dient vermeld te worden dat we ook regelmatig ernstig disfunctionele adolescenten zien bij wie de borderlinesymptomen plotseling in de puberteit zijn uitgebroken na een vlekkeloos verlopen vroege jeugd en bij wie het qua ouderlijke zorg en veiligheid aan niets heeft ontbroken.

Diagnose

DSM-IV-criteria voor de borderline persoonlijkheidsstoornis

Een diepgaand patroon van instabiliteit in intermenselijke relaties, zelfbeeld en affecten en van duidelijke impulsiviteit, beginnend in de vroege volwassenheid en tot uiting komend in diverse situaties. De diagnose borderline persoonlijkheidsstoornis wordt gesteld wanneer sprake is van minstens vijf van de onderstaande criteria:

1 krampachtig proberen te voorkomen om feitelijk of vermeend in de steek gelaten te worden [NB: reken hier niet het suïcidale of automutilerende gedrag toe, aangegeven in criterium 5.];
2 een patroon van instabiele en intense intermenselijke relaties gekenmerkt door wisselingen tussen overmatig idealiseren en kleineren;
3 identiteitsstoornis: duidelijk en aanhoudend onstabiel zelfbeeld of zelfgevoel;
4 impulsiviteit op minstens twee gebieden die in potentie de betrokkene zelf kunnen schaden (bijvoorbeeld geld verkwisten, seks, misbruik van middelen, roekeloos autorijden, vreetbuien) [NB: reken hier niet het suïcidale of automutilerend gedrag toe, aangegeven in criterium 5.];
5 recidiverende suïcidale gedragingen, gestes of dreigingen, of automutilatie;
6 affectlabiliteit als gevolg van duidelijke reactiviteit van de stemming (bijvoorbeeld perioden van intense somberheid, prikkelbaarheid of angst, meestal enkele uren durend en slechts zelden langer dan een paar dagen);
7 chronisch gevoel van leegte;
8 inadequate, intense woede of moeite kwaadheid te beheersen (bijvoorbeeld frequente driftbuien, aanhoudende woede of herhaaldelijk vechtpartijen);
9 voorbijgaande, aan stress gebonden paranoïde ideeën of ernstige dissociatieve verschijnselen.

Bij kinderen en jeugdigen stelt de DSM als extra voorwaarde dat de symptomen op grond waarvan een persoonlijkheidsstoornis wordt gesteld minstens één jaar lang hebben bestaan.

Behandeling

Methodieken

Voor de behandeling van de adolescent met een borderline persoonlijkheidsstoornis zijn er verschillende mogelijkheden. De meest gebruikte methodieken zijn (afgeleide vormen van) de psychodynamische psychotherapie en de (cognitieve) gedragstherapie. De setting waarin de behandeling plaatsvindt is ambulant, klinisch of deeltijd.

PSYCHOTHERAPIE

Over de behandeling van de borderlinestoornis is in de psychoanalytische literatuur veel geschreven. Alle auteurs zijn het er inmiddels over eens dat de *psychodynamische therapie* veel aanpassingen behoeft om bruikbaar te zijn voor de borderlinepatiënt. De meeste van deze patiënten hebben behoefte aan steun en structuur. Zij moeten in de therapie steeds worden geconfronteerd met de realiteit en voorkomen moet worden dat zij meer bezig zijn met het verleden dan met het heden.

Ook moet de therapeut niet meegaan in de neiging van veel borderlinepatiënten om op te gaan in fantasieën, terwijl er in de realiteit belangrijke problemen zijn die beter eens besproken zouden kunnen worden. Praktisch komt het erop neer dat men zich bij deze patiënten steeds moet afvragen of men een beeld heeft van het leven dat de adolescent buiten de therapie leidt. Deze adolescenten kunnen bijvoorbeeld zichzelf en de therapeut het gevoel bezorgen dat er belangrijke dingen worden besproken in de therapie (bijvoorbeeld rond de vraag: 'hoe ga ik met andere mensen om, en wat heeft dat te maken met de relatie met mijn moeder?') terwijl zij niet vertellen dat zij al drie weken niet meer naar school gaan. Ook drugs- en drankgebruik, criminele activiteiten, agressieve uitbarstingen en conflicten thuis worden vaak verzwegen.

Belangrijke thema's in de therapie van borderlineadolescenten zijn de impulscontrole, het zwart-witdenken, de angst voor verlating, en de moeite die borderlineadolescenten hebben fantasie en realiteit van elkaar te onderscheiden. Borderlineadolescenten liegen ook gemakkelijk en veel. Niet zelden leidt dit tot irritatie bij hulpverleners.

Een op borderlinepathologie toegespitste variant van de psychodynamische therapie is de *Mentalization Based Therapy*. Deze behandelvorm is gebaseerd op de bevinding dat borderlinepatiënten primair en impulsief reageren op vanbinnen of vanbuiten komende prikkels. De mogelijkheid tot 'mentaliseren', dat is het herkennen van motieven, gevoelens en gedachten van zichzelf en van anderen, is bij hen, ten gevolge van een onveilige en onberekenbare omgeving in hun eerste levensjaren, niet goed tot ontwikkeling gekomen. Met deze therapie wordt beoogd de mogelijkheid tot mentaliseren te ontwikkelen en daarmee de impulsiviteit van de borderlinepatiënt te verminderen.

Een ontwikkeling binnen de *gedragstherapie* is de dialectische gedragstherapie (DGT) van Linehan (1987). Volgens Linehan lijden borderlinepatiënten aan een biologisch bepaalde emotionele kwetsbaarheid. Kenmerkend voor hun opvoeding is volgens Linehan dat de ouders afwijzend of bagatelliserend reageren op de emotionele uitingen van het kind. Zo leert het kind niet om te gaan met intense affecten en relationele problemen. Automutilatie, drugsgebruik en promiscuïteit brengen voor deze patiënten verlichting van de dysforie. Met de term 'dialectisch' wordt gedoeld op het belang dat wordt gehecht aan het vinden van dialectische oplossingen voor de extreme tegenstellingen die het gevoelsleven van deze patiënten kenmerken. Zo is het belangrijk dat er een synthese ontstaat tussen de wens geaccepteerd te worden zoals men is en de wens te veranderen. De dialectische gedragstherapie bestaat voor elke patiënt zowel uit een individuele therapie als een vaardigheidstraining die in groepsverband wordt gegeven. Aandachtspunten van de individuele therapie zijn achtereenvolgens: suïcidaal gedrag, gedrag dat interfereert met de voortgang van de therapie en met de kwaliteit van het leven, gedragsvaardigheden, het verwerken van traumatische ervaringen, en het gevoel van eigenwaarde. In groepszittingen worden vaardigheden aangeleerd ten behoeve van emotieregulering, interpersoonlijke relaties, het verdragen van crises, en van het kunnen observeren van zichzelf en de buitenwereld. Linehan hecht veel waarde aan het opbouwen en handhaven van een positieve samenwerkingsrelatie met de patiënt. Het 'dialecti-

sche principe' dat de patiënt niet alleen veranderd moet worden, maar dat zijn gevoelens ook moeten worden gerespecteerd, is hierbij essentieel. De therapeut moet snel kunnen inspelen op de wisselende behoeften en capaciteiten van de patiënt: op het ene moment moet op een steunende en accepterende wijze worden gereageerd en even later verdient een op verandering gerichte confrontatie de voorkeur.
De toepasbaarheid van de DGT bij adolescenten is sterk verbeterd door het werk van Alec Miller (Miller, Rathus & Linehan, 2007).

Gezinstherapie is een onmisbare aanvulling op de individuele behandeling. Belangrijke thema's voor gezinsgesprekken zijn de autonomie van de adolescent, de vraag hoeveel toezicht de adolescent nodig heeft respectievelijk verdraagt, de impact van suïcidegestes en automutilatie op ouders, broers en zussen en de wederzijdse verwachtingen ten aanzien van hun (toekomstige) relatie.

MEDICATIE

Medicamenteuze behandeling wordt vaak toegepast, maar zelden met veel resultaat (Paris, 2008). Antidepressieve medicamenten (SSRI's) worden vaak gebruikt bij borderlineadolescenten bij wie depressieve symptomen op de voorgrond staan maar sorteren geen aantoonbaar effect. Impulsief gedrag (waaronder automutilatie) zou soms wel goed reageren op antidepressieve medicatie. Bij ernstige stemmingswisselingen worden zogenoemde stemmingsstabilisatoren gebruikt, zoals bij manisch-depressieve patiënten. Het blijkt echter dat deze medicijnen geen invloed hebben op de stemming maar in het gunstigste geval wel op agressie en impulsiviteit. Medicijnen tegen psychoses worden gebruikt wanneer er sprake is van hallucinaties, verwardheid, paranoïdie of heftige angsten. Helaas worden voor borderlinepatiënten nog steeds veel kalmeringsmiddelen (benzodiazepinen) voorgeschreven. Deze middelen zijn meestal schadelijk voor hen: de impulsiviteit neemt toe, de patiënten kicken op een overdosering en uiteindelijk kan er een verslaving ontstaan.
Borderlinepatiënten slikken graag veel medicatie. Hun verwachtingen zijn hooggespannen als hen een nieuw medicament wordt aanbevolen. Ook de omgeving verwacht – ten einde raad – te veel van een pil. De wanhopige huisarts verzoekt de psychiater de patiënt 'in

te stellen op medicatie'. De werkelijkheid is dat medicamenten slechts een marginale rol spelen in de behandeling van de borderlineproblematiek.

Patiënten vertonen soms een enorme verbetering van hun symptomen nadat zij nieuwe pillen hebben gekregen; dergelijke wonderbaarlijke genezingen duren meestal maar kort en lijken eerder een placebo-effect dan een echt farmacologisch effect. Bovendien blijken borderlinepatiënten zeer vatbaar voor farmacologische bijwerkingen.

Borderlinepatiënten moeten goed worden voorgelicht over de beperkte werkzaamheid van medicatie en over de bijwerkingen. Als zij niettemin medicijnen willen, moet dat worden bestempeld als een proefneming.

Behandelsetting

Zowel de borderlinepatiënt als zijn omgeving is dikwijls van mening dat een langdurige psychiatrische opname noodzakelijk is. Het impulsieve, grillige, zelfverwondende gedrag, alcohol- en drugsgebruik, spijbelen, weglopen – het is voor ouders en andere volwassenen op een gegeven moment niet meer vol te houden. Temidden van de (zelf gecreëerde) chaos voelt de adolescent zich zelf ook niet meer veilig. Toch is een grote terughoudendheid ten aanzien van klinische opnames van borderlinepatiënten op haar plaats. Het gebeurt namelijk vaak dat borderlinepatiënten niet beter maar slechter worden van een klinische opname. Ze raken het toch al marginale contact met de realiteit kwijt, verliezen hun laatste rest zelfstandigheid, gaan meer en meer automutileren, voelen zich afgewezen door de staf van de kliniek maar klampen zich er tegelijkertijd angstvallig aan vast. Er ontstaat een toestand van hospitalisatie: een leven buiten de psychiatrische instelling lijkt niet meer mogelijk.

Om te voorkomen dat de patiënt steeds afhankelijker wordt van de behandelaars wordt in de behandeling van volwassen borderlinepatiënten steeds meer de nadruk gelegd op de eigen verantwoordelijkheid.

Deze strategie kan niet in ongewijzigde vorm worden overgenomen voor de behandeling van borderlineadolescenten. Zouden we een adolescent wijzen op zijn eigen verantwoordelijkheid, bijvoorbeeld ten aanzien van schoolbezoek of automutilatie, dan vinden we de ouders op onze weg. Zij blijven zich toch verantwoordelijk voelen en zijn dat wettelijk ook. Zij kunnen hun verantwoordelijkheid niet waarmaken, zij kunnen hun kind niet dwingen naar school te gaan, kunnen alcoholmisbruik noch zelfverwonding een halt toeroepen. De ouders gaan aandringen op een psychiatrische opname en meestal verzet de adolescent zich daar niet tegen. In sommige gevallen, waarin de borderlineadolescent een acuut gevaar vormt voor zichzelf, kan de psychiatrische opname gedwongen plaatsvinden, met een Inbewaringstelling. Tijdens een jeugdpsychiatrische opname kan intensief worden gewerkt aan een verbetering van de impulscontrole, kan de ontregelde adolescent weer wennen aan een regelmatig leven, kan onderzocht worden hoe het contact met de ouders verbeterd kan worden. Maar ook bij adolescenten met een borderline persoonlijkheidsstoornis bestaat het risico van een verergering van het ziektebeeld en hospitalisatie. Gelukkig zijn er op steeds meer plaatsen mogelijkheden voor jeugdpsychiatrische *dagbehandeling* van borderlineadolescenten. Wanneer het enigszins mogelijk is, verdient een dagbehandeling de voorkeur boven een klinische opname: het contact met het gewone leven en met het gezin blijft behouden. De problemen worden niet op één plek uitgevochten, maar verdeeld over thuis en de dagkliniek.

Uiteraard bestaan er ook borderlineadolescenten die voldoende hebben aan een ambulante therapie. Hier is de continuïteit van groot belang. Wanneer de therapeut niet beschikbaar is dient een collega die bekend is met de patiënt bereikbaar te zijn. In veel instellingen waar borderline patiënten ambulant worden behandeld, worden in principe twee behandelaars toegewezen aan één borderlinepatiënt. Afgezien van de mogelijkheid van de onderlinge waarneming biedt deze constructie de mogelijkheid dat wanneer de patiënt kwaad is op één hulpverlener, hij zich kan wenden tot een ander zonder dat de instelling het overzicht verliest.

Waar kan men voor behandeling terecht?

De jeugdafdelingen van de Riagg's hebben veel ervaring met borderlineadolescenten. In alle jeugdpsychiatrische klinieken maken borderlineadolescenten een substantieel deel uit van de patiëntenpopulatie. Steeds meer jeugdpsychiatrische klinieken bieden de mogelijkheid van dagbehandeling. Psychotherapeutisch Centrum

De Viersprong in Halsteren heeft een jeugdafdeling die zich speciaal toelegt op de behandeling van persoonlijkheidsstoornissen bij adolescenten.

Hoe kan de omgeving zich het beste opstellen?

Borderlineadolescenten doen een sterk appel op hun omgeving. Niet alleen de ouders, ook andere familieleden, buren, leerkrachten en leeftijdgenoten raken betrokken in de problemen. Leerkrachten worden door bloedsporen op de gang geconfronteerd met zelfverwonding, buren trachten te bemiddelen in conflicten tussen de adolescent en zijn ouders, en klasgenoten worden in vertrouwen genomen inzake suïcideplannen. Borderlineadolescenten hebben vaak hooggespannen verwachtingen van de hulp die andere mensen hen kunnen bieden. Daarmee doen zij een beroep op latente reddersfantasieën van anderen. Meestal houden deze omstanders het niet lang vol, omdat zij gaandeweg het gevoel krijgen dat ze leeggezogen worden en dat al hun aandacht in een bodemloze put verdwijnt. En dan gebeurt er juist waar de borderlineadolescent zo bang voor is: hij wordt – vaak letterlijk – in de steek gelaten. Het is dus voor 'omstanders' van het grootste belang duidelijk te maken wat zij wel en niet kunnen bieden en hoeveel tijd zij ter beschikking hebben. Het is ook raadzaam in het contact met borderlinepatiënten steeds te beseffen dat persoonlijke informatie die zij de omstanders toevertrouwen niet altijd betrouwbaar is. Juist goed bedoelende betrokkenen zijn geneigd hun handen af te trekken van de borderlinepatiënt als ze doorkrijgen dat ze zijn voorgelogen. Borderlinepatiënten kunnen een radeloze indruk maken en daarmee bij anderen de neiging opwekken om allerlei adviezen te geven. Borderlineadolescenten staan zeer ambivalent tegenover adviezen: elk advies dat ze krijgen heeft voor hen de bijbetekenis: ik kan het zelf niet, ik ben hulpeloos. Dit is verwarrend voor de aspirant-hulpverlener, want borderlinepatiënten vragen nou juist zo vaak om advies. Hierbij moet de hulpverlener dus bedenken dat elk advies dat hij geeft, de borderlineadolescent sterkt in zijn gevoel dat hij hulpbehoevend is.

Prognose

Hoewel met de term persoonlijkheidsstoornis bedoeld wordt dat het een stoornis betreft die nooit meer overgaat, blijkt uit verschillende onderzoeken dat tien jaar nadat de diagnose voor het eerst werd gesteld, het merendeel van de borderlinepatiënten niet meer voldoet aan de criteria van de borderline persoonlijkheidsstoornis (Meijer, 1995; Paris, 2003). Hierbij moet wel worden bedacht dat in dezelfde tien jaar bijna 10% overlijdt ten gevolge van suïcide. Bovendien zijn niet alle patiënten die niet meer voldoen aan de criteria van de borderline persoonlijkheidsstoornis klachtenvrij; integendeel, velen zijn depressief, anderen hebben zich na vele teleurstellingen in andere mensen, teruggetrokken en leven een eenzaam bestaan. De vaak gehoorde uitspraak dat 'borderlinesymptomen vanzelf uitblussen' geeft dus een te rooskleurig beeld van de prognose.
Behandeling kan de prognose verbeteren. Waldinger en Gunderson (1984) toonden aan dat de prognose van borderlinepatiënten verbeterde naarmate zij langer in (psychodynamische) psychotherapie bleven. Empirisch onderzoek is vooral verricht naar de effecten van de dialectische gedragstherapie van Linehan. De resultaten hiervan zijn bemoedigend (Linehan, Armstrong, Suarez, Allmon & Heard, 1991).

Preventie

De borderline persoonlijkheidsstoornis wordt meestal in de adolescentie of op jongvolwassen leeftijd vastgesteld bij individuen die tevoren weinig opvallende symptomen vertoonden. Er zijn geen verschijnselen bekend die beschouwd kunnen worden als voorlopers van een borderlinestoornis en die een uitgangspunt zouden kunnen vormen voor secundaire preventie. Zodra het echter duidelijk is dat er bij een adolescent sprake is van borderlineproblematiek, kan de schade vaak worden beperkt door snel een adequate behandeling in te stellen.

Samenvatting en conclusie

Bij de borderline persoonlijkheidsstoornis is sprake van hardnekkige problemen met de impulsregulatie, wisselende stemmingen, zelfdestructieve tendensen, problemen in persoonlijke relaties en andere, soms alarmerende psychiatrische symptomen. Niet alleen voor de patiënt zelf, maar ook voor de naaste omgeving (gezin, school) zijn de symptomen zeer belastend.

Wanneer een borderline persoonlijkheidsstoornis zich in de adolescentie voordoet, staat de ontwikkeling stil en in een aantal opzichten is er zelfs een terugval in het functioneren. Ouders kunnen meestal niet meer geacht worden de verantwoording te nemen voor het gedrag van de borderlineadolescent. Intensieve psychotherapeutische hulp, vaak in het kader van een deeltijdbehandeling of zelfs een residentiële behandeling, is nodig om de adolescent tegen zichzelf te beschermen en om de ontwikkeling weer vlot te trekken. De behandeling van borderlineproblematiek vergt specialistische kennis, die in de geestelijke gezondheidszorg ruimschoots voorhanden is. Wanneer bij een adolescent een borderline persoonlijkheidsstoornis op tijd herkend wordt en voldoende hulp wordt ingezet, komt dat de prognose ten goede.

Literatuur

Aangehaalde literatuur

Bernstein, D.P., Cohen, P.C. & Velez, C.N. (1993). Prevalence of stability of the DSM-III-R personality disorders in a community-based survey of adolescents. *American Journal of Psychiatry*, 150, 1237-1243.

Distel, M.A., Trull, T.J., Derom, C.A., Thiery, E.W., Grimmer, M.A., Martin, N.G., Willemsen, G. & Boomsma, D.I. (2008). Heritability of borderline personality disorder features is similar across three countries. *Psychological Medicine*, 38, 1219-1229.

Garnet, K.E., Levy, K.N., Mattanah, J.J.F., Edell, W.S. & McGlashan, T.H. (1994). Borderline personality disorder in adolescents: ubiquitous or specific. *American Journal of Psychiatry*, 151, 1380-1382.

Goldman, S.J., D'Angelo, E.J. & DeMaso, D.R. (1993). Psychopathology in the families of children and adolescents with borderline personality disorder. *American Journal of Psychiatry*, 150, 1832-1835.

Guzder, J., Paris, J., Zelkowitz, P. & Marchessault, K. (1996). Risk factors for borderline pathology in children. *Journal of the American Academy of Child and Adolescent Psychiatry, 35*, 26-33.

Johnson, J.G., Cohen, P., Smailes, E.M., Skodol, A.E., Brown, J. & Oldham, J.M. (2001). Childhood verbal abuse and risk for personality disorders during adolescence and early adulthood. *Comprehensive Psychiatry, 42*, 16-23.

Johnson, J.G., Smailes, E.M., Cohen, P., Brown, J. & Bernstein D.P. (2000). Association between four types of childhood neglect and personality disorder symptoms during adolescence and early adulthood: findings of a community-based longitudinal study. *Journal of Personality Disorders, 14*, 171-187.

Linehan, M.M. (1987). Dialectical behavior therapy for borderline personality disorder. *Bulletin of the Menninger Clinic, 51*, 261-276.

Linehan, M.M., Armstrong, H.E., Suarez, A., Allmon, D. & Heard, H.L. (1991). Cognitive-behavioral treatment of chronically parasuicidal borderline patients. *Archives of General Psychiatry, 48*, 1060-1064.

Meijer, M. (1995). *Borderline adolescents*. Proefschrift Rijks Universiteit Leiden. Amsterdam: Thesis Publishers.

Miller, A. L., Rathus, J.H. & Linehan, M. M. (2007). *Dialectical behavior therapy with suicidal adolescents*. New York: Guilford Press.

Miller, A.L., Muehlenkamp J.J. & Jacobson, C.M. (2008). Fact or fiction: diagnosing borderline personality disorder in adolescents. *Clinical Psychology Review, 28*, 969-981.

New, A.S., Goodman, M., Triebwasser, J. & Siever, L.J. (2008). Recent advances in the biological study of personality disorders. *Psychiatric clinics of North America, 31*, 441-461.

Paris, J. (2003). *Personality disorders over time: precursors, course, and outcome*. Washington DC: American Psychiatric Publishing.

Paris, J. (2008). Clinical trials of treatment for personality disorders. *Psychiatric Clinics of North America, 31*, 517-526.

Silverman, J.M., Pinkham, L. & Horvath, T.B. (1991). Affective and impulsive personality disorder traits in the relatives of patients with borderline personality disorder. *American Journal of Psychiatry, 148*, 1378-1385.

Torgersen, S. (2000). Genetics of patients with personality disorder. *Psychiatric Clinics of North America, 23*, 1-9.

Torgersen, S., Kringlen, E. & Cramer, V. (2001). The prevalence of personality disorders in a community sample. *Archives of General Psychiatry, 58*, 590-596.

Waldinger, R.J. & Gunderson, J.G. (1984). Completed psychotherapies with borderline patients. *American Journal of Psychotherapy, 38*, 190-192.

Westen, D., Nakash, O., Thomas C. & Bradley, R. (2006). Clinical assessment of attachment patterns and personality disorder in adolescents and adults. *Journal of Consulting and Clinical Psychology, 74*, 1065-1085.

Zanarini, M.C. & Frankenburg, F.R. (1997). Pathways to the development of borderline personality disorder. *Journal of Personality Disorders, 11*, 93-104.

Aanbevolen literatuur voor de ouders en adolescenten

Meekeren, E. van (2006). *'Alles of niets'. Informatie en adviezen voor patiënten en betrokkenen, betreffende De Borderlinestoornis*. Te bestellen via Stichting Borderline of via Stichting Labyrint-In Perspectief.

Adressen

Nederland

Stichting Borderline (Belangenvereniging voor en door borderlinepatiënten), postbus 1147, 8500 BC Utrecht, tel. 030-276 70 72; www.stichtingborderline.nl.
Stichting Labyrint~In Perspectief (Informatie en advies voor familieleden en andere betrokkenen), postbus 12132, 3501 AC Utrecht, tel. 030-254 68 03 (ma. t/m vr. van 10.00 - 12.30 uur); www.labyrint-in-perspectief.nl.

België

Vlaamse Vereniging voor Geestelijke Gezondheid vzw, Tenderstraat 14, 9000 Gent, tel. 09-221 44 34; www.vvgg.be.
Zie voor meer adressen m.b.t. jeugdzorg, *Sociale kaart Jeugdzorg*, Houten: Bohn Stafleu van Loghum.

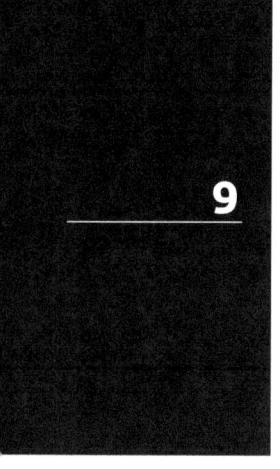

9 Organische psychosen

L.J. Kalverdijk

Inleiding

Johan, veertien jaar oud, is op de kinderafdeling opgenomen en heeft een zware operatie ondergaan. Bij deze operatie heeft hij veel bloed verloren en hij heeft nog een week kunstmatige beademing nodig gehad. Nadat deze is gestopt en hij wat meer wakker werd, is hij steeds onrustiger geworden. Hij herkent soms zijn ouders niet goed, en hij wil telkens opstaan van zijn bed en uit zijn kamer weglopen. Hij heeft gemompeld dat hij vindt dat hij in een gevangenis is. De verpleging heeft zijn handen moeten vastbinden om te voorkomen dat hij opstaat of het infuus uit zijn arm trekt. 's Nachts is het allemaal nog erger en slaapt Johan niet of nauwelijks. Het is de verpleging opgevallen dat hij toen ook erg angstig was en telkens keek naar een hoek van de kamer. Hij heeft overdag zijn moeder verteld dat hij die nacht ratten zag scharrelen in zijn kamer. 's Middags is het wat beter, vooral als zijn vrienden of zijn ouders op bezoek komen.

Gelukkig is een *organische psychose* in de dagelijkse omgang met kinderen en jeugdigen geen vaak voorkomend probleem. Toch is het nuttig om er iets van te weten, omdat het optreden van een organische psychose een signaal kan zijn dat er dringend hulp van een arts nodig is. De term 'organische psychose' wordt gebruikt als er sprake is van verwardheid die ontstaat door een lichamelijke ziekte of een chemische stof (of drug of geneesmiddel). Soms worden de termen 'intensive care psychose', 'delirium' of 'delier' gebruikt. De Nederlandse term 'ijlen' duidt eigenlijk ook een dergelijke toestand aan. Een organische psychose is een signaal dat er iets zodanig mis is met de lichamelijke gezondheid, dat de functie van de hersenen is verslechterd. De organische psychose is daarmee eigenlijk zowel een 'psychiatrische' als een 'neurologische' aandoening.

Een organische psychose is te herkennen aan subacuut (d.w.z. binnen enkele uren tot een paar dagen) beginnende *verwardheid en onrustig gedrag*. Soms heeft een patiënt ook *hallucinaties*. De patiënt functioneerde voordien over het algemeen normaal. Bij sommige patiënten gaat er wel een periode aan vooraf met verhoogde prikkelbaarheid, angst en slaapproblemen. Organische psychosen werden vooral bij ouderen onderzocht, maar er komt nu ook bij kinderen en jeugdigen meer onderzoek beschikbaar (Schieveld, 2008). Velen kennen 'ijlen', wat bij kinderen vaak voorkomt, gelukkig meestal als gevolg van een eenvoudige infectieziekte. De ernstige vormen van organische psychose zal men meestal in het ziekenhuis tegenkomen. Wanneer men in de thuissituatie verwardheid opmerkt zonder dat er een onschuldige koortsende ziekte (bijvoorbeeld griep of een middenoorontsteking) aan ten grondslag ligt, zal er altijd een medische beoordeling moeten plaatsvinden.

Organische psychose

Een organische psychose (delirium genoemd in het classificatiehandboek DSM-IV) is een verstoring van het bewustzijn die met cognitieve afwijkingen gepaard gaat en waarvan men kan vermoeden dat deze veroorzaakt wordt door een lichamelijke aandoening (American Psychiatric Association, 1994).

Tabel 9.1 Criteria Delirium (DSM-IV). (Bron: Koster-van Groos, 2007)

A	Bewustzijnsstoornis (verminderde helderheid van het besef van de omgeving) met verminderd vermogen om de aandacht te concentreren, vast te houden of te verplaatsen.
B	Een verandering in de cognitieve functies (zoals geheugenstoornis, desoriëntatie, taalstoornis) of de ontwikkeling van een waarnemingsstoornis die niet eerder is toe te schrijven aan een reeds aanwezige, vastgestelde of zich ontwikkelende dementie.
C	De stoornis ontwikkelt zich in korte tijd (meestal uren tot dagen) en neigt ertoe in het verloop van de dag te fluctueren.
D	Er zijn aanwijzingen vanuit anamnese, lichamelijk onderzoek of laboratoriumuitslagen dat de stoornis wordt veroorzaakt door de directe fysiologische consequenties van een somatische aandoening.

Een organische psychose ontwikkelt zich over het algemeen in *korte tijd* (uren tot dagen) en heeft de neiging om nogal te *wisselen in ernst* (meestal 's nachts ernstiger dan overdag).

De verandering van het *bewustzijn* kan zich uiten als wisselend wegdommelen, en dan weer helder zijn. Een kind kan minder reageren op aanspreken of aanraken, of hier erg van schrikken; en het zal zich niet, of niet lang kunnen concentreren. De *cognitieve afwijkingen* zijn te herkennen door moeite met het onthouden, vooral van nieuwe informatie; problemen met de oriëntatie in plaats (waar je bent), in tijd (tijd van de dag, maand, seizoen) en persoon (niet herkennen van voor de patiënt bekende personen); vaak zijn er problemen met de taal (bijvoorbeeld het niet op woorden kunnen komen, onsamenhangend praten en te traag of te snel praten); een kind kan achterdochtig worden en onlogische, bizarre gedachten gaan ontwikkelen (wanen); er worden dingen waargenomen die er niet zijn (visuele hallucinaties), dikwijls in de vorm van kleine voorwerpen of diertjes, of een vervormde waarneming van voorwerpen in de kamer. Dit alles geeft uiteraard vaak aanleiding tot heftige angst ('dagmerries').

Andere karakteristieke symptomen zijn lichamelijke onrust (draaien, woelen of de neiging om weg te lopen) en het vertonen van doelloos of zich herhalend gedrag, zoals het plukken aan dekens of aan het lichaam (armen, gezicht, slangetjes of pleisters). Schrijven, tekenen en het (na)maken van eenvoudige figuren lukt niet meer. Dikwijls bestaan er forse slaapproblemen waarbij de neiging bestaat tot omkeren van het dag-nachtritme. Een bijzondere vorm is het 'stille delier'. Hierbij is een kind juist opvallend stil of teruggetrokken, maar wel in de war en angstig.

> Yilmaz is zestien jaar en kan zich van haar openhartoperatie niet veel meer herinneren. Maar wel weet zij nog dat zij dacht dat via de infusen allemaal giftige dingen naar binnen werden gegoten. Zij durfde niemand te vragen hoe het werkelijk zat, omdat ze dacht dat men er dan achter zou komen dat zij het complot doorhad. Zij had de indruk dat er een complot was omdat er veel aan haar bed werd overlegd in een vreemde taal (er was toevallig een Duitse hoogleraar op bezoek in het ziekenhuis, met wie aan haar bed discussies waren gevoerd).

Bij kinderen en jeugdigen is over de frequentie van voorkomen bijna niets bekend. Omdat een organische psychose bij (jonge) kinderen minder snel wordt opgemerkt, zou het zelfs zo kunnen zijn dat de frequentie bij kinderen hoger ligt dan bij volwassenen.

Differentiaaldiagnose

Een eerste psychose, bijvoorbeeld in het kader van de ontwikkeling van een schizofrenie, kan op een delier lijken. In het kader van persoonlijkheidsstoornissen (borderline persoonlijkheidsstoornis) en conversie kunnen er in een enkel geval symptomen bestaan, die aan een organische psychose doen denken,

Psychosociale aspecten

Een kind houdt nogal eens nare herinneringen over aan een organische psychose als een nachtmerrieachtige toestand. De herinneringen zijn verbrokkeld, zonder tijdsperspectief, maar op andere punten weer erg levendig. Kinderen melden achteraf verwarde maar nadrukkelijke gedachten, of levendige beelden. Ook worden soms uitspraken van ouders, dokters of verpleging heel scherp, maar vertekend gereproduceerd. Voor kinderen zijn deze ervaringen beangstigend, ook achteraf. En het kan de reden zijn dat kinderen de situatie die zij hiermee associëren proberen te vermijden (ziekenhuisopname, operatie) of niet meer durven te slapen.
Een kind met een organische psychose kan ook veel indruk maken op ouders en omstanders. Een heftig onrustig kind, dat 'raar' reageert wekt veel ongerustheid. Men is vaak bang dat de symptomen onomkeerbaar zijn en dat er blijvend letsel ontstaat. Ook voelt men zich zelf verward en machteloos, omdat het kind bekenden niet herkent of dingen niet meer weet. Soms probeert men het kind zich dingen te laten herinneren maar dat leidt vaak tot onrust of prikkelbaarheid bij het kind.

Achtergronden en mogelijke oorzaken

Er zijn veel oorzaken van een organische psychose, maar een uitputtende lijst valt buiten de orde van dit hoofdstuk (zie Gunning, 2000). Wel mag uit het volgende blijken dat het beeld een gedegen medisch onderzoek vergt om de oorzaak vast te stellen en te behandelen. Het is een misverstand dat een organische psychose kan ontstaan door de spanning en emoties van een ziekenhuisopname of een zware ingreep (een 'ic-psychose'). Maar het is wel zo dat een combinatie van factoren kan maken dat een kind kwetsbaar is geworden voor een organische psychose (verminderde weerstand, ernstige ziekte, verhoogde psychische kwetsbaarheid, en afwezigheid van belangrijke steunfiguren). Over erfelijke factoren is nog niets bekend. De meeste voorkomende oorzaak bij kinderen is gelukkig een eenvoudige ontsteking met koorts, vooral wanneer de koorts snel oploopt. Voorbeelden hiervan zijn griep, een darminfectie of een middenoorontsteking.

In het ziekenhuis is een veel voorkomende situatie het wakker worden uit een narcose.

Een organische psychose kan echter ook veroorzaakt worden door een groot aantal ernstige ziekten en afwijkingen (tabel 9.2). Pijn kan op zichzelf een oorzakelijke factor zijn. De onrust die bij pijn bestaat kan bij (jonge) kinderen moeilijk te onderscheiden zijn van een organische psychose.

Tabel 9.2 Enkele oorzaken (oorzaken die men eventueel buiten het ziekenhuis zou kunnen tegenkomen, zijn in onderstaande tabel gecursiveerd).

Zuurstoftekort in de hersenen	Ernstig bloedverlies, of ernstige bloedarmoede, ernstige hart- of longproblemen
Na een ongeval	Een *hersenschudding* of schedelbasisfractuur of ernstig bloedverlies (shock)
Ontstekingen	*Griep, middenoorontsteking, darminfecties*, hersenontsteking of -abces, malaria, tyfus
Hersenaandoeningen	Tijdens of na een *epileptische aanval*, hersentumoren, verhoogde druk in de hersenen
Vergiftigingen en medicijnen	*Medicijnen* (als bijwerking of bij overdosering), *drugs* (met name opiaten). Het te snel afbouwen van medicijnen, of onthouding van alcohol na langdurig gebruik. Vergiftiging door planten, paddenstoelen, zware metalen, etc.
Stofwisselingsziekten	*Ontregelde suikerziekte* (diabetes), ontregelde schildklierziekten
Bloedsomloop	*Uitdroging, hitteberoerte*, ernstig verhoogde bloeddruk, ontstekingen van de bloedvaten

Diagnose

De diagnose organische psychose wordt in het ziekenhuis gesteld door een arts, vaak een arts die regelmatig met ernstig zieke patiënten te maken heeft of een ziekenhuispsychiater. Op de meeste grote kinderafdelingen kan in een dergelijk geval een kinder- en jeugdpsychiater ingeschakeld worden. Voor het vaststellen van een organische psychose is de beschrijving van de gedragingen van de patiënt door verpleging en ouders van erg groot belang. Vaak kunnen ouders (die hun kind immers het beste kennen van voordien) het beste de subtielere veranderingen beschrijven in het gedrag of de vaardigheden. Vooral bij jongere kinderen is hun informatie van groot belang. Soms kan men zelfs bij heel jonge peuters of baby's een dergelijk beeld (met enig voorbehoud) vaststellen. Voor de diagnose is het van belang om de medische toestand van het kind in kaart te brengen, met aandacht voor bovengenoemde oorzakelijke factoren. Bij kinderen van 1,5 tot zes jaar zijn de observaties door de directe omgeving belangrijk en te scoren met de PAED, zie tabel 9.3 (Sikich, 2004).

Tabel 9.3	De PAED-score. Bij een score 10 heeft de patiënt een zeer hoge kans dat hij delirant is. Bij een score tussen de 7 en de 9 kan het nog verergeren. Herevalueren na 1 uur. Een score tussen de 0 en 6 is normaal en dan is er dus geen sprake van een delier.				
	helemaal niet	gering	matig	veel	zeer veel
1 Het kind maakt oogcontact met verzorgers	4	3	2	1	0
2 Het gedrag van het kind is doelgericht	4	3	2	1	0
3 Het kind is zich bewust van zijn/haar omgeving	4	3	2	1	0
4 Het kind is rusteloos	0	1	2	3	4
5 Het kind is ontroostbaar	0	1	2	3	4

Tabel 9.4	Vragen en opdrachten t.b.v. de diagnostiek.
Geheugen en inprenting	Hoe heet jij? Hoe oud ben jij? In welke groep zit jij? Hoe heet jouw juf/meester? Hoe heten familieleden, hond, kat? Drie woorden opnoemen en laten herhalen (boek, plant, molen). Na vijf minuten opnieuw de woorden terugvragen.
Oriëntatie	Waar ben je nu? In welke stad ben je? Is het nu avond/ochtend/middag? Is het nu zomer/winter, etc. Waar zijn mama en papa? Hoelang ben je hier al? Wat is er met je aan de hand? Hoe heet jouw zuster/dokter? Wat heb je zopas gegeten? Van wie heb je deze mooie auto gekregen?
Waarneming	Eenvoudige figuur laten zien en laten natekenen (vierkant, vijfhoek). Mensfiguur, auto, klok laten tekenen.
Motoriek	Tekenen. Iets ergens uitpakken, hantering van vork en mes.
Aandacht en concentratie	Sommetje laten maken. Voor kinderen uit voortgezet onderwijs: herhaaldelijk 7 laten aftrekken van 100. Een woord omgekeerd laten spellen (merel). Voor kinderen uit de bovenbouw van het basisonderwijs bijv.: herhaaldelijk 3 laten optellen bij het vorige getal. Een woord laten spellen.
Taal	Een horloge en een potlood laten zien en benoemen. Eenvoudig opdrachtje laten uitvoeren. (Doe je ogen eens dicht. Vouw dit papier op en stop het onder je kussen.)

Herkenning van de verschijnselen door leken

Wanneer een organische psychose in milde vorm thuis plaatsvindt, is deze voor de omgeving soms moeilijk te onderkennen. Herkenning van een organische psychose is echter om meerdere redenen

9 ORGANISCHE PSYCHOSEN

van belang. Op de allereerste plaats kan het een symptoom zijn dat wijst op een misschien wel levensgevaarlijke aandoening. Verwardheid kán (in zeldzame gevallen) het eerste en enige symptoom zijn en dan kan ernstiger schade door snel medisch ingrijpen voorkomen worden. Een goede beschrijving van de verschijnselen kan een arts op het spoor brengen van zo'n aandoening.

> Zafira is vijf jaar oud en is normaal een vrolijk en actief meisje. De laatste week valt het haar leerkracht op dat zij veel stiller is en een afwezige indruk maakt. Zij zit veel in een hoekje met een duim in de mond. Zij plukt haar popje open en is schijnbaar doelloos aan het krabbelen aan een korstje op haar knie. Zij lijkt haar leerkracht niet meer te herkennen en lijkt haar aanwijzingen niet goed te begrijpen. Waar ze vroeger al aardig kon tekenen, komt ze nu niet verder dan wat krassen, waarbij het papier scheurt. Omdat haar ouders een weekje weg zijn past haar tante op haar, maar die kan ook niet veel vertellen, behalve dat Zafira geen koorts heeft en geen andere klachten aangeeft. Wel moet ze 's ochtends met veel moeite wakker gemaakt worden en geholpen worden met aankleden (terwijl ze dat anders al aardig zelf kan). Haar leerkracht vertrouwt het niet en vindt het te extreem voor een reactie op de afwezigheid van haar ouders. Zij geeft haar tante het advies om naar de huisarts te gaan. Ook de huisarts vertrouwt het niet en laat Zafira meteen opnemen in het ziekenhuis. Daar wordt bij Zafira een langzaam groeiende hersentumor ontdekt.

Gelukkig is een ernstige situatie zoals in bovenstaande casus zeldzaam. Een ervaren ouder kan meestal inschatten dat er sprake is van ijlen als gevolg van een onschuldige aandoening, zoals in de volgende casus.

> Tobias is negen jaar en heeft gisteren bij een vriendje gespeeld waar het hele gezin op bed lag met griep. Deze avond wordt Tobias steeds hangeriger en hij wil alleen nog maar op de bank liggen. Hij dommelt wat met hoogrode konen, en een snel oplopende temperatuur. Dan wordt hij opeens wakker en gilt voor zich uit. Ouders merken dat ze moeilijk tot hem

> doordringen en hij roept dat ze dat aapje uit de hoek van de kamer moeten wegjagen. Wanneer ouders dat 'zogenaamd' doen wordt Tobias wat rustiger, maar even later begint hij opnieuw dat er een beest achter het gordijn zit. Ouders krijgen van de huisarts het advies om hem kinderparacetamol te geven en hem wat koeler te leggen. Ook geven ze hem koude vochtige doeken over het voorhoofd. Ze laten hem niet alleen en praten rustig tegen hem. Wanneer de koorts zakt, wordt Tobias rustiger en hij valt normaal in slaap.

In dit geval hebben de ouders terecht ingeschat dat er een verband is tussen de koorts, waarschijnlijk als gevolg van een onschuldige koortsende ziekte en de verwardheid. De beschreven maatregelen waren voldoende om de verschijnselen te bestrijden.

Behandeling

De behandeling van een organische psychose is in eerste instantie medisch en is gericht op het wegnemen of het behandelen van de oorzaak. Daarnaast kunnen psychofarmaca *de symptomen* bestrijden. De medicijnen die hiervoor het meest worden gebruikt zijn antipsychotica zoals haloperidol (Haldol), risperidon (Risperdal) en soms benzodiazepinen zoals chloordiazepoxide (Librium) en temazepam (Temesta). Soms is ook pijnbestrijding van groot belang. Het besluit om medicatie in te zetten wordt meestal genomen als de onrust of het verzet sterk naar voren komt, maar kan ook van belang zijn als er alleen sprake is van angst. In situaties waar de symptomen niet duidelijk zijn, zal men bij kinderen terughoudend zijn met medicatie en het effect van een andere benadering (zie verder) willen afwachten. Voor een aantal aandoeningen en ingrepen worden protocollair psychofarmaca voorgeschreven. Meestal is deze medicatie gericht op pijnbestrijding of om beademing te vergemakkelijken, en niet op (het voorkomen van) een organische psychose.

Ook verzorgers en verpleegkundigen kunnen veel doen om de situatie van het kind te verbeteren en wel door *gedragsmatige* interventies (Schuurmans & Van der Woude, 1994). Deze kunnen gericht worden op een aantal problemen.

De *onrust* van de patiënt kan begeleid worden door:
- Regelmatig toezicht.
- Beschermende maatregelen (gevaarlijke voorwerpen verwijderen, onrusthekken aan het bed). Soms is het nodig om een patiënt te fixeren. Deze ingreep vereist specifieke deskundigheid om te voorkomen dat een patiënt zich verwondt.
- Niet te veel of te lang bezoek. Maximaal twee bezoekers per keer. Bezoek kan beter aan één kant van het bed gaan zitten.
- De patiënt vriendelijk en duidelijk te benaderen.

Bij *verwarde* uitingen van de patiënt, wanen of hallucinaties:
- Probeer de patiënt te laten verwoorden wat de angst is. Wanen en hallucinaties niet confronterend tegenspreken. Wel duidelijk maken dat de waarneming niet juist is. Begrip tonen voor de erbij horende angst. Probeer het gevoel te benoemen.
- Soms kan de familie beter begrijpen wat een patiënt bedoelt, en gemakkelijk geruststellen. ('Ja Lidwien, mama zal ervoor zorgen dat je marmotje te eten krijgt!').
- Men heeft soms de neiging om de patiënt te stimuleren door het opgeven van sommetjes en vragen. ('Weet je dan écht niet wie dit is?') Dit kan men beter vermijden, omdat dit angst en wantrouwen kan oproepen.

De *oriëntatie* van de patiënt kan verbeterd worden door:
- De patiënt zo te leggen dat die gemakkelijk kan kijken naar zijn omgeving.
- Klok, wekker en kalender te gebruiken, of iets wat op kindvriendelijke wijze het dagritme weergeeft.
- Foto's naast het bed te zetten en het dekbed van thuis te gebruiken.
- Niet te veel, maar ook niet te weinig prikkels en speelgoed in de kamer.
- Eventuele bedgordijnen open te schuiven, zodat de patiënt de kamer kan overzien.
- Nachtlampje.
- Zo veel mogelijk vaste verpleegkundigen, niet te veel onbekenden aan het bed.

- Goed op te letten of de televisie/dvd-film geen beangstigende invloed heeft. Kinderen niet alleen naar tv laten kijken.
- Oriëntatie te ondersteunen door toelichting te geven bij wie je bent, wat je gaat doen.
- Op ooghoogte te spreken, korte duidelijke zinnen te gebruiken. ('Ik ben Yildou. Ik ben jouw dokter. Ik kan je helpen! Hoe heet jij?').
- Niet te veel ingewikkelde vragen te stellen. Vermijd dubbelzinnigheden en grapjes.
- Niet uit angst voor blijvend letsel te proberen de patiënt extra te stimuleren; dit heeft vaak meer onrust als gevolg.

Prognose

Een organische psychose hoeft op zichzelf geen schade achter te laten. Maar een organische psychose is een symptoom dat wijst op een ernstige onderliggende aandoening. Het is bijvoorbeeld bekend dat bij volwassenen en ouderen de aanwezigheid van een organische psychose de kans op langer verblijf in het ziekenhuis, ernstige complicaties en zelfs overlijden aanzienlijk verhoogt. Onderzoek naar de prognose bij kinderen is echter niet voorhanden. Wel kan men vermoeden dat een organische psychose ook bij deze leeftijdsgroep een waarschuwing is voor een ernstige, misschien levensbedreigende onderliggende aandoening.

In de meeste gevallen duurt een organische psychose een aantal dagen en deze verdwijnt omdat de patiënt herstelt. Maar het beeld kan ook overgaan in ernstiger neurologische symptomen omdat de onderliggende ziekte toeneemt in ernst. Een organische psychose gaat dan over in een coma, insulten of een onomkeerbare hersenbeschadiging.

In een enkel geval kan gedurende langere tijd verwardheid blijven bestaan, meestal als gevolg van een chronische (neurologische) ziekte. Dit is echter een zeldzaamheid en in dit hoofdstuk zal hier niet op worden ingegaan.

Preventie (secundair)

Voor een verpleegkundige kan het van belang zijn een organische psychose te herkennen, om bijtijds te kunnen voorkomen dat een patiënt zichzelf beschadigt, valt, slangen uittrekt, of zichzelf schade berokkent. En het is natuurlijk belangrijk de behandelende arts attent te maken op de symptomen, om adequaat te kunnen ingrijpen bij een verslechterende medische toestand.

Anderzijds kunnen de familie en de verpleging met de juiste adviezen en aanpak wel wat doen om de situatie te helpen hanteren en zelfs in gunstige zin te beïnvloeden. Dit bestrijdt de organische psychose op zich niet, maar het voorkomt dat de patiënt zich verwondt, en dikwijls kan het de negatieve ervaringen van de patiënt verzachten. Hierdoor kan de patiënt na afloop ook minder negatieve herinneringen hebben aan de organische psychose.

Samenvatting en conclusie

Een organische psychose is een ziektebeeld dat gekenmerkt wordt door veranderingen in het gedrag als verwardheid, hallucinaties, desoriëntatie en onrust. Het optreden staat in relatie tot een medische aandoening of een toxische stof. De herkenning ervan en het zorgen voor een optimale gedragsmatige benadering zijn de taken van diegenen die (beroepshalve) met kinderen te maken hebben. De behandeling van de oorzaken en eventueel medicamenteus ingrijpen vereisen de spoedige inschakeling van één of meer medici met ervaring en deskundigheid op dit terrein.

Er moet aandacht zijn voor de ouders en de familie, die bij een dergelijk beeld soms heftig verontrust kunnen raken. Daarnaast kan de familie, mits goed voorgelicht en ondersteund, belangrijk zijn bij een optimale hantering van de patiënt.

Literatuur

Aangehaalde literatuur

American Psychiatric Association (1994). *Diagnostic and statistical manual of mental disorders (DSM-IV).* (4th ed.) Washington: American Psychiatric Press.

American Psychiatric Association (1995). *Beknopte handleiding bij de Diagnostische Criteria van de DSM-IV.* Lisse: Swets & Zeitlinger.

Consensus Dokument Pediatrisch Delier (2009) – submitted (te verkrijgen via de auteur).

Gunning, W.B. (2000). Organisch psychiatrische stoornissen. In F.C. Verhulst & F. Verheij (red.), *Kinder- en jeugdpsychiatrie: Onderzoek en diagnostiek*. Assen: Van Gorcum.

Koster-van Groos, G.A.S. (2007). *Beknopte handleiding diagnostische criteria DSM-IV-TR*. Amsterdam: Pearson Assessment and Information.

*Mast, R.C. van der, et al. (2004). *Richtlijn Delirium*. Amsterdam: Uitgeverij Boom.

* Schieveld, J.N.M. (2008). *On pediatric delirium in critical illness. A clinical multidisciplinary study in childneuropsychiatry at the PICU*. Ph.D. thesis Maastricht University. Thesis adres: http://dissertaties.ub.unimaas.nl.

* Schuurmans, M. & Woude, J. v.d. (1994). Acuut optredende verwardheid. *Tijdschrift voor verpleegkundigen*, 7, 211-214.

Sikich, N. & Lerman, J. (2004). Development and psychometric evaluation of the pediatric anesthesia emergence delirium scale. *Anesthesiology*, 100 (5), 1138-45.

Stern, T.A. et al. (ed.) (2004). *Massachusetts General Hospital Handbook of General Hospital Psychiatry*. St. Louis: Mosby.

* aanbevolen voor werkers in de eerste lijn

Adressen

Nederland

Nederlandse Vereniging voor Psychiatrie, Afdeling kinder- en Jeugdpsychiatrie en Sectie Consultatieve en Ziekenhuispsychiatrie, Mercatorlaan 1200, 3528 BL Utrecht, tel: 030-28 23 303; www.nvvp.net.

België

Vlaamse Vereniging voor Kinder- en Jeugdpsychiatrie, secretariaat Miksebaan 264; 2930 Brasschaat, tel. 03-633 98 51; www.vvk.be.

Men heeft in een aantal ziekenhuizen in België consulterend kinderpsychiaters op de afdeling kindergeneeskunde (K-Diensten).

Zie voor meer adressen m.b.t. jeugdzorg, *Sociale kaart Jeugdzorg*, Houten: Bohn Stafleu van Loghum.

Internet

www.antenna.nl/sczp/index2.html (Sectie Consultatieve en Ziekenhuispsychiatrie)
www.psychiatrienet.nl (Informatieportal met verwijzing naar Delier)
www.mentalhealth.com/dis/p20-0r01.html
www.psych.org/ (American Psychiatric Association)

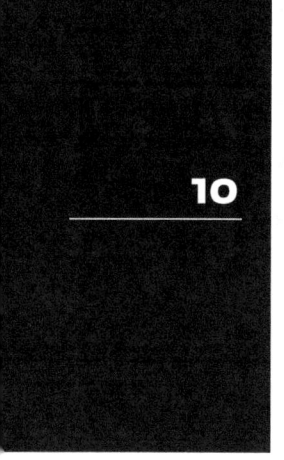

10 Aandachtstekortstoornis met hyperactiviteit

E. Plomp
E. van Daalen

Inleiding

Maria is een driejarig meisje dat de hele dag druk in de weer is. Ze rent veel heen en weer. Het aanwezige speelgoed raakt ze nauwelijks aan. Rustig ergens mee spelen of aan tafel zitten lukt haar niet. Haar pleegmoeder loopt achter haar aan met haar maaltijden. Maria spreekt nog in losse woorden. Ze is heel slecht verstaanbaar. Ze bezoekt twee ochtenden per week een peuterspeelzaal. Ook daar komt ze niet tot spelen. Soms slaat ze de andere kinderen. Ze is altijd vrolijk. Haar pleegouders raken langzaam uitgeput, vooral omdat Maria slecht in- en doorslaapt. Maria's biologische moeder was prostituee en gebruikte verschillende verdovende middelen tijdens de zwangerschap. Maria is op de leeftijd van vijf maanden door de kinderrechter onder toezicht gesteld en bij haar pleegouders terechtgekomen.

Louis is een zesjarig jongetje dat zeer ondernemend is. Hij is meestal niet te stuiten en zijn ouders kunnen hem maar moeilijk iets verbieden. Als zijn ouders hem willen corrigeren of als hij niet mee mag spelen met zijn oudere broer, gaat hij lastig en storend gedrag vertonen. Met zijn broer ontaardt het spelen al snel in ruzie. De vader van Louis loopt regelmatig in wanhoop het huis uit. Zijn moeder probeert de broers te laten spelen op verschillende verdiepingen. Zij is vaak erg moe en is regelmatig ziek. Louis is net begonnen op de gewone basisschool. Hij lijkt de leerstof goed aan te kunnen. Tijdens de les praat hij regelmatig door de leerkracht heen en reageert hij niet goed op haar waarschuwingen. Hij staat vaak op in de klas, duwt en trekt aan andere kinderen en bemoeit zich met hun werk. Louis zit op voetballen en is ook bij de training nauwelijks aan te sturen. Hij luistert niet en heeft snel ruzie met zijn teamgenootjes. Zijn moeder moet niet veel van medicijnen hebben en zeker niet voor zo'n jong kind.

Marieke is een veertienjarig meisje, dat het voorbereidend middelbaar beroepsonderwijs volgt. Zij zit altijd vooraan, omdat ze anders niet te corrigeren is door haar docenten. Ze zit nooit stil, tikt met pennen op de tafel of de verwarming en laat regelmatig boeken of pennen op de grond vallen. Het lukt haar niet zich op de les te concentreren. Ze kijkt alle kanten op en zit te kletsen. Ze is niet gemakkelijk in de omgang, want ze is snel aangebrand. In de pauzes heeft ze vaak ruzie. Ze vertelt dat ze door haar klasgenoten wordt gepest. Haar schoolresultaten zijn niet goed. Ze weet vaak niet meer wat voor huiswerk ze moet maken. Ze helpt dagelijks mee met allerlei klussen bij een dierenasiel in de buurt. Dat is het enige moment waarop ze zich prettig en ontspannen voelt, vertelt ze. Ze denkt dat ze er maar beter niet had kunnen zijn. Ze is er bovendien van overtuigd dat haar ouders dat ook denken.

De hierboven beschreven kinderen kregen de diagnose 'aandachtstekortstoornis met hyperactiviteit', de vertaling van het Engelse 'attention deficit/hyperactivity disorder', wat vaak wordt afgekort tot ADHD, ook in het Nederlands. Elk van de drie kinderen heeft een eigen verschijningsvorm van ADHD. Wat de overeenkomst tussen de drie kinderen is, is dat ze allemaal last hebben van concentratieproblemen. Ook zijn ze druk en nadrukkelijk aanwezig wat betreft hun bewegingen en praten. Dit geeft hun een handicap in het functioneren thuis, op school, met hun leeftijdgenoten en in hun hobby's. Ze kunnen uiteindelijk minder maatschappelijk presteren, raken meer sociaal geïsoleerd en hebben een minder positief zelfbeeld dan kinderen zonder ADHD met dezelfde cognitieve vaardigheden.

Beschrijving van ADHD

ADHD is een psychiatrisch ziektebeeld dat niet één duidelijke oorzaak en een vast omschreven beloop heeft. Het is meer een beschrijving van een *combinatie van een aantal symptomen* die tot uitdrukking komen in gedrag. Om te spreken van ADHD moet er sprake zijn van concentratieproblemen en van druk gedrag en impulsiviteit. Ook is een voorwaarde dat het functioneren van het kind in *diverse situaties*, dus bijvoorbeeld zowel thuis als op school, door het probleem belemmerd wordt. Verminderde concentratie, drukker gedrag en impulsiviteit komen in het dagelijks bestaan van kinderen, jongeren en volwassenen veel voor zonder dat er meteen sprake hoeft te zijn van een stoornis, bijvoorbeeld bij vermoeidheid, honger, verlies van een belangrijke verzorger of een verhuizing. Meestal gaat het dan om een tijdelijke verandering. Bij de stoornis ADHD zijn de symptomen meer permanent en in meer situaties aanwezig. In het geval van ADHD is het gedrag dus niet zozeer afwijkend door de aanwezigheid van de symptomen, als wel door de timing en de frequentie ervan, de hoeveelheid verschillende situaties waarin het voorkomt en de grootte van de handicap die het voor het kind veroorzaakt.

Symptomen van ADHD

De drie hierboven beschreven kinderen zijn snel afleidbaar of komen niet toe aan bezigheden of spel. Ze lijken niet goed te luisteren naar correcties of opdrachten en als ze die al gehoord hebben, kunnen ze die niet goed vormgeven. Ze hebben moeite om de aandacht erbij te houden en vermijden taken waarbij langdurige concentratie nodig is. Ze raken spullen kwijt en vergeten afspraken. Ze zijn vaak te laat en weten hun huiswerk niet meer. Ze vinden het moeilijk om hun taken en activiteiten adequaat te organiseren. Ze komen op school door hun problemen niet goed uit de verf en verstoren de les door hun beweeglijkheid en impulsiviteit. Het drukke gedrag dat ze vertonen bestaat uit friemelen, niet stil kunnen zitten en luidruchtigheid. Ze staan vaak op in de klas, rennen rond of klimmen overal op. Ook praten ze vaak aan één stuk door. Zij vertonen regelmatig roekeloos gedrag en lopen zo een groot risico op ongelukken. Kinderen die last hebben van ADHD zijn dikwijls impulsief; ze geven vaak als eerste antwoord en praten soms door anderen heen. Dit kan geïnterpreteerd worden als gezellig en spontaan gedrag, maar ook als voordringen of bemoeizucht en dat leidt dan weer tot misverstanden, ruzies en soms vechtpartijen. Deze kinderen worden vaak gemakkelijk gepest, omdat ze zo snel aangebrand en opvliegend zijn. Ze hebben al gehandeld voordat ze de consequenties van hun gedrag hebben doordacht. Dit niet goed kunnen 'intunen' of invoegen bij anderen wordt vaak niet als een handicap gezien. Het kind wordt benoemd als storend of slecht opgevoed, krijgt frequent te maken met sancties en wordt gemeden door andere kinderen. Bij andere ouders krijgt het de naam een lastpost te zijn, waardoor het kind niet meer wordt uitgenodigd. Een kind dat heel frequent gecorrigeerd moet worden, roept bij leerkrachten soms irritatie op.

Bij gedragsstoornissen zoals ADHD is het nog niet mogelijk een 'diagnose' te stellen in de engere zin van het woord. In de ziekteleer wordt een 'diagnose' gedefinieerd als een complex van symptomen optredend als gevolg van een bepaalde oorzaak, met de daarbij behorende verandering in het zieke weefsel en met een voorspelling over het beloop van de ziekte. Bij een aantal ziektebeelden, waaronder veel psychiatrische, zijn de oorzaken, de veranderingen in de hersenen en het beloop onvoldoende bekend om een diagnose te stellen. Om toch verschillende soorten van gedragsstoornissen te onderscheiden, wat vaak van groot belang is voor het kiezen van een therapeutische interventie of voor wetenschappelijk onderzoek, worden deze stoornissen vaak in groepen ingedeeld op basis van de aanwezigheid van bepaalde symptomen. Dit heet dan een 'classificatie' in plaats van een 'diagnose'. In verscheidene landen worden dezelfde systemen van classificatie gebruikt; de twee bekendste zijn: 'Diagnostic and Statistical Manual of Mental Disorders, Fourth Edition, Text Revision', afgekort 'DSM-IV-TR' (APA, 2000) en 'Classification of Mental and Behavioural Disorders, ICD-10' (WHO, 1994). Deze classificatiesystemen zijn een belangrijk hulpmiddel bij het diagnosticeren van ADHD.

In de DSM-IV-TR worden drie subtypen van ADHD beschreven: het onoplettende, het hyperactief-impulsieve en het gemengde type. Kinderen die ten minste zes symptomen veroorzaakt door aandachtsproblemen en ten minste zes symptomen veroorzaakt door hyperactief en impulsief gedrag hebben, worden geclassificeerd met *het gemengde type*. Een kind dat last heeft van ten minste zes symptomen veroorzaakt door aandachtsproblemen en van minder dan zes symptomen als gevolg van hyperactiviteit en impulsiviteit wordt geclassificeerd met ADHD van *het onoplettende type*. Een kind met meer dan zes symptomen op basis van hyperactief en impulsief gedrag en minder dan zes op basis van aandachtsproblemen heeft klachten passend bij *het hyperactief-impulsieve type*. Op basis van deze criteria blijkt een betrouwbaar onderscheid gemaakt te kunnen worden tussen zowel kinderen met ADHD en kinderen die geen gedragsstoornis hebben als tussen kinderen met ADHD en kinderen met andere gedragsstoornissen (Barkley, 1995).

Differentiaaldiagnose

Een differentiaaldiagnose stellen is een ziekte van een andere onderscheiden. Ziekten delen soms dezelfde symptomen, zoals koorts of pijn, maar kunnen toch een andere oorzaak of een ander beloop hebben. Ook kunnen bepaalde symptomen passen binnen de normaliteit.
Tabel 10.1 toont de differentiaaldiagnose van ADHD. Onderscheid maken tussen de stoornis ADHD en andere psychiatrische ziektebeelden is niet eenvoudig. Deels is er overlap van symptomen tussen deze ziektebeelden. Kinderen met een pervasieve ontwikkelingsstoornis kunnen bijvoorbeeld ook druk gedrag vertonen. Daarnaast kunnen ook bepaalde verschijnselen erg op elkaar lijken. Zo kunnen sommige kinderen met ADHD bijvoorbeeld niet goed 'invoegen', terwijl er bij kinderen met een pervasieve ontwikkelingsstoornis meestal sprake is van een gebrek aan 'wederkerigheid'. Het is van belang dit onderscheid tussen verschillende psychiatrische aandoeningen goed te maken. De diagnose kan daarom het beste gesteld worden door een clinicus met een uitgebreide kennis en ervaring op het gebied van psychiatrische ziektebeelden. Ook kunnen de cognitieve vaardigheden van het kind een rol spelen. Een kind dat alleen druk is in de klas kan een algemene of specifieke leerstoornis hebben. Door bij het schoolwerk rekening te houden met de leerstoornis kan het drukke gedrag soms al verholpen worden.
Daarnaast is het bij de diagnostiek van ADHD van groot belang om systematisch een aantal mogelijk onderliggende lichamelijke ziekten uit te sluiten. Zo kunnen aandachtsproblemen bijvoorbeeld ook veroorzaakt worden door absences (een vorm van epilepsie) en kan druk gedrag (mede) veroorzaakt worden door hyperthyreoïdie (een te snel werkende schildklier).
Ten slotte is het van belang om na te gaan of er factoren binnen het gezin, de school of de omgeving van het kind zijn die stress opleveren. Door spanning en stress kunnen de aandacht, concentratie en

controle over impulsen verminderen. Ook armoede of slechte woonvoorzieningen kunnen leiden tot concentratieverlies of druk gedrag.

Diagnostiek bij kinderen met ADHD vereist zodoende onderzoek op verschillende levensgebieden van het kind – een zorgvuldig in kaart brengen van de lichamelijke en psychische gezondheid en van zijn cognitieve vaardigheden.

Tabel 10.1 Differentiaaldiagnose van ADHD. (Bron: Verhulst, Verheij & Ferdinand, 2007)

Pervasieve ontwikkelingsstoornis
Psychose
Gedragsstoornis (zonder aandachtstekort)
Hechtingsstoornis, ernstige verwaarlozing
Middelenmisbruik
Angststoornis
Stemmingsstoornis (depressieve stoornis of bipolaire stoornis)
Ticstoornis, syndroom van Gilles de la Tourette
Verstandelijke handicap, hoogbegaafdheid
Leerstoornis, taal-/spraakstoornis
Motorische coördinatiestoornis
Lichamelijke aandoening (zintuiglijke stoornis (gehoor, visus), epilepsie, allergieën, niet adequaat behandelde aandoeningen, aandoeningen van de hersenen (traumata, bloedingen, infecties, neoplasmata), endocriene stoornissen (hyperthyreoïdie, feochromocytoom))
Intoxicatie (lood, zink)
Bijwerking medicatie (antihistaminica, anti-epileptica, bètamimetica)
Slaapstoornis
Aanpassingsstoornis of algehele lichamelijke malaise passend bij de leeftijd (normale variatie)

Comorbiditeit en risico's

Van 'comorbiditeit' wordt gesproken als een patiënt aan meer ziekten tegelijkertijd lijdt. Deze ziekten kunnen een gezamenlijke oorzaak hebben, zoals een te traag of te snel werkende schildklier en een depressie, of toevallig samen voorkomen, zoals ADHD en griep. Kinderen met ADHD hebben een grote kans op het ontwikkelen van een tweede psychiatrische ziekte. Ongeveer twee derde van de kinderen met ADHD lijdt aan ten minste één andere psychiatrische stoornis (Elia, Ambrosini & Berrettini, 2008) en ongeveer de helft van kinderen met ADHD lijdt aan ten minste twee andere psychiatrische stoornissen. In tabel 10.2 wordt de kans op het ontwikkelen van comorbiditeit voor psychiatrische ziektebeelden bij kinderen met ADHD weergegeven. Vooral kinderen met ADHD van het hyperactieve of gecombineerde type hebben een hoge kans (circa 40 tot 50%) op het ontwikkelen van een oppositioneel-opstandige gedragsstoornis (Elia et al., 2008). Omgekeerd is het zo dat bijna alle kinderen die jonger dan twaalf jaar zijn en voldoen aan de diagnose gedragsstoornis of oppositioneel-opstandige gedragsstoornis voldoen aan de criteria voor ADHD.

Tabel 10.2 Kans op comorbiditeit bij ADHD. (Bron: Schachar & Tannock, 2002)	
Oppositioneel-opstandige gedragsstoornis	35-50%
Gedragsstoornis (conduct disorder)	25%
Stemmingsstoornis	15%
Angststoornis	25%
Leerstoornis	15-40%
Ontwikkelingsstoornis van de taal	15-75%
Misbruik van middelen (bekend voor die kinderen die naast ADHD ook een gedragsstoornis vertonen)	30%

Een hypothese om de relatief hoge psychiatrische comorbiditeit te verklaren zou kunnen zijn dat het hebben van een eerste psychiatrische stoornis de kans op het krijgen van een tweede verhoogt, doordat het kind kwetsbaarder is in aanleg en/of meer negatieve reacties uit zijn omgeving krijgt. Ook is het mogelijk dat deze ziektebeelden een geheel of gedeeltelijk gezamenlijke oorsprong hebben. Soms is het echter geheel onduidelijk waarom ADHD vaker samen met een bepaalde psychiatrische ziekte voorkomt dan in de rest van de bevolking, zoals bij de obsessief-compulsieve stoornis, waar 10 tot 33% van de gevallen tevens ADHD heeft (Pliszka, Carlson & Swanson, 1999). Daarnaast hebben kinderen met impulsief gedrag een groter risico op ongelukken, wat de kans op andere ziekten, invaliditeit of overlijden vergroot. Voor de behandeling en de prognose van ADHD is het heel belangrijk om de stoornis zelf, maar ook bijkomende stoornissen, heel zorgvuldig in kaart te brengen.

Vóórkomen

Aangenomen wordt dat 3 tot 5% van de kinderen op de basisschoolleeftijd aan de criteria voor ADHD voldoet. Circa 50% van deze kinderen voldoet tijdens de adolescentie nog steeds aan de diagnose en bij circa 30% van deze kinderen persisteert de stoornis tot in de volwassenheid (Kooij, Buitelaar & Tilburg, 1999; Wilens, Biederman & Spencer, 2002). De diagnose ADHD wordt tegenwoordig steeds vaker gesteld (Van Dijk, Zuidgeest, Van Dijk & Verheij, 2008). Over de oorzaak daarvan bestaan verschillende hypothesen. Mogelijk is er in het verleden sprake geweest van onderdiagnostiek. De criteria zijn in de loop van de jaren bovendien verschillende malen gewijzigd en verruimd. De toenemende complexiteit van ons alledaags bestaan kan veroorzaken dat steeds meer kinderen niet aan de eisen kunnen voldoen. Anderen schrijven het vaker gesteld worden van de diagnose toe aan het beschikbaar zijn van een effectieve en veilige medicamenteuze behandeling voor dit soort symptomen in de vorm van methylfenidaat of atomoxetine.

De diagnose ADHD wordt ongeveer twee- tot driemaal zo vaak bij jongens als bij meisjes gesteld. Meisjes met ADHD worden vaker gediagnosticeerd met het onoplettende type en jongens met ADHD meer met het hyperactief-impulsieve type en het gemengde type. Mogelijk is er echter sprake van onderdiagnostiek bij meisjes. Veel kinderen met ADHD van het onoplettende type worden niet goed gediagnosticeerd door hulpverleners. Ook worden jongens frequenter naar de hulpverlening verwezen dan meisjes, mogelijk doordat jongens vaker gedragsproblemen en meisjes meer leerproblemen vertonen (Gaub & Carlson, 1997; Gershon, 2002; Van den Ban & Buitelaar, 2002).

Psychosociale aspecten

Als bij kinderen met ADHD de problemen niet worden onderkend en niet adequaat worden behandeld, kan dat een groot effect op hun functioneren en hun toekomst hebben. Kinderen met ADHD hebben problemen in alle dagelijkse situaties. Ze hebben er last van op school, bij hun hobby's en sport, thuis met hun familieleden en met leeftijdgenoten. Ze hebben deze problemen in een zodanig ernstige mate dat ze zich op diverse terreinen niet goed kunnen ontwikkelen. Ze hebben vaak minder goede schoolresultaten en doen gemiddeld langer over hun schoolopleiding dan leeftijdgenoten zonder problemen. Ze hebben meer conflicten op school, in hun vrije tijd en thuis. Ze worden door anderen frequent gecorrigeerd en vaak ook lastig gevonden. Dit kan leiden tot minder of minder gunstige sociale contacten. Ze lopen het risico niet meer getolereerd te worden bij sport en hobby's, wat een verdere isolatie in de hand kan werken. Daarbij lopen deze kinderen een groter risico op misbruik van middelen. Sociale isolatie kan leiden tot contact met andere kinderen met gedragsproblemen, tot criminaliteit en het in aanraking komen met justitie. Alle beschreven problemen hebben een negatieve invloed op het zelfbeeld en de stemming. Deze somberheid kan weer aanleiding zijn voor het ontwikkelen van gedragsproblemen en misbruik van middelen. Als jongvolwassene begaan ze meer verkeersovertredingen. Ze zijn vaker betrokken bij een verkeersongeval. Uiteindelijk bereiken ze als volwassene gemiddeld een lager niveau van beroep met een lagere honorering dan leeftijdgenoten met dezelfde intellectuele capaciteiten en schoolopleiding.

In het gezin van herkomst veroorzaakt het kind vaak stress voor de opvoeders en andere gezinsleden. Dit kan leiden tot meningsverschillen en problemen in de relatie van de opvoeders. Ook kan het gezin geïsoleerd raken doordat familie en vrienden het kind lastig vinden en kritiek uiten op de ouders. Deze isolatie kan bij de ouders weer leiden tot misbruik van middelen en depressie.

Achtergronden en mogelijke oorzaken

De drie bovenbeschreven kinderen met ADHD hebben ieder een andere voorgeschiedenis en andere levensomstandigheden. Maria heeft al problemen vanaf een heel jonge leeftijd. Ze heeft voor haar geboorte aan allerlei verdovende middelen blootgestaan. Maria is waarschijnlijk mishandeld en ernstig verwaarloosd. Maria's biologische moeder heeft vermoedelijk een moeilijk bestaan geleid. Mogelijk was zij zelf psychiatrisch ziek, had ze ooit zelf ADHD, raakte ze daardoor verslaafd aan verdovende middelen en kwam ze in de prostitutie terecht.

Louis lijkt op de peuter- en kleuterleeftijd niet veel problemen gehad te hebben. Maar dat kan ook verklaard worden door de minder hoge eisen die gesteld worden aan kinderen in de lagere klassen van het basisonderwijs. Mogelijk komt impulsief gedrag voor in de familie, bijvoorbeeld bij zijn vader. Zijn moeder heeft last van somberheid, misschien mede ten gevolge van de problemen met Louis. Deze omstandigheden kunnen samenhangen met de problemen van Louis zonder dat precies duidelijk is wat oorzaak is en wat gevolg. Het totale effect is in ieder geval dat de ouders van Louis minder energie en veerkracht hebben om Louis in zijn gedrag te begeleiden.

Marieke heeft op de basisschool al last gehad van overbeweeglijk gedrag en een matige concentratie. Sinds ze op de middelbare school zit en haar ouders zijn gescheiden zijn de problemen fors toegenomen. Is dit veroorzaakt door de scheiding van haar ouders, door de hogere eisen die er in het middelbaar onderwijs gesteld worden of door het in de puberteit komen van Marieke zelf?

Het is in de praktijk vaak niet mogelijk één oorzaak van ADHD aan te wijzen. ADHD is een gedragsstoornis die veroorzaakt wordt door een samenspel van factoren, waarbij zowel erfelijke factoren als invloeden van de omgeving een rol spelen.

Invloeden van de omgeving

Van een aantal omgevingsfactoren is bekend dat ze een rol spelen bij de ontwikkeling van ADHD. Forse stressfactoren bij de moeder en misbruik van verdovende middelen, alcohol en nicotine tijdens de zwangerschap van het kind leveren een bijdrage. Daarnaast kunnen complicaties tijdens de zwangerschap en de bevalling (zoals eclampsie, asfyxie en toxemie) en vroeggeboorte het risico op het ontstaan van ADHD bij het kind verhogen. Traumatische hersenschade en koortsstuipen in de vroege kindertijd en blootstelling aan bepaalde stoffen (zoals fenobarbital en lood) vormen eveneens risicofactoren. Ten slotte vergroten ook ongunstige psychosociale factoren (zoals een lage sociaaleconomische klasse, psychopathologie bij de moeder, mishandeling, verwaarlozing, langdurige conflicten binnen de familie en een slechte relatie met broers en zussen) het risico op ADHD. Deze risicofactoren leveren elk afzonderlijk waarschijnlijk echter slechts een zeer kleine bijdrage aan het ontstaan van ADHD (Biederman et al., 1995; Milberger, Biederman, Faraone, Guite & Tsuang, 1997; Thapar et al., 2003; Biederman & Faraone, 2005; Pineda et al., 2007).

Beeldvormend onderzoek van de hersenen

Gedrag wordt in de hersenen gereguleerd via netwerken van zenuwcellen die elkaar boodschappen doorgeven via chemische stoffen, 'neurotransmitters' genaamd. Bij kinderen met ADHD zijn er afwijkingen gevonden in de regulatie van gedrag die mogelijk worden veroorzaakt door afwijkingen in netwerken van zenuwcellen en in de werking van de neurotransmitters dopamine, noradrenaline en adrenaline. Door middel van beeldvormend onderzoek (met name structurele en functionele MRI) zijn afwijkingen in de anatomie en activiteit van bepaalde gebieden van de hersenen van kinderen met ADHD geconstateerd (Valera, Faraone, Murray & Seidman, 2007). Interessant is dat zich in de gebieden van de hersenen waar de afwijkingen zijn gevonden (met name de zogenoemde 'frontostriale' gebieden) relatief veel receptoren voor de neurotransmitter dopamine bevinden. Dit vormt namelijk een bevestiging van de al eerder (mede op basis van de werking van methylfenidaat) geformuleerde hypothese dat de neurotransmitter dopamine een rol speelt bij het ontstaan van ADHD. Daarnaast is interessant dat een deel van de gevonden afwijkingen (met name het kleinere volume van de grijze stof in de prefrontale cortex) ook gevonden is bij gezonde broers van kinderen met ADHD, wat suggereert dat er een genetische oorzaak is voor deze afwijking (Durston et al., 2004). Beeldvormend onderzoek kan dus niet alleen gebruikt worden om na te gaan welke afwijkingen er aanwezig zijn in de hersenen van kinderen met ADHD, maar ook als een middel om de rol van genen bij het ontstaan van ADHD nader te onderzoeken (Durston et al., 2005; Durston, De Zeeuw & Staal, 2009).

Erfelijkheid

Het aandeel van de erfelijkheid bij het ontstaan van ADHD is waarschijnlijk groot. Broertjes en zusjes van kinderen met ADHD lopen een drie- tot vijfmaal groter risico op het ontwikkelen van ADHD dan andere kinderen (Biederman et al., 1992; Faraone et al., 1993). Bij eeneiige tweelingen van wie een van de twee kinderen ADHD heeft is de kans dat de ander dit ook ontwikkelt 50 tot 80%. Bij twee-eiige tweelingen is die kans ongeveer 30% (Thapar, Holmes, Poulton & Harrington, 1999; Bradley & Golden, 2001). Geschat wordt dat genen tussen de 60 en 80% van de variantie in het fenotype (de observeerbare kenmerken) bij ADHD kunnen verklaren (Faraone & Biederman, 1998; Thapar et al., 1999; Faraone et al., 2005).

De afgelopen jaren is er veel onderzoek gedaan naar de betrokkenheid van genen bij het ontstaan van ADHD. Daarbij is gebruikgemaakt van twee methoden:
1 genoombrede 'linkage scans' (waarbij alle chromosomen gescreend worden op de aanwezigheid van gebieden die betrokken zijn bij het ontstaan van ADHD);
2 'kandidaatgenstudies' (waarbij onderzocht wordt of bepaalde, van tevoren gekozen, genen geassocieerd zijn met ADHD).

De resultaten van de studies die tot nu toe zijn verricht zijn echter nogal tegenstrijdig. Tot nu toe zijn er slechts twee gebieden (op chromosoom 5 en chromosoom 16), die in de meeste linkage scans zijn geïdentificeerd als gebied dat mogelijk betrokken is bij het ontstaan van ADHD (Faraone et al., 2005; Zhou et al., 2008). Omdat er aanwijzingen zijn dat de neurotransmitter dopamine een rol speelt bij het ontstaan van ADHD, zijn in de kandidaatgenstudies met name polymorfismen (variaties in DNA) van genen die coderen voor receptoren en transporters van de neurotransmitter dopamine – en in iets mindere mate genen die coderen voor receptoren en transporters van noradrenaline en serotonine (andere neurotransmitters die mogelijk een rol spelen bij ADHD) – onderzocht (Thapar, O'Donovan & Owen, 2005). Hoewel in de kandidaatgenstudies associaties zijn gevonden met een groot aantal verschillende kandidaatgenen, is slechts een klein deel van deze associaties ook in andere studies bevestigd (Faraone et al., 2005; Thapar et al., 2005). De meest onderzochte kandidaatgenen zijn het DRD4-gen (dat codeert voor dopaminereceptor D4) en het DAT1-gen (dat codeert voor de dopaminetransporter), die waarschijnlijk inderdaad geassocieerd zijn met ADHD. De tot nu toe gevonden associaties van kandidaatgenen met ADHD zijn echter zeer zwak (Faraone et al., 2005). Geen van de onderzochte kandidaatgenen kan meer dan 5% van de variantie in ADHD-symptomen verklaren (Kuntsi, Neale, Chen, Faraone & Asherson, 2006). Waarschijnlijk leveren 'risicogenen' elk afzonderlijk dan ook slechts een kleine bijdrage aan het ontstaan van ADHD. Aangenomen wordt dan ook dat slechts combinaties van verschillende (polymorfismen van) risicogenen met omgevingsfactoren uiteindelijk kunnen leiden tot het ontstaan van ADHD (Biederman & Faraone, 2005). Inmiddels zijn in enkele studies aanwijzingen gevonden dat dergelijke 'gen-omgevingsinteracties' inderdaad een rol spelen bij het ontstaan van ADHD. Ook voor het onderzoek naar het bestaan van dergelijke interacties kunnen beeldvormende technieken (zoals MRI en functionele MRI) worden gebruikt (Durston et al., 2009).

Diagnose

Als bij kinderen en jongeren gedacht wordt aan ADHD, is informatie uit verschillende bronnen van belang. Een voorwaarde voor het stellen van de diagnose is het optreden van klachten in verschillende situaties. Dat betekent dat gesprekken moeten worden gevoerd met het kind zelf, als het er oud genoeg voor is, met de ouders en met de leerkrachten of begeleiders van een dagverblijf. Daarnaast is een psychiatrisch en eventueel een lichamelijk onderzoek van het kind nodig.

Bij diagnostiek is het in kaart brengen van symptomen de eerste stap: het beloop in de tijd, in welke situatie welke symptomen voorkomen, de mate van belemmering van het functioneren, eventuele comorbiditeit en de pedagogische vaardigheden van de ouders. Een psychologisch onderzoek verricht men als er reden is te twijfelen aan de intellectuele vaardigheden of als er leerproblemen of andere problemen op school zijn. Specifieke symptomen kunnen een reden vormen voor ander specialistisch onderzoek.

Een kind met klachten passend bij ADHD dient onderzocht te worden door een team van multidisciplinair werkende professionals die goed geschoold en geoefend zijn in het doen van de diagnostiek van dit ziektebeeld. Als hulpmiddel bij de diagnostiek wordt vaak gebruikgemaakt van gestructureerde vragenlijsten, zoals de 'Child Behavior Checklist' (CBCL; Achenbach & Rescorla, 2001; Achenbach, 2003) en de bijbehorende versie voor de leerkracht, de 'Teacher Report Form'. De CBCL is vooral erg geschikt om uit grote groepen kinderen die kinderen te selecteren die risico's lopen op het ontwikkelen van kinderpsychiatrische stoornissen, in dit kader ADHD, al dan niet met een bijkomende stoornis. Het is niet mogelijk om de diagnose ADHD bij een individueel kind te stellen op basis van de resultaten van deze vragenlijst (Pliszka et al., 2007).

Behandeling

De behandeling stap voor stap

UITLEG

De behandeling start met een uitleg aan het kind en zijn ouders of verzorgers over ADHD. Daarbij is het van belang om aan het kind en zijn ouders ook voldoende tijd te geven voor gevoelens van rouw en de verwerking van het slechte nieuws. Het vaststellen van een beperking van het functioneren van het kind betekent vaak ook een beperking van zijn toekomstmogelijkheden. Pas als er voldoende voorlichting over de stoornis is gegeven en er ruimte is geweest voor de verwerking, kan de behandeling starten.

KEUZE VAN INTERVENTIE

De behandeling bestaat behalve uit goede voorlichting, 'psychoeducatie' genoemd, uit twee belangrijke onderdelen, die elkaar onderling in hun werking versterken: *gedragsinterventie* en *medicamenteuze interventie*. Een behandeling die alleen uit medicatie bestaat is goed werkzaam gebleken binnen de setting van wetenschappelijk onderzoek, maar niet in de gewone praktijk (MTA Cooperative group, 1999a, 1999b). Medicatie blijkt vooral een positief effect te hebben op de symptomen van ADHD. Ouders blijken meer tevreden over een gecombineerde behandeling dan over een behandeling die alleen op een medicamenteuze interventie is gebaseerd. Gecombineerde behandelingen hebben een groter positief effect op de relatie tussen ouders en kinderen dan die zonder gedragsmatige interventie (MTA Cooperative group, 1999a, 1999b). In de praktijk bestaat een behandeling dan ook bij voorkeur uit een combinatie van een medicamenteuze interventie en een gedragsprogramma. Als gekozen wordt voor een behandelmethode zonder medicatie, is het van belang dat de gekozen interventie gebaseerd is op gedragsmatige principes. Bij heel jonge kinderen wordt vaak eerst gekozen voor een gedragsmatige interventie voor de ouders en de omgeving van het kind; als dat niet voldoende werkt, kan in tweede instantie medicatie worden toegevoegd.

Het goed onderzoeken, beschrijven en het meten van het effect van de behandeling op de symptomen van ADHD is een voorwaarde voor een effectieve behandeling. In de praktijk wordt bij ieder kind vastgesteld welke symptomen de grootste bijdrage leveren aan zijn handicap en wordt vervolgens het effect van de behandeling aan de hand van die specifieke symptomen gemeten. Hulpmiddelen om het beloop van een behandeling vast te stellen zijn de 'Revised Conners Parent Rating Scale' (CPRS-R; Conners, 1997a), de 'Revised Conners Teacher Rating Scale' (CPRS-R; Conners, 1997b) en, het eenvoudigste in gebruik, de 'Abbreviated Conners Scale' (tien items van de CPRS-R).

Er komt meer zicht op de langetermijneffecten van interventie door langdurige vervolgstudies van de MTA Cooperative group (Jensen, 2005; Swanson, 2005). Het blijkt dat wanneer kinderen met ADHD gevolgd worden over langere tijd, zij onder te verdelen zijn in drie groepen. Er zijn kinderen die in eerste instantie niet sterk verbeteren door een therapeutische interventie, maar die op de lange duur wel meer vooruitgang van hun functioneren laten zien. Er is een groep kinderen met ADHD die sterk opknappen na interventie en die op de lange termijn ook beter blijven functioneren. En er is een derde groep kinderen met ADHD, die eerst enige verbetering van hun functioneren, maar op de lange termijn weer een verslechtering van hun functioneren laten zien. Die laatste groep wordt gekenmerkt door een lager cognitief functioneren en meer agressief gedrag bij het starten van de interventie. Een medicamenteuze interventie bleek op de lange termijn alleen effectief voor de eerste twee groepen kinderen met ADHD. Kinderen uit de eerste groep bleven beter functioneren op de lange termijn als ze dan nog steeds medicatie gebruikten. Bij de tweede groep bleek het gebruik van medicatie bij de vervolgmeting niet gerelateerd te zijn aan het functioneren op de lange termijn. Sommige kinderen deden het heel goed ondanks het feit dat zij geen medicatie meer gebruikten. Dit betekent dat sommige kinderen met ADHD kunnen verslechteren in hun functioneren ondanks het gebruik van medicatie en dat andere kinderen een vermindering van symptomen kunnen laten zien op de lange termijn waardoor een medicamenteuze interventie niet meer nodig is. Het is vooral belangrijk dat een behandelaar het beloop van de stoornis bij het individuele kind op de lange termijn goed blijft volgen en een individueel aangepast behandelprogramma ontwerpt, dat over de tijd frequent wordt bijgesteld (Pliszka et al., 2007). Comorbiditeit is een van de factoren die de prognose van het effect van de behandeling kunnen verslechteren.

GEDRAGSPROGRAMMA'S

Het kind met ADHD heeft thuis, op school en bij zijn andere activiteiten meer structuur nodig. Dit betekent in de praktijk vaak een meer individuele en intensieve begeleiding in situaties waarin het kind last heeft van de symptomen van ADHD. Het is belangrijk dat er naar de individuele combinatie van symptomen gekeken wordt bij het ontwerpen van een gedragsprogramma voor het kind (Pliszka et al., 2007). De meest gebruikte therapie is training van de ouders met gedragstherapeutische principes, *mediatietherapie* genoemd. Hierbij leren ouders gewenst gedrag positief te bekrachtigen en het geven van straf te verminderen. Voor dit laatste is het nodig dat ouders beter leren anticiperen op situaties waarin hun kind in moeilijkheden komt. Zij kunnen het kind in die situaties bijsturen en ondersteunen, zodat een negatieve ervaring voor het kind voorkomen wordt. Vaak worden ouders in een groep begeleid in het aanleren van vaardigheden om het gedrag van hun kind beter te kunnen aansturen, het moeilijke gedrag beter en effectief aan te pakken en gewenst gedrag te stimuleren (Greydanus, Pratt, Sloane & Rappley, 2003). Socialevaardigheidstraining en cognitieve gedragstherapie kunnen het kind mogelijkheden bieden zijn eigen impulsen beter te leren beheersen. Afhankelijk van de leeftijd van de kinderen kunnen zij ook in een groep van leeftijdgenoten leren om met hun eigen problemen om te gaan. Dit kan via het aanleren of verbeteren van hun sociale vaardigheden (Greydanus et al., 2003) Daarnaast bestaat vaak de mogelijkheid om consultatie te verlenen aan leerkrachten.

MEDICATIE

Bij de medicamenteuze behandeling van ADHD zonder comorbiditeit zijn methylfenidaat (Ritalin, Relatine) en dexamfetamine zeer effectief en veilig gebleken (Brown et al., 2005). Tegenwoordig is atomoxetine het meest gebruikte middel na de verschillende preparaten die methylfenidaat bevatten. De effecten van atomoxetine en methylfenidaat op de symptomen van ADHD zijn vergelijkbaar. Tricyclische antidepressiva worden niet meer voorgeschreven.
Een interventie met medicatie heeft alleen kans van slagen in combinatie met een uitgebreide uitleg over werking en bijwerkingen. Veel voorkomende bijwerkingen bij methylfenidaat zijn inslaapproblemen, minder eetlust, buikpijn en hoofdpijn. Daarnaast kan het,

bij kinderen die daar gevoelig voor zijn, tics induceren. Vanwege de verminderde eetlust is een periodieke controle van het gewicht en de lengte van het kind aan te bevelen (Pliszka et al., 2007). Methylfenidaat heeft een zeer korte werkingsduur en wordt om die reden meerdere malen per dag gegeven. Om toch een langduriger effect van de medicijnen te hebben, zijn preparaten ontwikkeld die gedurende de dag porties van de werkzame stof in de darmen vrijgeven. Dit heeft ook als voordeel dat een kind maar eenmaal per dag medicatie hoeft in te nemen, wat de kans op therapietrouw verhoogt. De bijwerkingen van atomoxetine zijn vergelijkbaar met die van methylfenidaat. Een voordeel van atomoxetine is dat het geen inslaapstoornis of tics induceert.

Hoe jonger het kind met ADHD, hoe meer terughoudendheid gewenst is voor de medicamenteuze interventie, vanwege het feit dat het effect en de bijwerkingen bij deze groep nog niet voldoende onderzocht zijn.

SCHOOL

Als het kind niet goed functioneert op school, is het aan te bevelen de school bij de uitleg over de stoornis en de behandeling te betrekken en in te schakelen bij de uitvoering van de gedragsmatige interventie. Gestandaardiseerde vragenlijsten zijn onontbeerlijk bij het meten van het effect van de behandeling zowel thuis als op school. Voor een wat ouder kind verhoogt het de betrokkenheid bij de behandeling als zij deze vragenlijsten zelf ook invullen.

ALTERNATIEVE BEHANDELMETHODEN

Er zijn veel alternatieve behandelmethoden die een positief effect op de symptomen van ADHD claimen. Er is onderzocht wat het effect is van diëten, voedingssupplementen, een hoge dosering van vitamines en methoden volgens de principes van biofeedback. Deze therapieën blijken geen effect te sorteren (Jadad, Boyle, Cunningham, Kim & Schachar, 1998).

UITGEBREIDE INFORMATIE BETREFFENDE BEHANDELING

Er is een 'Richtlijn voor de diagnostiek en behandeling van ADHD bij kinderen en jeugdigen' van de Nederlandse Vereniging voor Psychiatrie verschenen in 2005 (Heiner et al., 2005).

Prognose

In de meeste gevallen begint ADHD op jonge leeftijd. Vaak verdwijnen in de adolescentie de onrust en hyperactiviteit. Problemen met de aandacht, concentratie en de regulatie van gedrag (impulsiviteit) blijven echter vaak ook op volwassen leeftijd bestaan. Bij herhaald onderzoek van op de kinderleeftijd met ADHD gediagnosticeerde adolescenten en volwassenen, blijkt 50% van de adolescenten en 30% van de volwassenen nog steeds aan de stoornis te lijden (Wilens et al., 2002). Van de volwassenen voldoet 50 tot 60% dan wel niet meer aan de criteria van de stoornis, maar zij worden nog wel in hun functioneren belemmerd (Kooij et al., 1999). Kinderen lopen een groter risico op het blijven bestaan van klachten van ADHD als ADHD bij andere familieleden voorkomt, als het kind daarnaast nog aan andere psychiatrische ziekten lijdt (comorbiditeit) en als het te maken heeft met minder gunstige levensomstandigheden, zoals armoede, mishandeling, een slechte relatie met ouders of verzorgers of psychiatrische ziekten van de ouders. Het is van belang de behandeling ook op het verbeteren van deze omstandigheden te richten, aangezien anders de gedragstherapeutische en medicamenteuze interventies minder effectief zijn.

Preventie

Zoals eerder vermeld, wordt ADHD veroorzaakt door een combinatie van verschillende (erfelijke en omgevings)factoren die elk afzonderlijk een geringe bijdrage hebben aan het ontstaan van ADHD. Dat betekent dat het moeilijk is om het ontstaan van ADHD te voorkomen. Wel is vroeg opsporen en adequaat en langdurig behandelen van ADHD aangewezen om de ontwikkeling van het kind te optimaliseren, de last voor het gezin en de omgeving te verminderen en het risico van secundaire problemen te verkleinen.

Samenvatting en conclusie

ADHD is een frequent voorkomende psychiatrische stoornis met ernstige effecten op de ontwikkeling van kinderen, die vaak blijven bestaan tot in de volwassenheid. De stoornis wordt gekenmerkt door aandachtsproblemen, overbeweeglijk en druk gedrag en een slechte impulsregulatie. Het is een stoornis met een negatieve invloed op allerlei belangrijke aspecten van het functioneren van kinderen. Als de stoornis niet behandeld wordt, lopen de kinderen het risico op het ontwikkelen van bijkomende psychiatrische stoornissen en problemen, die hun leven in ernstige mate kunnen belemmeren. ADHD is een stoornis die in hoge mate erfelijk bepaald is. Waarschijnlijk zijn combinaties van verschillende 'risicogenen' en omgevingsfactoren verantwoordelijk voor het ontstaan van de stoornis. Dit betekent dat ADHD moeilijk te voorkomen is. Wel is het van belang de stoornis tijdig op te sporen en te behandelen. ADHD is goed te behandelen met behulp van gedragsmatige en medicamenteuze interventies. Een vroege diagnostiek en behandeling van de stoornis, al op de peuter- en kleuterleeftijd, kunnen een belangrijke bijdrage leveren aan de verbetering van de kwaliteit van leven van kinderen, jongeren en ook volwassenen met ADHD.

Literatuur

Aangehaalde literatuur

Achenbach, T.M. & Rescorla, L.A. (2001). *Manual for the ASEBA School-Age forms and profiles*. Vermont: Research Center for Children, Youth and Families, University of Vermont.

Achenbach, T.M. (2003). *The Assessment Data Manager: FullSet-CBCL-2-3, C-TRF-2-5, CBCL-4-18, TAF-5-18, YSR-11-18, YASR, YAB-CL*. Vermont: Research Center for Children, Youth & Families/Achenbach Systemof Emperically Based Assessment (ASEBA).

American Psychiatric Association (2000). *Diagnostic and Statistical Manual of Mental Disorders, Fourth Edition, Text Revision (DSM-IV-TR)*. Washington DC: American Psychiatric Association.

Ban, E.F. van den & Buitelaar, J.K. (2002). Genderverschillen bij ADHD en autisme op jonge leeftijd. *Tijdschrift voor Psychiatrie*, 44, 403-408.

Barkley, R. (1995). Is there an attention deficit in ADHD? *ADHD Report*, 3, 1-4.

Biederman, J., Faraone, S.V., Keenan, K., Benjamin, J., Krifcher, B., Moore,

C., Sprich-Buckminster, S., Ugaglia, K., Jellinek, M.S., Steingard, R., Spencer, T., Norman, D., Kolodny, R., Kraus, I., Perrin, J., Keller, M.B. & Tsuang, M. (1992). Further evidence for family-genetic risk factors in attention deficit hyperactivity disorder: Patterns of comordity in probands and relatives in psychiatrically and pediatrically referred samples. *Archives of General Psychiatry, 49*, 728-738.

Biederman, J., Milberger, S., Faraone, S.V., Kiely, K., Guite, J., Mick, E., Ablon, S., Warburton, R. & Reed, E. (1995). Family-environment risk factors for attention deficit hyperactivity disorder: A test of Rutter's indicators of adversity. *Archives of General Psychiatry, 52*, 464-470.

Biederman, J. & Faraone, S.V. (2005). Attention-deficit hyperactivity disorder. *Lancet, 366*, 237-248.

Bradley, J.D. & Golden, C.J. (2001). Biological contributions to the presentation and understanding of attention-deficit/hyperactivity disorder: a review. *Clinical Psychology Review, 21*, 907-929.

Brown, R.T., Amler, R.W., Freeman, W.S., Perrin, J.M., Stein, M.T., Feldman, H.M., Pierce, K., Wolraich, M.L. & Committee on Quality Improvement, Subcommittee on Attention-Deficit/Hyperactivity Disorder (2005). Treatment of attention-deficit/hyperactivity disorder: overview of the evidence. *Pediatrics, 115(6)*, 749-757.

Conners, C.K. (1997a). *Conners Parent Rating Scale-Revised*. North Tonawanda, NY: Multi Health Systems.

Conners, C.K. (1997b). *Conners Teacher Rating Scale-Revised*. North Tonawanda, NY: Multi Health Systems.

Dijk, C. van, Zuidgeest, M., Van Dijk, L. & Verheij, R. (2008). Stijging behandeling ADHD bij kinderen. *Huisarts & Wetenschap, 51(13)*, 641.

Durston, S., Hulshoff, H.E., Schmack, H.G., Buitelaar, J.K., Steenhuis, M.P., Minderaa, R.B., Kahn, R.S. & Van Engeland, H. (2004). Magnetic resonance imaging of boys with attention-deficit/hyperactivity disorder and their unaffected siblings. *Journal of the American Academy of Child and Adolescent Psychiatry, 43*, 332-340.

Durston, S., Fossella, J.A., Casey, B.J., Hulshoff Pol, H.E., Galvan, A., Schnack, H.G., Steenhuis, M.P., Minderaa, R.B., Buitelaar, J.K., Kahn, R.S. & Engeland, H. van (2005). Differential effects of DRD4 and DAT1 genotype on fronto-striatal gray matter in a sample of subjects with attention-deficit hyperactivity disorder, their unaffected siblings, and controls. *Molecular Psychiatry, 10*, 678-685.

Durston, S., Zeeuw, P. de & Staal, W.G. (2009). Imaging genetics in ADHD: A focus on cognitive control. *Neuroscience and Biobehavioral Reviews, 33*, 674-689.

Elia, J., Ambrosini, P. & Berrettini, W. (2008). ADHD characteristics: I. Concurrent co-morbidity patterns in children & adolescents. *Child and Adolescent Psychiatry and Mental Health, 2*, 15-23.

Faraone, S.V., Biederman, J., Krifcher-Lehman, B.K., Keenan, K., Norman, D., Seidman, L.J., Kolodny, R., Kraus, I., Perrin, J. & Chen, W.J. (1993). Evidence for independent transmission in families for attention deficit hyperactivity disorder. ADHD and learning disabilities: results from a family genetic study of ADHD. *American Journal of Psychiatry*, 150, 891-895.

Faraone, S.V. & Biederman, J. (1998). Neurobiology of attention-deficit hyperactivity disorder. *Biological Psychiatry*, 44, 951-958.

Faraone, S.V., Perlis, R.H., Doyle, A.E., Smoller, J.W., Goralnick, J.J., Holmgren, M.A. & Sklar, P. (2005). Molecular genetics of attention-deficit/hyperactivity disorder. *Biological Psychiatry*, 57, 1313-1323.

Gaub, M. & Carlson, C.L. (1997). Gender differences in ADHD: A meta-analysis and critical review. *Journal of the American Academy for Child and Adolescent Psychiatry*, 36(8), 1036-1045.

Gershon, J. (2002). A meta-analytic review of gender differences in ADHD. *Journal of Attention Disorders*, 5(3), 143-154.

Greydanus, D.E., Pratt, H.D., Sloane, M.A. & Rappley, M.D. (2003). Attention-deficit/hyperactivity disorder in children and adolescents: interventions for a complex costly clinical conundrum. *Pediatric Clinics of North America*, 50(5), 1049-1092.

Heiner, J. et al. (2005). *Multidisciplinaire richtlijn ADHD. Richtlijn voor de diagnostiek en behandeling van ADHD bij kinderen en jeugdigen*. Richtlijnen Nederlandse Vereniging voor Psychiatrie, www.nvvp.net.

Jadad, A.R., Boyle, M., Cunningham, C., Kim, M. & Schachar, R. (1998). *The treatment of attention-deficit/hyperactivity disorder: an evidence report*. Rockville, MD: Agency for Healthcare Research and Quality, US Department of Health and Human Services.

Jensen, P.S. (2005). *Do children with ADHD get better? An MTA perspective*. Presented at the 52nd Annual Meeting of the American Academy of Child and Adolescent Psychiatry, Toronto, Canada.

Kooij, J.J.S., Buitelaar, J.K. & Tilburg, W. van (1999). Voorstel voor diagnostiek en behandeling van aandachtstekortsoornis met hyperactiviteit (ADHD) op volwassen leeftijd. *Tijdschrift voor Psychiatrie*, 41, 349-358.

Kuntsi, J., Neale, B.M., Chen, W., Faraone, S.V. & Asherson, P. (2006). The IMAGE project: methodological issues for the molecular genetic analysis of ADHD. *Behavioral Brain Functions*, 2, 27.

MTA Cooperative group (1999a). A 14-month randomized clinical trial of treatment strategies for attention-deficit/hyperactiviy disorder. *Archives of General Psychiatry*, 56, 1073-1086.

MTA Cooperative Group (1999b). Moderators and mediators of treatment response for children with attention-deficit/hyperactiviy disorder. *Archives of General Psychiatry*, 56, 1088-1096.

Milberger, S., Biederman, J., Faraone, S.V., Guite, J. & Tsuang, M.T. (1997). Pregnancy, delivery and infancy complications and attention deficit hyperactivity disorder: issues of gene-environment interaction. *Biological Psychiatry*, 41, 65-75.

Pineda, D.A., Guillermo Palacio, L., Puerta, I.C., Merchán, V., Arango, C.P., Galvis, A.Y., Gómez, M., Camilo Aguirre, D., Lopera, F. & Arcos-Burgos, M. (2007). Environmental influences that affect attention deficit/hyperactivity disorder. *European Child and Adolescent Psychiatry*, 16, 337-346.

Pliszka, S.R., Carlson, C.L., & Swanson, J.M. (1999). ADHD with Comorbid Disorders. New York: Guilford Press.

Pliszka, S. & AACAP Work Group on Quality Issues (2007). Practice parameter for the assessment and treatment of children and adolescents with attention-deficit/hyperactivity disorder. Journal of the American Academy for Child and Adolescent Psychiatry, 46(7), 894–921.

Schachar, R.J. & Tannock, R. (2002). Syndromes of Hyperactivity and Attention Deficit. In M. Rutter & E. Taylor (eds). Child and Adolescent Psychiatry (4th ed.). Oxford: Blackwell Science (pp. 399-418).

Swanson, J.M. (2005). MTA 36-month outcomes: growth mixture and propensity analyses. Presented at the 52nd Annual Meeting of the American Academy of Child and Adolescent Psychiatry, Toronto, Canada.

Thapar, A., Holmes, J., Poulton, K. & Harrington, R. (1999). Genetic basis of attention deficit and hyperactivity. British Journal of Psychiatry, 174, 105-111.

Thapar, A., Fowler, T., Rice, F., Scourfield, J., Van den Bree, M., Thoman, H., Harold, G. & Hay, D. (2003). Maternal smoking during pregnancy and attention deficit hyperactivity disorder. Human Molecular Genetics, 14, R275-R282.

Thapar, A., O'Donovan, M. & Owen, M.J. (2005). The genetics of attention deficit hyperactivity disorder. Human Molecular Genetics, 14, R275-R282.

Valera, E.A., Faraone, S.V., Murray, K.E. & Seidman, L.J. (2007). Meta-analysis of structural imaging findings in attention-deficit/hyperactivity disorder. Biological Psychiatry, 61, 1361-1369.

Verhulst. F.C., Verheij, F. & Ferdinand, R.F. (2007). Kinder- en jeugdpsychiatrie. Psychopathologie. Assen: Van Gorcum.

World Health Organization (1994). ICD-10: Classification of Mental and Behavioural Disorders. Genève: World Health Organization.

Wilens, T.E., Biederman, J. & Spencer, T.J. (2002). Attention deficit/hyperactivity disorder across the lifespan. Annual Review of Medicine, 53, 113-131.

Zhou, K., Dempfle, A., Arcos-Burgos, M., Bakker, S.C., Banaschewski, T., (…) & Asherson, P. (2008). Meta-analysis of genome-wide linkage scans of attention deficit hyperactivity disorder. American Journal of Medical Genetics Part B (Neuropsychiatric Genetics), 147B, 1392-1398.

Aanbevolen literatuur voor de werker in de eerste lijn

Ban, E.F. van den & Buitelaar, J.K. (2002). Genderverschillen bij ADHD en autisme op jonge leeftijd. Tijdschrift voor Psychiatrie, 44, 403-408.

Buitelaar, J.K. & Kooij, J.J.S. (2000). Aandachtstekortstoornis met hyperactiviteit (ADHD). Etiologie, diagnose en behandeling. Review. Nederlands Tijdschrift voor Geneeskunde, 144(36), 1716-1723.

Dijk, C. van, Zuidgeest, M., Van Dijk, L. & Verheij, R. (2008). Stijging behandeling ADHD bij kinderen. Huisarts & Wetenschap, 51(13), 641.

Fliers, E.A., Franke, B. & Buitelaar, J.K. (2005). Erfelijke factoren bij aandachtstekort-hyperactiviteitstoornis. *Nederlands Tijdschrift voor Geneeskunde*, 149(31), 1726-1729.

Heiner, J. et al. (2005). Multidisciplinaire richtlijn ADHD. *Richtlijn voor de diagnostiek en behandeling van ADHD bij kinderen en jeugdigen*. Richtlijnen Nederlandse Vereniging voor Psychiatrie, www.nvvp.net.

Kooij, S. (2007). *ADHD bij volwassenen. Inleiding in de diagnostiek en behandeling*, Lisse: Swets & Zetlinger.

Aanbevolen literatuur voor ouders

ADHD. *Korte uitleg over hyperactieve en impulsieve kinderen met aandachts- en concentratiestoornissen*. Folder uit de Balans-Informatiereeks 'Balans in het kort', bestelnr. 202. Te downloaden via www.balansdigitaal.nl.

ADHD voor allochtone ouders. *Korte uitleg over ADHD in de Nederlandse, Turkse en Marokkaanse taal*. Folder uit de Balans-Informatiereeks 'Balans in het kort'. Te downloaden via www.balansdigitaal.nl.

ADD. *Korte uitleg over de aandachtstekortstoornis*. Folder uit de Balans-Informatiereeks 'Balans in het kort', bestelnr. 204. Te downloaden via www.balansdigitaal.nl.

ODD/CD. *Korte uitleg over agressieve gedragsstoornissen*. Folder uit de Balans-Informatiereeks 'Balans in het kort', bestelnr. 203. Te downloaden via www.balansdigitaal.nl.

Kooij, S. & Paternotte, A. *In kort bestek. ADHD bij volwassenen. Eerste informatie voor patiënten, familieleden en belangstellenden*. Balans, bestelnr. 240, via www.balansdigitaal.nl.

Aanbevolen literatuur voor kinderen

Stijn de Trein. Een verhaal over ADHD, bedoeld voor kinderen met ADHD tussen 4 en 8 jaar. Balans, bestelnr. 230, via www.balansdigitaal.nl.

Adressen

Nederland

Balans, Landelijke vereniging van ouders van kinderen en van (jong)-volwassenen met ontwikkelings-, gedrags- en leerstoornissen, De Kwinkelier 39, 3722 AR Bilthoven, Advies- en informatielijn: 0900-2020065 (maandag t/m vrijdag van 9.30 tot 13.00 uur); www.balansdigitaal.nl.

Stichting Netwerk ADHD bij volwassenen. Carel Reinierszkade 197, 2593 HR Den Haag; www.netwerkadhdbijvolwassenen.nl.

België

Centrum ZitStil, Vlaams informatiepunt rond ADHD. Boomsesteenweg 508, 2020 Antwerpen-Kiel, tel. (03) 830 30 25; www.zitstil.be.

ADHD bij volwassenen in België: Het Nederlandse 'Netwerk ADHD bij volwassenen' heeft ook een aantal leden in België (Vlaanderen); www.netwerkadhdbijvolwassenen.nl.

Zie voor meer adressen m.b.t. jeugdzorg, *Sociale kaart Jeugdzorg*, Houten: Bohn Stafleu van Loghum.

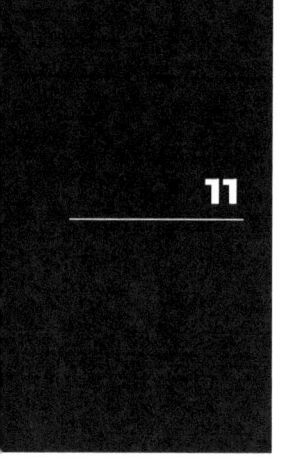

11 Narcistische stoornissen bij adolescenten

M. Meijer

Inleiding

Marcel, vijftien jaar oud, was tot een jaar geleden een jongen die weinig problemen opleverde. Integendeel zelfs, hij leek geboren voor het succes. Leraren waren overtuigd van zijn bijzondere gaven, hij was populair bij zijn klasgenoten en zijn ouders hadden al vanaf zijn geboorte het vermoeden dat hij hoogbegaafd was. Het lag voor de hand dat hij naar het gymnasium zou gaan, waar hij het eerste jaar mooie cijfers haalde. In de tweede klas werden zijn resultaten minder, wat door zijn ouders en leerkrachten werd toegeschreven aan het feit dat Marcel, vanwege zijn hoge intelligentie, nog nooit had leren werken. Hij werd daarom, tegen de regels in, toch bevorderd naar de derde klas. Daar haalde hij vanaf het begin uitsluitend onvoldoendes. Marcel zelf leek zich daar geen zorgen over te maken want hij verkondigde dat hij aan de laatste drie maanden van het schooljaar genoeg zou hebben om alle onvoldoendes weg te werken. Hij begon zich neerbuigend op te stellen tegenover medeleerlingen die hun best deden op school en hun huiswerk maakten. Werken was voor de dommen, vertelde hij aan iedereen die het horen wilde. Hij kwam steeds moeilijker uit zijn bed, spijbelde regelmatig en zat langdurig te zappen voor de televisie.

De betekenis van de term 'narcisme' is niet nauw omschreven. Vaak wordt ermee bedoeld: eigenliefde, en vooral een teveel aan eigenliefde. Een narcistische persoon of een 'narcist' is in deze betekenis iemand die het erg heeft getroffen met zichzelf. Vaak wekken deze mensen irritatie op bij anderen. Een tweede betekenis van de term narcisme is 'het zelfgevoel betreffend'. Als we spreken van narcistische problemen of van narcistische stoornissen, hebben we het over een probleem met, of een stoornis van de regulering van het zelfgevoel. Wanneer iemand zijn gebrekkige gevoel van eigenwaarde voor zichzelf en anderen aan het zicht onttrekt door overmatig veel aandacht te vragen voor bepaalde bijzondere gaven, bezittingen of prestaties kunnen we spreken van een narcistisch probleem. Wanneer het betekent dat de persoon door deze zelfoverschatting problemen krijgt in zijn werk of in zijn relaties, kunnen we van een narcistische stoornis spreken. In dit hoofdstuk worden 'narcisme' en 'narcistisch' uitsluitend in deze tweede betekenis gebruikt.

Er zijn grote individuele verschillen in de manier van omgaan met het zelfgevoel. Sommigen hebben een onwankelbaar vertrouwen in zichzelf en kunnen veel tegenslag, kritiek en afwijzing verdragen. Anderen zijn voortdurend op hun hoede en dekken zich in tegen mogelijke afkeuring door zich te beperken tot situaties waarin ze zich veilig voelen. Weer anderen zijn geneigd iedereen die hen zou kunnen teleurstellen of bekritiseren te devalueren om zo het eigen zelfgevoel te sparen. De manier waarop het zelfgevoel wordt gereguleerd, draagt in belangrijke mate bij aan de persoonlijkheid. Van een narcistische stoornis spreken we pas wanneer de middelen waarmee het zelfgevoel moet worden gered het functioneren in de weg staan. Bijvoorbeeld wanneer uit angst voor tegenvallende prestaties helemaal geen prestaties meer worden geleverd of als teleurstellingen in de liefde worden voorkomen door geen relaties aan te gaan dan wel uitsluitend met personen die als ondergeschikte kunnen worden behandeld.

Narcistische stoornis

De puberteit is een levensfase waarin het gevoel van eigenwaarde ernstig op de proef kan worden gesteld. De puber moet zich thuis kunnen gaan voelen in een veranderend, seksueel rijp lichaam, hij wordt meer en meer op zijn eigen capaciteiten beoordeeld, hij moet zijn eigen normen en idealen gaan ontwikkelen en op school is braaf leren niet meer voldoende, maar komt het meer en meer aan op inzicht en begrip. Een goed ontwikkeld gevoel van eigenwaarde kan de puber door moeilijke perioden heen helpen.
Toekomstdromen over successen gaan soms geleidelijk over in het gevoel voorbestemd te zijn voor een carrière als minister-president, filmster of profvoetballer. Uit een Amerikaans onderzoek onder

adolescenten bleken velen in de zekerheid te verkeren later een aantrekkelijk beroep te zullen uitoefenen: het aantal adolescenten dat stellig overtuigd was arts of advocaat te zullen worden bleek vijftien keer groter dan het aantal dat deze doelen ooit zou bereiken. Op elke topsporter zijn er vijfhonderd pubers die zeker weten dat zij topsporter zullen worden. Hier moet echter bij worden bedacht dat adolescenten zonder een dergelijke zelfoverschatting uiteindelijk minder kans maken op succes. Zo blijken beroemde tv-persoonlijkheden al voordat zij beroemd werden te beschikken over opvallend veel trekken van de narcistische persoonlijkheidsstoornis (Young & Pinsky, 2006). Ouders schrikken nogal eens van deze grootheidsideeën omdat zij vrezen dat hun kind het contact met de werkelijkheid aan het verliezen is. Wanneer blijkt dat de adolescent geen aanstalten maakt zijn doelen te verwezenlijken, komt daar irritatie bij. Dan gaan ouders, maar ook leerkrachten, de grootheidsideeën te lijf: 'Jij loopt met je hoofd in de wolken, zorg eerst maar eens dat je dit jaar overgaat, wie denk je wel dat je bent, heb je je huiswerk al af,' krijgt de 'toekomstige president' te horen. Het opgeblazen zelfgevoel kan soms de verdere ontwikkeling en het functioneren ernstig belemmeren. Dan spreken we van een narcistische *persoonlijkheidsstoornis*.

Persoonlijkheidsstoornis in het algemeen

In het meest gebruikte diagnostisch classificatiesysteem, de DSM-IV, worden behalve de narcistische persoonlijkheidsstoornis nog negen andere persoonlijkheidsstoornissen beschreven (bijvoorbeeld borderline, antisociaal, schizoïd, ontwijkend). De DSM-IV definieert een persoonlijkheidsstoornis in het algemeen als 'een duurzaam patroon van innerlijke ervaringen en gedragingen, die duidelijk afwijken van de verwachtingen binnen de cultuur van de betrokkene. Dit patroon wordt zichtbaar op twee (of meer) van de volgende terreinen:
1 cognities (dat wil zeggen de wijze van waarnemen en interpreteren van zichzelf, anderen en gebeurtenissen);
2 affecten (dat wil zeggen de draagwijdte, intensiteit, labiliteit en de adequaatheid van de emotionele reacties);
3 functioneren in het contact met anderen;
4 beheersing van de impulsen.

Voor de diagnose persoonlijkheidsstoornis is verder vereist dat het 'duurzame patroon' star is en zich manifesteert op een breed terrein van persoonlijke en sociale situaties en dat het leidt tot subjectief lijden of tot beperkingen in het sociaal en beroepsmatig functioneren of het functioneren op andere belangrijke terreinen.

Het is een wijdverbreid misverstand dat de diagnose 'persoonlijkheidsstoornis' niet zou mogen worden gebruikt bij adolescenten. Dit misverstand is in de hand gewerkt door de formulering: 'beginnend in de vroege volwassenheid' in de Beknopte Handleiding van de DSM-IV. Echter, in het inleidende hoofdstuk over persoonlijkheidsstoornissen stelt de DSM-IV-handleiding dat deze stoornissen wel degelijk kunnen worden gediagnosticeerd bij adolescenten en zelfs bij kinderen. Wel wordt als extra voorwaarde genoemd dat de symptomen op grond waarvan de persoonlijkheidsstoornis bij een adolescent wordt geclassificeerd, minstens één jaar moeten hebben bestaan.

Narcistische persoonlijkheidsstoornis

De manier waarop personen met een narcistische persoonlijkheidsstoornis zich manifesteren kan nogal verschillen. Gabbard (1994) beschrijft twee uitersten: het 'oblivious' en het 'hypervigilante' type van de narcistische persoonlijkheidsstoornis. De *oblivious* (openlijke) vorm is het gemakkelijkst te herkennen: het zijn zelfgenoegzame, arrogante, agressieve mensen die graag in het middelpunt van de belangstelling staan. Zij luisteren niet naar anderen en lijken ongevoelig voor de reacties en eventuele afkeuring van anderen.

Het *hypervigilante* ('verhulde') type van de narcistische persoonlijkheidsstoornis vertoont een volledig tegengesteld beeld: ze zijn erg bang voor de reactie van anderen, schamen zich snel of voelen zich snel vernederd; ze zijn verlegen en richten hun aandacht op een ander om te vermijden zelf in het middelpunt te komen staan. Bij beide typen komen grootheidsfantasieën voor; bij het oblivious type op een openlijke manier, terwijl het hypervigilante type zich schaamt voor deze fantasieën en zich eerder overmatig bescheiden voordoet. Het oblivious type komt vooral bij mannen voor en manifesteert zich meestal al in de adolescentie. Het hypervigilante type komt vooral bij vrouwen voor. Het leidt doorgaans pas op volwassen leeftijd tot klachten (zoals het niet durven aangaan van relaties). Om deze reden wordt dit type hier niet verder besproken.

DSM-IV-CLASSIFICATIE

In de DSM-IV wordt de narcistische persoonlijkheidsstoornis als volgt beschreven:
'Een diepgaand patroon van grootheidsgevoelens (in fantasie of gedrag), behoefte aan bewondering en gebrek aan empathie, beginnend in de vroege volwassenheid en tot uiting komend in uiteenlopende situaties'. Om de diagnose narcistische persoonlijkheidsstoornis te kunnen stellen, moet voldaan worden aan vijf of meer van de volgende negen criteria:
- heeft een opgeblazen gevoel van eigen belangrijkheid (bijvoorbeeld overdrijft eigen prestaties en talenten, verwacht als superieur erkend te worden zonder de erbij horende prestaties);
- is gepreoccupeerd met fantasieën over onbeperkte successen, macht, genialiteit, schoonheid of ideale liefde;
- gelooft dat hij of zij 'heel speciaal' en uniek is en alleen begrepen kan worden door, of hoort om te gaan met, andere heel speciale mensen of mensen (of instellingen) met een hoge status;
- verlangt buitensporige bewondering;
- heeft een gevoel bijzondere rechten te hebben, dat wil zeggen: een onredelijke verwachting van een uitzonderlijk welwillende behandeling of een automatisch meegaan met zijn of haar verwachtingen;
- exploiteert anderen, dat wil zeggen: maakt misbruik van anderen om zijn of haar eigen doeleinden te bereiken;
- heeft gebrek aan empathie: is niet bereid de gevoelens van anderen te erkennen of zich ermee te vereenzelvigen;
- is vaak afgunstig op anderen of meent dat anderen op hem of haar afgunstig zijn;
- is arrogant of vertoont hooghartig gedrag of houdingen.

Een tekortkoming van deze DSM-classificatie is dat uitsluitend wordt gescoord op opschepperige en egoïstische kenmerken, terwijl het gebrekkige zelfgevoel buiten beschouwing blijft. Bovendien beschrijven de DSM-criteria alleen het oblivious type. Het hypervigilante type kan niet worden geclassificeerd in de DSM-IV.

Waar kun je een narcistische stoornis mee verwarren?

Diagnostische verwarring komt het meest voor met de manische episode van de bipolaire (manisch-depressieve) stoornis. Vergeleken met volwassenen etaleren adolescenten met een narcistische persoonlijkheidsstoornis hun grootheidsfantasieën met minder terughoudendheid en dus rijst bij adolescenten eerder de vraag of ze het contact met de realiteit soms kwijt zijn. In tegenstelling tot de manische patiënt kan de narcistisch gestoorde adolescent echter wel degelijk een onderscheid maken tussen fantasie en realiteit. De manische patiënt handelt naar zijn grootheidsideeën, in vuur en vlam, met een onuitputtelijke energie, zonder behoefte aan nachtrust. De narcistisch gestoorde adolescent, daarentegen, is eerder passief en vermijdt alle activiteiten die niet meteen een eclatant succes zullen opleveren. Hij ligt graag lang in bed en is vaak moe. Rijk worden zonder enige inspanning is het hoogste ideaal.

Van persoonlijkheidsstoornissen die diagnostische verwarring kunnen opleveren met de narcistische persoonlijkheidsstoornis is de borderline persoonlijkheidsstoornis de belangrijkste, mede omdat deze relatief veel voorkomt in de adolescentie. Zowel de borderline- als de narcistisch gestoorde adolescent kan in relaties (speciaal met hun ouders) zeer dwingend te werk gaan. Het verschil ligt in wát er afgedwongen wordt: de narcistisch gestoorde adolescent eist van zijn ouders dat zij zich gedragen naar de geest van zijn grootheidsfantasieën. Zodra de ouders evenwel weigeren de rol van hofhouding te spelen, kan agressief of regressief gedrag optreden. Wat borderlineadolescenten daarentegen willen afdwingen is in de eerste plaats een gevoel van veiligheid en warmte. Overeenkomsten zijn er ook wat betreft de stemmingswisselingen, maar de totale ontreddering en gevoelens van waardeloosheid en verlatenheid die de borderlineadolescent regelmatig doormaakt, blijven de narcistisch gestoorde adolescent doorgaans bespaard. Het impulsieve en onvoorspelbare gedrag van de borderlineadolescent komt bij de narcistisch gestoorde adolescent niet of nauwelijks voor. Dit geldt ook voor suïcidepogingen: narcistisch gestoorde adolescenten dreigen regelmatig met suïcide wanneer hun een bepaalde gunst wordt ontzegd, maar de angst hun lichaam te beschadigen weerhoudt hen meestal van de tenuitvoerlegging van deze dreigementen. Bij heftige krenking echter kan een impulsieve suïcide plaatsvinden.

Wanneer narcistisch gestoorde adolescenten zich teleurgesteld en gekrenkt terugtrekken uit sociale contacten, kan verwarring ontstaan met een schizoïde of schizotypische persoonlijkheidsstoornis. Bij deze persoonlijkheidsstoornissen is sprake van een uitgesproken angst en onwennigheid in sociale situaties en een ongevoeligheid voor kritiek. Bij de schizotypische persoonlijkheid behoren bovendien opvallende bizarre en paranoïde denkbeelden. Grootheidsfantasieën en een gevoel van superioriteit zijn evenwel geen kenmerken van deze persoonlijkheidsstoornissen. Bij autisme en aan autisme verwante ('pervasieve') ontwikkelingsstoornissen zien we uitgesproken beperkingen in de communicatie en een onvermogen tot het aangaan van relaties, die echter, in tegenstelling tot wat het geval is bij de narcistische persoonlijkheidsstoornis, al in de eerste levensjaren merkbaar zijn. Ook ontbreken hier de grootheidsideeën.
Verder is bij aan autisme verwante stoornissen meestal sprake van typische, stereotiepe gedragspatronen, al dan niet in combinatie met gebrekkige taalvaardigheden.

Vóórkomen

Bernstein et al. (1993) vonden in een epidemiologisch onderzoek dat 6% van 733 elf- tot eenentwintigjarige adolescenten voldeden aan de criteria van de narcistische persoonlijkheidsstoornis. In deze onderzoeksgroep kwam de narcistische persoonlijkheidsstoornis vaker voor dan elk van de overige persoonlijkheidsstoornissen, met name bij de jongste subgroep, van elf tot veertien jaar. De narcistisch gestoorde adolescenten bleken in relaties met leeftijdgenoten slecht te functioneren. Zij doubleerden vaker op school, werden vaker van school gestuurd of braken vaker zelf hun opleiding af dan adolescenten met een andere persoonlijkheidsstoornis en dan adolescenten zonder persoonlijkheidsstoornis.

Psychosociale aspecten

Een narcistische stoornis heeft een ongunstig effect op het functioneren op alle levensgebieden. De meeste adolescenten met een narcistische persoonlijkheidsstoornis zijn niet bepaald geliefd bij hun leeftijdgenoten. Zij stellen zich vaak denigrerend op tegenover anderen, kunnen niet tegen hun verlies, gunnen een ander geen succes en kunnen niet goed meeleven met anderen. Als het al tot erotische relaties komt, is er nauwelijks sprake van wederkerigheid en voelt de partner zich na verloop van tijd gebruikt (Kernberg, Hajal & Normandin, 1998).

Sommige narcistisch gestoorde adolescenten zijn ambitieus en benutten hun capaciteiten goed. Maar vaak ook mislukt de schoolopleiding van deze adolescenten. Na op het middelbaar onderwijs de eerste één à twee jaar met weinig werken aardige resultaten te hebben behaald, lopen ze vast wanneer de stof vervolgens moeilijker wordt en ze niet alles meer vanzelf begrijpen. Ze lopen tegen hun grenzen aan en ervaren dat ze soms hard moeten werken om uiteindelijk niet alles helemaal te begrijpen en een matig cijfer te behalen. Dit kan zo krenkend zijn dat ze helemaal niets meer uitvoeren en zich vastbijten in de illusie dat ze de beste van de klas zouden zijn als ze zouden werken. Wanneer ze zodoende naar een lager schooltype worden gestuurd, zijn ze dermate beledigd dat ze aldaar evenmin iets uitvoeren.

Ook in de sport kunnen narcistisch gestoorde adolescenten slecht tegen hun verlies en haken zij af als ze niet de beste zijn. Zodat ze kunnen denken, en verkondigen, dat ze gemakkelijk profvoetballer hadden kunnen worden als ze maar gewild hadden. Velen gebruiken regelmatig cannabis, waardoor de grootheidsfantasieën worden versterkt en de onverschilligheid over de feitelijke mislukking wordt bevorderd.

Ouders gaan zich steeds meer ergeren aan deze luie, ongemotiveerde voor de tv zappende jongeren, die ook nog alle huisgenoten als hun hofhouding beschouwen. Bovendien zijn narcistisch gestoorde adolescenten berucht om hun driftbuien, die optreden wanneer ze zich gefrustreerd of gekrenkt voelen. Ze zijn vaak erg jaloers op een jonger broertje of zusje met wie ze op een kinderlijke manier ruzie maken. Vaak is deze jaloezie terecht omdat de ouders daadwerkelijk meer sympathie koesteren voor het broertje of zusje dat minder problemen veroorzaakt en dat rekening kan houden met anderen. Niet alleen leeftijdgenoten en leerkrachten maar uiteindelijk ook de eigen ouders verliezen uit het oog dat het gaat om iemand die een tekortschietend gevoel van eigenwaarde probeert te overschreeuwen. Met zijn hautaine, egoïstische opstelling oogst de narcistisch gestoorde adolescent afwijzing in plaats van de bewondering die hij zo nodig heeft.

Achtergronden en mogelijke oorzaken

Als we narcistische stoornissen definiëren als stoornissen in (de regulering van) het zelfgevoel, dan spreekt het vanzelf dat er vele wegen zijn die tot een dergelijke stoornis kunnen leiden.
Bij de psychosociale factoren die een rol spelen in de ontwikkeling van narcistische stoornissen kunnen grofweg twee groepen worden onderscheiden: bij de eerste groep is primair het zelfgevoel van het kind of van de adolescent ernstig beschadigd en lukt het de adolescent alleen met behulp van grootheidsfantasieën zichzelf enigszins te accepteren.
Het zelfgevoel kan zijn aangetast door aangeboren misvormingen of verworven afwijkingen (bijvoorbeeld diabetes) waardoor het kind zich minder voelt dan leeftijdgenoten. Ouders kunnen het pathologische narcisme bevorderen wanneer zij, gedreven door schuldgevoel, hun kind met zo'n handicap te weinig grenzen stellen of overmatig prijzen voor onbeduidende prestaties (Bleiberg, 2001). Bij andere kinderen, zonder fysieke handicaps, ligt de oorzaak van het gebrekkige zelfgevoel bij een gebrek aan trots en bewondering, of een overmaat aan kritiek van de kant van de ouders. Depressieve ouders zijn vaak niet in staat de trots uit te stralen die het zelfgevoel van kleine kinderen voedt. Voor kwetsbare kinderen kan de geboorte van een broertje of zusje een gestoorde narcistische ontwikkeling inluiden, vooral wanneer de nieuwe baby buitensporig veel bewondering krijgt, of wanneer de baby een ernstige ziekte heeft die alle aandacht van de ouders opeist. Deze kinderen zoeken compensatie in de illusie onkwetsbaar te zijn, niemand nodig te hebben, en in andere grootheidsfantasieën.
Bij de tweede groep is er in eerste instantie geen sprake van een verminderd zelfgevoel, maar krijgt het kind het gevoel bijzonder te zijn van jongs af van zijn ouders mee (Otway & Vignoles, 2006). Dit zien we bijvoorbeeld gebeuren in gezinnen waar duidelijke generatiegrenzen ontbreken. Het kind groeit niet op als kind tussen andere kinderen, maar als kleine volwassene tussen de volwassenen. Vaak beleeft het kind zichzelf als uitverkoren partner van een van de ouders. Deze kinderen kijken neer op het kinderachtige gedoe van hun leeftijdgenoten (Gabbard & Twemlow, 1994). Zij worden op de basisschool meestal afgewezen door leeftijdgenoten en door leerkrachten irritant gevonden. Zij slaan hun jeugd grotendeels over. Zij moeten steeds hardnekkiger volharden in de fictie dat zij

boven anderen verheven zijn naarmate hun zelfgevoel slinkt, omdat zij beseffen dat zij op alle terreinen steeds verder achteropraken bij hun leeftijdgenoten.

Ook zonder dat er sprake is van onduidelijke generatiegrenzen kunnen ouders een belangrijke bijdrage leveren aan grootheidsideeën van hun kind. Sommige ouders dichten hun kind bijzondere gaven toe die zij zelf graag gehad zouden hebben en slagen er zelfs in ook anderen te overtuigen dat hun kind uitzonderlijk creatief of hoogbegaafd is. Wanneer deze kinderen op de middelbare school slecht presteren, vermoeden ouders en leerkrachten dat de adolescent problemen heeft met zijn 'hoogbegaafdheid'. Wanneer onderzoek van de intelligentie een gemiddeld of laag intelligentiequotiënt uitwijst, betwijfelen of loochenen zij de uitslag.

Bijzondere omstandigheden rond de geboorte kunnen het kind een unieke positie bezorgen. Zo kan een kind door de ouders worden ervaren als een 'geschenk uit de hemel' wanneer het geboren wordt kort na het overlijden van een ander kind in het gezin, na de dood van een grootouder of na een langdurige periode van ongewenste kinderloosheid. Het kind wordt vereerd en bij het opgroeien worden de capaciteiten van het kind overschat en worden tegenvallende prestaties of onaangepast gedrag gebagatelliseerd. In de adolescentie kunnen de ouders niet meer ontkennen dat hun wonderkind in sociaal en educatief opzicht ernstige tekortkomingen vertoont. Wanneer de narcistisch gestoorde adolescent ten slotte door zijn teleurgestelde ouders wordt afgewezen, rest hem slechts de vlucht in nog verder opgeblazen grootheidsfantasieën.

Erfelijke factoren

Behalve psychosociale factoren spelen genetische factoren een belangrijke rol bij het ontstaan van persoonlijkheidsstoornissen. Livesley, Jang, Jackson en Vernon (1993) vergeleken het voorkomen van achttien dimensies van verschillende persoonlijkheidsstoornissen bij negentig eeneiige en 85 twee-eiige tweelingen uit de normale bevolking. Op grond van dit onderzoek schatten de auteurs het aandeel van de erfelijkheid bij het ontstaan van narcistische persoonlijkheidskenmerken op 64%. Voor geen van de overige zeventien onderzochte persoonlijkheidsdimensies werd een zo hoog percentage gevonden. Ook Torgersen (2000) concludeerde, op grond van een onderzoek waarin het voorkomen van persoonlijkheidsstoornissen bij een- en twee-eiige tweelingen werd vergeleken, dat het aandeel van de erfelijkheid bij de narcistische persoonlijkheidsstoornis erg groot is, groter dan bij enige andere persoonlijkheidsstoornis.

Diagnose

Voor wie het beeld van de narcistische persoonlijkheid goed kent, is de diagnose niet moeilijk te stellen. Toch is ook gedegen kennis noodzakelijk van andere stoornissen waarmee narcistische problematiek verward kan worden en is een grondig psychiatrisch en/of psychologisch onderzoek vereist om uit te sluiten dat bijvoorbeeld een pervasieve ontwikkelingsstoornis of een bipolaire (manisch-depressieve) stoornis over het hoofd wordt gezien. Zie ook de tweede paragraaf van dit hoofdstuk voor criteria en differentiaaldiagnose. Wanneer, zoals meestal het geval is, de prestaties op school onvoldoende zijn, is een psychodiagnostisch onderzoek op zijn plaats.

Behandeling

Voorafgaand aan iedere vorm van behandeling dient een inschatting te worden gemaakt van de feitelijke capaciteiten van de narcistisch gestoorde adolescent. Wanneer er problemen zijn op school mag een grondig intelligentieonderzoek niet achterwege blijven, ook al zijn ouders, leerkrachten, de adolescent zelf én de psychiatrisch onderzoeker overtuigd van de superieure intelligentie. Wanneer het IQ inderdaad lager uitvalt dan door iedereen werd vermoed, moet een aangepast schooladvies worden uitgebracht waarbij men veel tegenstand van ouders en kind kan verwachten. In de tweede plaats is het van belang in het psychiatrische en psychodiagnostische onderzoek vast te stellen of de contactproblemen van de narcistisch gestoorde adolescent volledig verklaard kunnen worden door de narcistische stoornis, dan wel (mede) gezien moeten worden als sociale inperking inherent aan een schizoïde of schizotypische persoonlijkheid of aan een pervasieve ontwikkelingsstoornis. Een nauwkeurige anamnese, met speciale nadruk op de kwaliteit van de intermenselijke relaties binnen en buiten het gezin kan doorgaans uitsluitsel geven. Ten slotte moet in de diagnostische fase een zo duidelijk mogelijk beeld worden verkregen van het aandeel van de ouders (zoals verwenning of afwijzing) in het ontstaan en het persisteren van de narcistische pathologie.

Er zijn verschillende behandelmogelijkheden voor adolescenten met een narcistische persoonlijkheidsstoornis die alle hun beperkingen hebben: psychodynamische psychotherapie, cognitieve gedragstherapie, groepstherapie. Meestal zijn het de ouders die zich zorgen maken en is de adolescent verontwaardigd dat hij beschuldigd wordt van het hebben van een probleem. De suggestie dat aan hem iets te verbeteren valt jaagt hem in het harnas. Welke therapeutische weg ook wordt ingeslagen, elke poging tot hulp zal mislukken wanneer de narcistisch gestoorde adolescent niet met grote omzichtigheid wordt benaderd. Hij heeft al vaak te horen gekregen dat hij egoïstisch en verwaand is en dat hij niets bereikt als hij niets uitvoert. Het heeft geen zin als een hulpverlener dit nog eens herhaalt. Integendeel, het bevestigt de adolescent in zijn vermoeden dat hij naar iemand is toegestuurd die hem zijn grootheid wil afpakken om een middelmatig persoontje van hem te maken. Bleiberg (2001) adviseert om in eerste instantie de behoefte van het kind zich groot en machtig te voelen te respecteren. De therapeut moet uitstralen dat hij de narcistisch gestoorde adolescent zijn grootheid gunt en dus niet van plan is hem naar beneden te halen. Pas wanneer de adolescent niet meer de vrees heeft dat de therapeut hem klein wil krijgen, zal hij wat meer van zichzelf kunnen laten zien: van zijn grootheidsideeën, maar ook van de teleurstellingen op school en in relaties. Systematisch onderzoek naar het effect van verschillende behandelvormen bij adolescenten met een narcistische persoonlijkheidsstoornis is nog niet verricht.

Prognose

Hoewel de diagnose narcistische *persoonlijkheidsstoornis* impliceert dat er sprake is van een 'duurzaam' en 'star' patroon van innerlijke ervaringen en gedragingen, blijkt in de praktijk dat de narcistische pathologie lang niet altijd even hardnekkig is.
In het genoemde onderzoek van Bernstein et al. (1993) bleek bij een follow-uponderzoek van de adolescenten met een narcistische persoonlijkheidsstoornis na twee jaar slechts een kwart van hen nog te voldoen aan de criteria van deze persoonlijkheidsstoornis. Deze

diagnostische instabiliteit sterkt vele clinici in hun mening dat narcistische problematiek in de adolescentie goedaardig en tijdelijk is. Uit follow-uponderzoeken bij volwassenen met een narcistische persoonlijkheidsstoornis blijkt trouwens dat ook in deze leeftijdscategorie de classificatie narcistische persoonlijkheidsstoornis slechts een geringe persistentie vertoont (Plakun, 1989). In een prospectief onderzoek bij twintig volwassenen (gemiddeld dertig jaar oud) met een narcistische persoonlijkheidsstoornis vonden Ronningstam, Gunderson en Lyons (1995) dat na drie jaar nog slechts een derde van de onderzoeksgroep voldeed aan de criteria van de narcistische persoonlijkheidsstoornis. De groep die in de loop van drie jaar niet verbeterde, bleek bij het baselineonderzoek te herkennen aan relatief sterk gestoorde intermenselijke relaties, in het bijzonder een onvermogen langer durende verbintenissen aan te gaan. Bij de groep met minder gestoorde relaties bleken de grootheidsideeën weinig stabiel. Vooral het behalen van reële successen en het aangaan van langdurige relaties bleek te resulteren in een vermindering van het pathologische narcisme. De auteurs concluderen dat de grootheidsideeën van deze patiënten beperkt blijven tot situaties waarin zij onvoldoende succes boeken en waarin zij gefrustreerd zijn in hun behoefte aan een betekenisvolle relatie. Voor adolescenten betekent dit dat slecht functioneren op school zorgelijk is, maar dat een onvermogen relaties aan te gaan met leeftijdgenoten de prognose aanzienlijk ongunstiger maakt.
Wanneer het de narcistisch gestoorde adolescent op alle fronten tegen blijft zitten, is het uiteindelijke resultaat een verbitterde, sociaal en beroepsmatig mislukte figuur wiens enige genoegen bestaat uit het devalueren van andermans verworvenheden en prestaties. Alle kennis die een ander heeft, is in hun ogen bedrog, elke cent die een ander meer heeft dan zij is eigenlijk gestolen, en als ze anderen plezier zien hebben met vrienden is dat omdat het allemaal kuddedieren zijn.

Preventie

Een van de meest vóórkomende (en te voorkómen) constellaties die kunnen bijdragen aan de ontwikkeling van een narcistische stoornis is de overschatting van de intellectuele capaciteiten van kinderen en adolescenten. Uit onderzoek is gebleken dat het voor de intellectuele ontwikkeling van een adolescent nadelig is wanneer hij steeds te horen krijgt hoe intelligent hij is (Blackwell, Trzesniewski & Dweck, 2007). Het komt inderdaad wel eens voor dat hoogbegaafde kinderen slecht presteren, maar ouders én leerkrachten gaan er te vaak en te gemakkelijk van uit dat zich wat ouwelijk en superieur voordoende kinderen veel intelligenter zijn dan uit hun prestaties blijkt. Een intelligentietest in een vroeg stadium kan voorkomen dat adolescenten jarenlang gekweld worden met te moeilijke leerstof. Juist adolescenten met een onzeker gevoel van eigenwaarde hebben veel succeservaringen nodig en moeten tegen zichzelf beschermd worden als ze er blijk van geven dat ze eisen stellen aan zichzelf waar zij niet aan kunnen voldoen. Naarmate de toestand waarin niet voldaan kan worden aan te hoog gestelde idealen langer voortduurt, raakt de narcistische afweer (grootheidsideeën, sociaal isolement) dieper verankerd in de persoonlijkheid.

Samenvatting en conclusie

Aan narcistische stoornissen ligt een verstoorde regulering van het zelfgevoel ten grondslag. Adolescenten met een narcistische stoornis presenteren zich alsof ze overmatig tevreden zijn met zichzelf. Zij kunnen voorwenden onkwetsbaar te zijn en niemand nodig te hebben. Met deze presentatie zetten zij leeftijdgenoten, ouders, leerkrachten en hulpverleners op het verkeerde been. Zij roepen veelal aversie en bestraffende en kleinerende reacties op, terwijl zij juist dringend behoefte hebben aan sympathie en waardering omdat er iets hapert aan hun zelfgevoel. Succes op school en op het sociale vlak kan voorkómen dat een hardnekkige persoonlijkheidsstoornis ontstaat die het verdere leven verzuurt. Een nauwkeurige inschatting van hun capaciteiten en van hun zwakke plekken is vereist om deze adolescenten op weg te helpen naar plezier en succes op school, in hun werk en in hun relaties.

Literatuur

Aangehaalde literatuur

American Psychiatric Association (1994). *Diagnostic and statistical manual of mental disorders (DSM-IV)* (4^e ed.). Washington: American Psychiatric Press.

American Psychiatric Association (1995). *Beknopte handleiding bij de Diagnostische Criteria van de DSM-IV*. Lisse: Swets & Zeitlinger.

Bernstein, D.P., Cohen, P.C., Velez, C.N., Schwab-Stone, M., Siever, L.J. & Shinsato, L. (1993). Prevalence and stability of the DSM-III-R personality disorders in a community-based survey of adolescents. *American Journal of Psychiatry*, 150, 1237-1243.

Blackwell, L.S., Trzesniewski, K.H. & Dweck, C.S. (2007). Implicit theories of intelligence predict achievement across an adolescent transition: a longitudinal study and intervention. *Child Development*, 78, 246-263.

Bleiberg, E. (2001). *Treating personality disorders in children and adolescents. A relational approach.* New York: The Guilford Press.

Gabbard, G.O. (1994). *Psychodynamic psychiatry in clinical practice*. Washington: American Psychiatric Press.

Gabbard, G.O. & Twemlow, S.W. (1994). The role of mother-son incest in the pathogenesis of narcissistic personality disorder. *Journal of the American Psychoanalytic Association*, 42, 159-177.

Kernberg, P.F., Hajal, F. & Normandin L. (1998). Narcissistic personality disorder in adolescent inpatients. In E.F. Ronningstam (ed.). *Disorders of Narcissism* (pp. 437-456). Washington: American Psychiatric Press.

Livesley, W.J., Jang, K.L., Jackson, D.N. & Vernon, P.A. (1993). Genetic and environmental contributions to dimensions of personality disorder. *American Journal of Psychiatry*, 150, 1826-1831.

Otway, L.J. & Vignoles, V.L. (2006). Narcissism and childhood recollections: a quantitative test of psychoanalytic predictions. *Personality and Social Psychology Bulletin*, 32, 104-116.

Plakun, E.M. (1989). Narcissistic personality disorder: a validity study and comparison to borderline personality disorder. *Psychiatric Clinics of North America*, 12, 603-621.

Ronningstam, E., Gunderson, J.G. & Lyons, M. (1995). Changes in pathological narcissism. *American Journal of Psychiatry*, 152, 253-257.

Sprey, A. (2002). *Praktijkboek persoonlijkheidsstoornissen. Diagnostiek, cognitieve gedragstherapie en therapeutische relatie.* Houten: Bohn Stafleu van Loghum.

Torgersen, S. (2000). Genetics of patients with personality disorder. *Psychiatric Clinics of North America*, 23, 1-9.

Young, S.M. & Pinsky, D. (2006). Narcissism and celebrity. *Journal of Research in Personality*, 40, 463-471.

Adressen

Nederland

Riagg. Voor een overzicht zie *Sociale kaart Jeugdzorg*, Houten: Bohn Stafleu van Loghum.

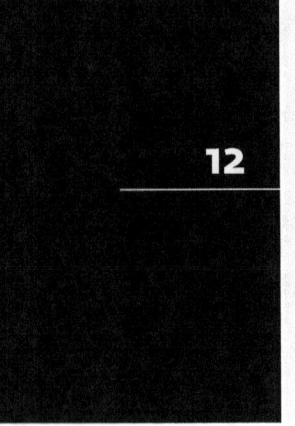

12 Suïcidaal gedrag

E.J. de Wilde

Inleiding

> Meike is een zestienjarige havoscholiere die in de klas een wat stille, teruggetrokken indruk maakt. Haar schoolresultaten zijn voldoende en haar inzet eveneens. Ze valt niet op in de klas. Toch is er de laatste tijd iets veranderd: ze is vermagerd en ziet er soms ronduit onverzorgd uit. Ze heeft weinig vrienden of vriendinnen. Aansluitend op een gezondheidsonderzoek dat in de klas werd uitgevoerd heeft ze een gesprek met een jeugdverpleegkundige. In dat gesprek geeft ze aan dat ze het 'helemaal niet meer ziet zitten'. Meike woont bij haar gescheiden moeder en is enig kind. Ze vindt de laatste maanden niks meer plezierig, gaat niet meer uit, zoekt geen mensen meer op, maar zit na schooltijd elke dag op haar kamer naar grungemuziek te luisteren. 'Ik kan toch niks, en niemand vindt mij toch leuk,' vertelt ze de verpleegkundige. Ze haat de maatschappij in het algemeen en school en familie in het bijzonder. Aan het 'hopeloze gevoel' wil ze wel iets doen: zelfmoord plegen. Ze weet ook al wanneer en hoe: op haar zeventiende verjaardag (over drie maanden) en met behulp van de pillen van haar moeder (die bij de huisarts in behandeling is vanwege depressieve klachten). Ze heeft zich verdiept in de zanger Kurt Cobain, die ook zelfmoord pleegde. En in veel van zijn teksten herkent ze zich. Ze schrijft zelf ook teksten. Ze is bezig met een afscheidsbrief. Die wil ze de dag voor haar dood aan de plaatselijke krant sturen.

Jongeren als Meike zijn er veel; jongeren die geen andere uitweg meer zien uit hun als hopeloos ervaren situatie. Het overgrote deel van deze jongeren zal uiteindelijk niet sterven door eigen toedoen. In Nederland overlijden jaarlijks vijftig jongeren tot twintig jaar door suïcide, in Vlaanderen dertig. Maar zoals gesteld, suïcidaal gedrag bestaat niet alleen in de dodelijke variant. Niet-dodelijk suïcidaal gedrag komt voor met een frequentie die veelal ongeloof opwekt: de laagste schattingen suggereren dat één op de vijftig middelbare-schoolleerlingen ooit wel eens een suïcidepoging heeft ondernomen, dat wil zeggen ongeveer 15.000 tot 20.000 jongeren per jaar. Aangezien de medische ernst van de meeste suïcidepogingen door deze jongeren geen aanleiding geeft tot medische behandeling en de meeste jongeren niet recidiveren, wordt de problematiek geregeld afgedaan als 'aandachttrekkerij', dan wel behorend bij de 'gewone turbulente adolescentiefase'. Zulke benaderingen hebben vooral het nut dat men zich dan niet in deze lastige problematiek hoeft te verdiepen en al helemaal geen actie hoeft te ondernemen. Zij doen echter geen recht aan de stand van zaken op dit terrein.

Suïcidaliteit

Suïcidaliteit bestaat in gradaties. Allereerst is het onderscheid te maken tussen *denken* over het beëindigen van het eigen leven en het *daadwerkelijk doen* van een poging daartoe. Ten tweede is het onderscheid te maken tussen *dodelijk* en *niet-dodelijk* gedrag. In een veel gebruikte omschrijving wordt suïcide getypeerd als 'gedrag met een dodelijke afloop dat in verwachting van de dodelijke afloop door de persoon zelf werd ondernomen'. Daarmee onderscheidt het zich van euthanasie, dat niet door de persoon zelf wordt ondernomen.
Bij gedrag zonder dodelijke afloop kan men onderscheid maken tussen de 'suïcidepoging' (opzettelijke zelfbeschadiging of zelfverwonding met de verwachting van een eventueel dodelijke afloop) en 'parasuïcide' (idem, met uitdrukkelijke verwachting van de niet-dodelijke afloop). Met suïcidegedachten worden gedachten aan elk van beide bovengenoemde suïcidale gedragingen bedoeld. Desalniettemin wordt in de statistieken zelden onderscheid gemaakt tussen suïcidepogingen en parasuïcidaal gedrag.
Suïcide door jongeren tot en met negentien jaar werd in 2007 voornamelijk uitgevoerd door ophanging (48%) en door het springen voor een trein (33%). Overige methoden waren in volgorde van frequentie: springen van een hoogte, medicijnen en/of alcohol, en verdrinking (CBS, 2009). Er stierven geen jongeren door zelfdoding

door overdoses medicijnen. Het merendeel van de (niet-dodelijke) suïcidepogingen en parasuïcides wordt daarentegen wel uitgevoerd door middel van zelfvergiftiging, zoals het innemen van (te veel) medicijnen (Kienhorst, De Wilde, Diekstra & Wolters, 1995).

Het feit dat niet-dodelijke suïcidepogingen meer voorkomen dan dodelijke, manifesteert zich het sterkst bij de jongere leeftijdsgroepen. Het probleem bij jongeren ligt dan ook meer op het gebied van de suïcide*pogingen* dan op het gebied van de suïcides.
Een aantal grootschalige onderzoeken geeft een indicatie van het aantal suïcidepogingen onder jongeren. Uitgaande van een de laagste schattingen en een school van 1500 leerlingen met evenveel jongens als meisjes, hebben ongeveer 25 meisjes en 10 jongens van de schoolpopulatie ooit een suïcidepoging ondernomen. Uitgaande van diezelfde school van 1500 leerlingen kan tevens geschat worden dat 75 meisjes en 15 jongens op dit moment met suïcidegedachten rondlopen. Hoewel meer jongens door suïcide sterven, blijkt het percentage met suïcidegedachten bij meisjes dus vijf keer zo hoog als bij jongens. Niet-dodelijk gedrag komt vooral ook bij allochtone meisjes meer voor.
Al met al lijkt de stelling gerechtvaardigd dat suïcidegedachten in de adolescentiefase frequent voorkomen. Ongepubliceerde gegevens van het internationaal vergelijkende CASE-onderzoek (De Wilde, 2005) geven aan dat de cijfers in Vlaanderen aanmerkelijk hoger liggen dan in Nederland. De verklaring voor deze verschillen is dat veel risicofactoren voor suïcidaal gedrag in Vlaanderen vaker voorkomen (Portzky, De Wilde & Van Heeringen, 2008).
Van jongeren die een suïcidepoging doen worden er jaarlijks slechts een paar opgenomen in algemene ziekenhuizen vanwege de gevolgen. Bij veel suïcidepogingen, in het bijzonder bij jongeren, bestaat geen medische reden voor ziekenhuisopname.

Vóórkomen

Opvallend bij alle cijfers over suïcide is dat er meer mannen en jongens sterven door zelfdoding dan vrouwen of meisjes. In Nederland was deze verhouding in 2002 bij volwassenen 2,1:1, bij jongeren tot en met negentien jaar 1,8:1 (CBS, 2009). In Vlaanderen 2,6:1 en bij jongeren 1.6:1 (VAZG, 2009). In Vlaanderen is vooral de problematiek bij jonge mannen zorgelijk.

In Nederland stierven in het jaar 2007 in de totale bevolking 1353 mensen door suïcide (bij mannen 14 per 100.000, bij vrouwen 6 per 100.000; CBS, 2009). In Vlaanderen lag dit cijfer in 2006 op 980 (bij mannen 23 per 100.000 en bij vrouwen 9 bij 100.000; VAZG, 2006). Bij de jongste leeftijdgroepen ligt het cijfer het laagst. In de groep tien tot twintig jaar sterven in Nederland ongeveer vijftig jongeren per jaar door suïcide (CBS, 2007), in Vlaanderen ongeveer dertig. Deze getallen maken suïcide tot de derde doodsoorzaak onder meisjes en jongens in de leeftijd van vijftien tot negentien jaar, voorafgegaan door respectievelijk verkeersongevallen en kanker (voorafgegaan door verkeersongevallen; CBS, 2007).

Met betrekking tot kinderen jonger dan vijftien jaar blijkt uit het enige onderzoek in deze leeftijdsgroep tot dusver, van Kienhorst et al. (1987), dat er destijds in Nederland jaarlijks circa honderd niet-dodelijke pogingen door kinderen jonger dan vijftien jaar worden ondernomen, althans voor zover deze ter attentie komen van instellingen van geestelijke en/of somatische gezondheidszorg of kinderartsen.

Psychosociale aspecten

Veel van de motieven voor suïcidaal gedrag die jongeren noemen, hebben een sociale component, zoals: 'Ik wilde iemand duidelijk maken dat ik van hem/haar hield', 'ik wilde wraak op iemand nemen'. Een negatieve sociale gebeurtenis als een vernedering of het uitgaan van een relatie kan eveneens een aanleiding zijn (als een druppel die de emmer doet overlopen). Suïcidepogers geven relatief meer eenzaamheid aan dan andere jongeren. Al met al is de stelling te verdedigen dat er veelal een belangrijke sociale component aan suïcidegedrag zit.

Een recentelijk uitgevoerd zelfrapportageonderzoek onder Nederlandse vijftien- en zestienjarigen geeft meer inzicht in het zelfbeschadigend gedrag (De Wilde, 2005). Van de ruim 220 jongeren die dit gedrag aanduidden, stelde 59% dat zij als reden voor het gedrag vooral 'af wilden van vreselijke gedachten'. Ook 'mezelf straffen' (43%) en 'erachter komen of iemand van me hield' (39%) werden veelvuldig genoemd als motieven. Hoezeer de motieven voor het gedrag ook ingebed lijken in een sociale/relationele context, het proces dat tot het gedrag leidde vond meestal plaats in afzondering. Slechts 12% zocht vooraf contact met iemand van de familie, en 4 tot 7% met een professional zoals een leerkracht, huisarts, psycholoog of telefonische hulplijn. Toch gaf 39% aan er vooraf met een vriend of vriendin over gepraat te hebben.

Over de situatie na de suïcidepoging is heel wat minder bekend. In het CASE-onderzoek (De Wilde, 2005) zocht een derde van de jongeren die zichzelf beschadigden hulp, 11% kwam in eerste instantie in een ziekenhuis terecht. Ook hier komt de meeste hulp van vrienden of vriendinnen (46% geeft dit aan).
Opmerkelijk is dat zelfbeschadigend gedrag veelal verborgen blijft. Ouders zijn slechts zelden op de hoogte en als mensen er al van weten, zijn dat veelal vrienden of vriendinnen.

Achtergronden en mogelijke oorzaken

Een suïcide of suïcidepoging komt niet uit de lucht vallen, hoewel dit voor de omgeving regelmatig wel het geval lijkt. Er gaat vaak een langdurig proces aan vooraf dat zich afspeelt in de jongere. De jongere met suïcidegedachten is niet aan één bepaald sociaaldemografisch of uiterlijk kenmerk te herkennen. Doorgaans houdt hij/zij deze plannen voor zichzelf. Wie de persoon, zijn levensgeschiedenis en gedachtewereld nader kent, kan betere inschattingen maken over toekomstig suïcidaal gedrag.
De vraag hoe jongeren tot een suïcide of suïcidepoging komen, laat zich desondanks niet eenvoudig beantwoorden. Gewoonlijk ligt er een samenloop van persoonsfactoren en individuele omstandigheden aan ten grondslag. Adolescenten met bepaalde risicofactoren hebben een grotere kans. Deze zijn echter niet altijd specifiek: ze kunnen evengoed leiden tot ander probleemgedrag dan suïcidaal gedrag. In deze bijdrage beperken we ons tot risicofactoren bij jongeren met een depressieve stemming of stoornis. De risicofactoren kunnen in twee categorieën worden ingedeeld, enerzijds de omgeving en gebeurtenissen, anderzijds de persoon zelf.

De rol van de directe omgeving en van meegemaakte gebeurtenissen

Vergelijking van jongere suïcidepogers met niet-suïcidale controlegroepen laat zien dat levensgebeurtenissen zoals werkloosheid, echtscheiding, ziekte, sterfgevallen en ongelukken vaker voorkomen bij suïcidale adolescenten. Deze levensgebeurtenissen lijken zich in het bijzonder binnen het gezin af te spelen (Wagner, 1997). In Nederlands onderzoek gaven suïcidepogers aan minder steun uit de relatie met hun ouders te ervaren dan jongeren die geen suïcidepoging hadden ondernomen. Lewinsohn, Rohde en Seeley (1994) rapporteerden dat een geringere steun binnen het gezin in een depressieve groep jongeren samenhing met suïcidaal gedrag een jaar later. In Nederlands onderzoek bleken seksueel en fysiek misbruik vaker voor te komen in een depressieve suïcidale groep dan in een depressieve niet-suïcidale groep (De Wilde, Kienhorst, Diekstra & Wolters, 1992). De conclusie lijkt dus gerechtvaardigd dat suïcidepogers opgroeien in meer onrustige gezinnen. Veel van deze onrust bestaat tijdens de kindertijd en neemt niet af gedurende de adolescentie. Belangrijk is hier ook de accumulatie van negatieve levensgebeurtenissen: suïcidepogers rapporteren zo'n opeenstapeling, zowel in de kindertijd als in het jaar voorafgaand aan de suïcidepoging (De Wilde, 1992).

De psychologie van de suïcidale adolescent

Het blijft onbevredigend om het suïcidale proces alleen te verklaren vanuit externe stressoren. Immers, de meerderheid van de jongeren vertoont in vergelijkbare omstandigheden geen suïcidaal gedrag. Om te beschrijven wat zich tussen de omgeving en de suïcidale jongere afspeelt, noemen we een drietal in de literatuur steeds terugkerende intrapsychische aspecten:
1 een beperkt cognitief repertoire;
2 hopeloosheidsgedachten;
3 sterke imitatie.

Ten slotte wordt getracht de genoemde verschillen tussen depressieve suïcidale adolescenten en depressieve niet-suïcidale adolescenten te integreren in een kader.

COGNITIEF REPERTOIRE

In een inmiddels klassiek onderzoek op dit terrein, legden Schotte en Clum (1987) aan zowel een groep suïcidale psychiatrische patiënten als aan een groep niet-suïcidale depressieve patiënten een aantal korte verhalen voor, waarin een sociaal probleem werd beschreven en een uitkomst werd gegeven. Aan beide groepen respondenten werd gevraagd het ontbrekende middenstuk in te vullen. Bijvoorbeeld: 'Harry hield veel van zijn vriendin, maar ze hadden vaak ruzie. Op een dag ging zij bij hem weg. Harry wilde dat het weer goed kwam. Het verhaal eindigt met dat alles weer goed met ze is. Maak zelf het verhaal compleet vanaf het moment dat de vriendin wegging bij Harry.' Het bleek dat de suïcidale groep minder stappen in het verhaal bedacht en vaak kwam met een moeizame probleemoplossing. Puskar, Hoover en Miewald (1992) stelden vast dat adolescente suïcidepogers vaker emotiegerichte probleemoplossingsstrategieën gebruikten, tegenover niet-suïcidale jongeren, die vaker kozen voor meer 'gezonde' en direct op het probleem gerichte strategieën. Het lijkt alsof suïcidale depressieve mensen een beperkt repertoire aan probleemoplossingsstrategieën hebben en het lijkt voor de hand te liggen dat zich daaruit een gevoel van hulpeloosheid en hopeloosheid ontwikkelt.

HULPELOOSHEID EN HOPELOOSHEID

Schneidman (1991), een autoriteit op het terrein van onderzoek naar suïcide, omschrijft dit volgens hem in alle suïcides centrale thema als volgt: 'In the suicidal state [the common emotion] is a pervasive feeling of hopelessness-helplessness. The suicidal person says: There is nothing that I can do (except to commit suicide) and there is no one who can help (with the pain that I am suffering).' Interessant is dan ook het onderzoek waarin het hierboven beschreven geringe probleemoplossingsvermogen van suïcidale depressieve jongeren wordt gekoppeld aan 'hopeloosheid', wat op te vatten is als een gebrek aan vertrouwen in een betere toekomst. Het lijkt dat depressie ondraaglijk wordt wanneer deze gepaard gaat met excessieve hopeloosheids- en hulpeloosheidsgedachten. Al eerder bleek extreme hopeloosheid een verbindende schakel tussen depressiviteit en suïcidaliteit. De Wilde, Kienhorst, Diekstra en Wolters (1993) vonden dat onder depressieve jongeren die hoog scoorden op Becks Hopeloosheidsschaal (Beck, Weissman, Lester & Trexler, 1974) zich een jaar later diverse jongeren bevonden die in dat tussenliggende jaar een suïcidepoging hadden ondernomen. Bij de depressieve jongeren die laag scoorden op deze schaal kwam dit gedrag niet voor, ook al hadden ze eerder wel suïcidaal gedrag vertoond.

IMITATIE

Er is een directe invloed van de omgeving via *model-leren* van suïcidaal gedrag. Zo blijkt dat adolescente suïcidepogers meer mensen in hun directe omgeving kunnen noemen die een suïcidepoging hebben ondernomen of gestorven zijn door suïcide (Kienhorst, De Wilde, Diekstra & Wolters, 1995) dan niet-suïcidale jongeren. Binnen de groep leeftijdgenoten kan model-leren plaatsvinden; diverse malen werd het 'clusteren' van suïcides in specifieke groepen of op scholen beschreven.

In sommige studies werd gevonden dat na suïcidebeelden in films of berichten erover in nieuwsbulletins er een toename was van suïcides volgens diezelfde methoden (Philips & Carstensen, 1986). Daaruit bleek dat er imitatie moest hebben plaatsgevonden. Het effect was bij adolescenten groter dan bij volwassenen, zelfs als het 'voorbeeld' een volwassene was (Schmidtke & Hafner, 1988). Het blijft echter de vraag hoe berichten over suïcide het gedrag van specifieke risicogroepen als adolescenten met suïcidegedachten precies beïnvloeden.

COGNITIES OVER SUÏCIDAAL GEDRAG

De belangrijkste cognitieve voorspeller van suïcidaal gedrag is de suïcidale gedachte. In een follow-uponderzoek onder 1700 depressieve adolescenten (De Wilde & Kienhorst, 1998) was het aantal gerapporteerde suïcidepogingen na een jaar meer dan driemaal zo hoog (6%) onder depressieve jongeren die recente suïcidegedachten hadden als onder depressieve jongeren die ze niet hadden. In eerder Nederlands onderzoek (Kienhorst et al., 1995; De Wilde, 1992) werd aan 48 jongeren die recentelijk een suïcidepoging hadden ondernomen, gevraagd naar het waarom van hun suïcidepoging. Meestal wilden ze een als ondraaglijk ervaren situatie beëindigen. Aanzienlijk minder vaak ging het om een appel (een beroep doen op – de attentie van – anderen). Nader onderzoek leverde op dat het item over doodsintentie ('ik wilde sterven') zelden alleen werd aangegeven, maar vaak in samenhang met de items die verwezen naar het willen stoppen van bewustzijn. De dood kan in dit kader wellicht beter opgevat worden als een middel om verzachting van de ondraaglijke 'psychische pijn' te verkrijgen dan als doel op zichzelf.

INTEGRATIE VAN FACTOREN

Het geheugen speelt een centrale rol bij suïcidaliteit (Williams, 1997). Uit eerdere experimenten waarin het geheugen van depressieve mensen werd onderzocht, bleek dat zij de neiging hebben om zich positieve gebeurtenissen moeilijker te herinneren. Williams en Broadbent (1986) onderzochten dit bij suïcidale personen. Suïcidale mensen herinnerden zich positieve gebeurtenissen inderdaad slechter en bovendien in meer algemene termen (bijvoorbeeld 'bij Jan zijn') dan in specifieke termen ('afgelopen woensdag het etentje bij Jan'), wanneer hun bijvoorbeeld werd gevraagd te beschrijven wanneer ze een gelukkig gevoel hadden. Dit gold zowel voor positieve als negatieve gevoelens. Mogelijk hangt dit samen met het surplus bij de suïcidale groep aan stressvolle gebeurtenissen: het is pijnlijk om zich vervelende gebeurtenissen al te gedetailleerd te herinneren. Maar dit 'globale' geheugen maakt het voor een persoon ook extra moeilijk om succesvolle probleemoplossingsstrategieën toe te passen: als iemand zich niet herinnert in welke specifieke omstandigheden hij succesvol was, kan hij ze ook minder gemakkelijk toepassen op toekomstige probleemsituaties (Evans, Williams, O'Loughlin & Howells, 1992). Voorts blijkt de mate van 'algemeenheid' in het autobiografische geheugen samen te hangen met de mate van hopeloosheid (Macleod, Rose & Williams, 1993).

Resumerend: naast de ontwikkeling van depressie vinden er bij de ontwikkeling van suïcidaliteit specifieke negatieve levensgebeurtenissen plaats. Deze combinatie heeft een cognitieve ontwikkeling tot gevolg die resulteert in hopeloosheids- en hulpeloosheidsgedachten. De psychologische pijn (c.q. de depressie) wordt als ondraaglijk ervaren en de gedachte aan suïcide wordt steeds heviger. Wanneer zich de gelegenheid voordoet en middelen beschikbaar zijn, vindt, vaak 'uitgelokt' door een specifieke gebeurtenis (bijvoorbeeld afwijzing, vernedering, ruzie), ook de suïcidepoging plaats.

Diagnose

Diagnostiek van suïcidaliteit behelst vooral het inschatten van het suïciderisico. Op grond van dit risico besluit men tot verdere actie. Aangezien de belangrijkste voorspellers van suïcidaal gedrag niet direct zichtbaar zijn, maar zich in de gedachte- en gevoelswereld van de jongere bevinden, is het van belang deze wereld zo veel mogelijk te leren kennen. Het persoonlijke gesprek blijft de meest aangewezen manier. Andere signalen zijn:

- een opvallende verandering (ten nadele) in het uiterlijk van de leerling;
- een verslechtering van het concentratievermogen en het geheugen;
- een verandering (ten nadele) in de kwaliteit van de prestaties en huiswerk;
- veranderingen in gedrag, zoals plotselinge uitbarstingen van energie, gevolgd door nietsdoen;
- extreme vermoeidheid; verveeld zijn of ongeïnteresseerdheid;
- veranderingen in sociaal gedrag, zoals emotionele uitbarstingen; veel huilen of veel lachen;
- plotseling spijbelen;
- aanwijzingen (bijvoorbeeld een opstel) dat de leerling veel bezig is met de dood of met zelfdoding.

Het zal duidelijk zijn dat bovenstaande signalen niet per se op suïciderisico hoeven te wijzen, maar wanneer enkele van deze signalen in combinatie met elkaar voorkomen, is het wel aannemelijk dat de jongere met problemen kampt. In het gesprek kan dan worden nagegaan of er meer voor suïcideproblematiek specifieke, niet direct te observeren kenmerken aanwezig zijn, zoals:

- het zich terugtrekken van familie en vrienden;
- het weggeven van belangrijke bezittingen;
- beperkte mogelijkheden om met problemen om te gaan;
- wisselende stemmingen (agressief, koppig, verzet, down, weerspannig, nors, eenzaam, afzondering, enzovoort);
- verlies van interesse in gebruikelijke activiteiten en vrienden;
- neiging tot het nemen van onverantwoorde risico's;
- wegloop- of zwerfgedrag;
- misbruik van drugs of alcohol;
- meer of minder eten;
- psychosomatische klachten;
- vermoeidheid, lusteloosheid, slaapproblemen.

Jongeren die een suïcidepoging overwegen, kunnen klagen over somberheid, leegte en hopeloosheid. Opmerkingen in de zin van: 'Ik wou maar dat ik dood was', 'ik zie het niet meer zitten', of: 'Ik heb genoeg van het leven' kunnen uitdrukking geven aan deze gevoelens. Hierover zegt men wel eens: 'Mensen die erover praten, doen het niet.' Dit vooroordeel is echter reeds lang empirisch weerlegd.

Bij het opsporen van suïciderisico is het noodzakelijk een directieve en open houding aan te nemen, aangezien adolescenten vaak aarzelen hun gevoelens, problemen en gedachten met een volwassene te delen. Het is belangrijk om deze problemen en gevoelens ernstig te nemen, ook al dragen ze in onze ogen soms een triviaal karakter. Men dient zich te realiseren dat mensen met een depressieve stemming denken dat moeilijkheden en pijn niet zomaar voorbij zullen gaan, zodat ze hun situatie als hopeloos en zonder uitzicht ervaren. Ook belangrijk bij het opsporen van suïciderisico is dat men ingaat op mogelijke suïcidale fantasieën en voornemens door er rechtstreeks naar te vragen, waarbij het vooroordeel dat een dergelijke vraag juist een poging ontlokt, als onjuist van de hand moet worden gewezen. Het is niet waarschijnlijk dat een jongere dan zegt: 'Ja, daar had ik nog niet aan gedacht, dat ga ik doen!' Integendeel, een vraag als: 'Zit je eraan te denken om een eind aan je leven te maken?', heeft behalve de informatie die het de vrager kan opleveren over mogelijk suïciderisico, de functie dat het voor een jongere een hele opluchting kan zijn om met iemand op een 'open' manier over de vaak geheime plannen te kunnen praten. Sterker nog, wanneer een jongere met dergelijke gedachten rondloopt en iemand – hoe onduidelijk ook – daarover in vertrouwen probeert te nemen en hierop vervolgens geen antwoord krijgt, dan is het heel wel mogelijk dat het suïciderisico juist toeneemt.

Nadat de jongere zijn/haar plannen voor een suïcidepoging heeft uitgesproken, is het van belang na te gaan hoe ernstig de situatie is. Men kan er in het algemeen van uitgaan dat naarmate fantasieën meer omgewerkt zijn naar concrete plannen en naarmate deze plannen verder zijn uitgewerkt (tot en met het beschikken over de middelen om de poging uit te voeren), de kans op een daadwerkelijke poging groter is. Het volgende kan in dit verband worden nagevraagd (Diekstra, 1981):

- Is de methode bekend?
- Zijn de middelen voor de methode (al) beschikbaar?
- Is de poging vastgesteld?
- Is de plaats van de poging bekend?
- Zijn er maatregelen genomen tegen interventies van derden tijdens en na de poging?

Tijdens het gesprek hierover geeft een open, onbevooroordeelde houding de jongere de meeste ruimte om over zijn problemen te vertellen. Neem serieus wat de adolescent zegt. Tracht niet de jongere te overtuigen van de waarde van het leven, waardoor deze zich onbegrepen kan voelen. Vaak bestaan zijn problemen namelijk al heel lang en ziet hij of zij de situatie als onveranderlijk en uitzichtloos. Probeer de jongere er wel van te overtuigen dat er mogelijk andere oplossingen voor zijn of haar problemen te vinden zijn dan een suïcidepoging. Benadruk dat praten over problemen nodig is.

Behandeling

In een crisissituatie zou men de volgende interventies kunnen overwegen:
- mobiliseren van vertrouwenspersonen, herstellen van sociale relaties met familieleden en vrienden. Tracht de ouders ervan te overtuigen dat er hulp moet worden gezocht;
- in samenwerking met anderen een 24-uursbereikbaarheid tot stand brengen;
- in overleg met de jongere aanwezige middelen om de suïcidepoging uit te voeren verwijderen (het is vooralsnog onduidelijk of de zogeheten 'geen-suïcidecontracten' werken (AACAP, 2000));
- bij problematische gezinssituaties (waarin bijvoorbeeld sprake is van incest of ernstige mishandeling), in overleg met de jongere en bijvoorbeeld de huisarts, de jongere tijdelijk weghalen uit het gezin.

In een periode van suïciderisico is het bieden van structuur een eerste vereiste. Hierbij kan bijvoorbeeld een dagelijkse afspraak helpen. Tracht de problemen die tot de huidige situatie geleid hebben te identificeren, te ordenen en systematisch te bespreken. Geef aan dat een suïcidepoging niet de enige en ook niet de beste manier is om problemen te bestrijden. Probeer actief in te grijpen in de problemen van de jongere.

Therapie

Afhankelijk van de ernst volstaat soms een aantal goede gesprekken met een (school)maatschappelijk werkende, jeugdarts of schoolverpleegkundige, maar in andere gevallen kan een behandeling binnen een instelling voor geestelijke gezondheidszorg nodig zijn. Hier kan elke therapie die de achterliggende problematiek aanpakt in principe effectief zijn.

Vervolgcontact met een hulpverlener uit de geestelijke gezondheidszorg blijft noodzakelijk, ook al lijkt de suïcidale crisis afgewend. Bedenk dat een korte periode van intensieve aandacht vaak voor opluchting zorgt, maar dat daarmee niet noodzakelijk veranderingen hebben plaatsgevonden met betrekking tot de problemen en/of persoonlijke eigenschappen die de aanleiding vormden voor de crisis. Houd contact met de jongere, in ieder geval totdat het contact met een hulpverlener gelegd is.

Prognose

De prognose van niet-dodelijk suïcidaal gedrag bij jongeren is niet per definitie negatief. Slechts een klein gedeelte van de jongeren die zichzelf opzettelijk beschadigen, sterft uiteindelijk door zelfdoding. Bij jongeren die zich herhaaldelijk beschadigen met steeds zwaardere methoden en bij jongeren met een onderliggende psychiatrische problematiek loopt met het aantal zelfbeschadigingen de uiteindelijke kans op sterfte door suïcide sterk op. Daarom richten diverse ontwikkelde therapieën zich vooral op recidivisten.

Ook na een enkele niet-dodelijke suïcidepoging kunnen interventies zinvol zijn. Cognitieve gedragstherapieën tonen bij jongvolwassenen effect (Slee, 2008). Een goede beoordeling van onderliggende problematiek blijft noodzakelijk om de juiste jongeren deze therapieën aan te kunnen bieden.

Preventie

Suïcide is behalve een intrapsychisch en interpersoonlijk, ook een maatschappelijk probleem. Waarmee impliciet wordt gezegd dat maatschappelijke veranderingen het aantal suïcides kunnen beïnvloeden. Voor deze maatschappelijke veranderingen is een draagvlak in de samenleving vereist. Het aantal suïcides in de bevolking is in Nederland gedaald gedurende de laatste tien jaar. Onduidelijk blijft echter waar deze daling aan toe te schrijven is. Een preventieve activiteit zoals het verhinderen dat men beschikking krijgt over dodelijke middelen is onder jongeren minder kansrijk, omdat de meeste zelfdodingen onder jongeren plaatsvinden door ophanging of door het springen voor een trein. Er wordt overigens wel door de Nederlandse Spoorwegen gewerkt aan een plan om het aantal treinsuïcides, dat de laatste jaren aanmerkelijk is toegenomen, terug te dringen. Richtlijnen vaststellen voor de berichtgeving over suïcidegevallen is een manier om meer grip te krijgen op de eerder beschreven effecten daarvan op suïcidaal gedrag. Verder kan men investeren in het verbeteren van de toegankelijkheid van de zorg en het verhogen van het signalerend vermogen in de eerste lijn en op school.

Elke interventie die structureel bijdraagt aan de psychische gezondheid kan suïcides onder jongeren voorkomen. Medicatie, individuele psychotherapie en groepsgerichte interventies, die gericht zijn op depressie, kunnen uiteindelijk suïcidaliteit terugdringen. Meer specifiek, en afgaande op de onderliggende factoren, zouden groepsgerichte suïcidepreventie-interventies zich moeten richten op verbetering van de probleemoplossingsvaardigheden en/of verandering van positieve attitudes ten aanzien van suïcide.
Op scholen komt suïcidaal gedrag vaak pas ter sprake *nadat* een tragedie zich al heeft voltrokken. In de Verenigde Staten zijn zogeheten 'suicide awareness'-programma's ontwikkeld, die het schoolklimaat en de schoolzorgketen op dit terrein positief trachten te beïnvloeden. Jongeren (op middelbare scholen) kunnen in het algemeen vrij goed over het onderwerp zelfmoord praten en hebben er vaak een uitgesproken mening over.
De primaire doelen van deze programma's zijn (Ryerson, 1991):
- belangrijke informatie over herkenning en preventie van suïcidaal gedrag te verspreiden;
- effectieve lijnen te verzorgen tussen leerkrachten en gz-professionals.

Als secundaire doelen worden genoemd:
- sociaalemotionele problematiek in het algemeen en suïcidaliteit in het bijzonder bij jongeren en leerkrachten meer uit de taboesfeer te halen;
- aan leerlingen duidelijk te maken dat de volwassenen op of rond de school kunnen helpen bij problemen op dit terrein;
- hulpzoekgedrag te bevorderen.

In crisissituaties waarin sprake is van een suïcide of suïcidepoging van een leerling, leerkracht of een bekende persoon, zal dit nuttig kunnen zijn.

Samenvatting en conclusie

Suïcidaal gedrag bij jongeren komt veel voor. In Nederland overlijden jaarlijks vijftig jongeren tot twintig jaar door suïcide, in Vlaanderen dertig. De achterliggende problematiek is vaak verankerd in een cognitief proces waarin de gebrekkige vaardigheden van jongeren om problemen op te lossen een rol spelen. Het onderkennen van dreigende suïcidaliteit dient door een gesprek met de jongere plaats te vinden. In dit gesprek kunnen diverse aspecten van suïcidaliteit nagevraagd worden. Uitgangspunt daarbij is dat, naarmate fantasieën meer omgezet zijn naar concrete plannen en naarmate deze plannen verder zijn uitgewerkt (tot en met het beschikken over de middelen om de poging uit te voeren), de kans op een daadwerkelijke poging groter is. Suïcidaal gedrag komt helaas vaak pas ter sprake nadat zich al een tragedie heeft voltrokken. Beter is het om het thema standaard bespreekbaar te maken. Jongeren kunnen in het algemeen vrij goed over het onderwerp zelfmoord praten en hebben er meestal een uitgesproken mening over. Het vereist vooral een actieve houding om dit hoognodige gesprek met de jongere op gang te krijgen.

Literatuur

Aangehaalde literatuur

American Academy of Child and Adolescent Psychiatry (2000). *Practice Parameter for the Assessment and Treatment of Children and Adolescents with Suicidal Behavior*. Washington: AACAP.

Beck, A.T., Weissman, A., Lester, D. & Trexler, L. (1974). The measurement of pessimism: the Hopelessness Scale. *Journal of Consulting and Clinical Psychology*, 42, 861-865.

Centraal Bureau voor de Statistiek (2009). *Lijst Belangrijke Doodsoorzaken*. Den Haag/Heerlen: CBS. Geraadpleegd via www.statline.nl.

Diekstra, R.F.W. (1981). *Over Suïcide*. Alphen aan den Rijn: Samsom.

Departement welzijn, volksgezondheid en cultuur (2003). *Alle sterfte-certificaten, Vlaams Gewest.* (www.wvc.vlaanderen.be.)
Evans, J., Williams, J.M., O'Loughlin, S. & Howells, K. (1992). Autobiographical memory and problem-solving strategies of parasuicide patients. *Psychological Medicine,* 22, 399-405.
Kienhorst, C.W.M., Wilde, E.J. de, Diekstra, R.F.W. & Wolters, W.H.G. (1991). Construction of an index for predicting suicide attempts in depressed adolescents. *British Journal of Psychiatry,* 159, 676-682.
Kienhorst, C.W.M., Wilde, E.J. de, Diekstra, R.F.W. & Wolters, W.H.G. (1995). The adolescents' image of their suicide attempt. *British Journal of Psychiatry,* 34,(5), 623-8.
Lewinsohn, P.M., Rohde, P. & Seeley, J.R. (1994). Psychosocial risk factors for future adolescent suicide attempts. *Journal of Consulting and Clinical Psychology,* 62, 297-305.
MacLeod, A.K., Rose, G.S. & Williams, J.M. (1993). Components of hopelessness about the future in parasuicide. *Cognitive Therapy and Research,* 17, 441-455.
Philips, D.P. & Carstensen, L.L. (1986). Clustering of teenage suicides after television news. Stories about suicide. *The New England Journal of Medicine,* 315, 685-689.
Portzky G., Wilde, E.J. de & Heeringen, K. van (2008). Deliberate self-harm in young people: differences in prevalence and risk factors between The Netherlands and Belgium. *Euopean Journal of Child and Adolescent Psychiatry,* 17(3), 179-186.
Puskar, K., Hoover, C. & Miewald, C. (1992). Suicidal and nonsuicidal coping methods of adolescents. *Perspectives in psychiatric care,* 28(2), 15-20.
Schmidtke, A. & Hafner, H. (1988). The Werther effect after television films: new evidence for an old hypothesis. *Psychological Medicine,* 18, 665-676.
Schneidman, E. (1991). The Commonalities of Suicide across the Life-Span. In A.A. Leenaars (ed.). *Live-Span perspectives of suicide* (pp. 39-54). New York: Plenum Press.
Schotte, D.E. & Clum, G.A. (1987). Problemsolving skills in suicidal psychiatric patients. *Journal of Consulting and Clinical Psychology,* 55, 49-54.
Slee, N. (2008). *Cognitive-behavioural therapy for deliberate self-harm.* Proefschrift, Leiden: Universiteit Leiden.
Vlaams Agentschap Zorg en Gezondheid (2009). *Sterftecertificaten alle overlijdens*, Vlaams Gewest, 2006, (http://www.zorg-en-gezondheid.be/topPage.aspx?id=638).
Wagner, B.M. (1997). Family risk factors for child and adolescent suicidal behavior. *Psychological Bulletin,* 121, 246-298.
Wilde, E.J. de (1992). *Specific Characteristics of Adolescent Suicide Attempters.* Dissertatie Universiteit Utrecht. Amsterdam: Thesis.
Wilde, E.J. de (2005). *CASE NL: een onderzoek naar zelfbeschadigend gedrag bij jongeren.* Rotterdam: GGD Rotterdam e.o.
Wilde, E.J. de & Kienhorst, C.W.M. (1998). *Selfreported suicidal thoughts as predictor of suicide attempts in adolescents with depressed mood.* Paper presented at the Third Conference of Psychology & Health, Kerkrade.

Wilde, E.J. de, Kienhorst, C.W.M., Diekstra, R.F.W. & Wolters, W.H.G. (1992). The relationship of life events in childhood and adolescence with adolescent suicidal behavior. *American Journal of Psychiatry, 1*, 45-51.

Wilde, E.J. de, Kienhorst, C.W.M., Diekstra, R.F.W. & Wolters, W.H.G. (1993). The specificity of psychological characteristics in adolescent suicide attempters. *Journal of the American Academy of Child and Adolescent Psychiatry, 32*, 51-59.

Williams, J.M. (1997). *Cry of Pain*. London: Penguin Books.

Williams, J.M., & Broadbent, K. (1986), Autobiographical memory in suicide attempters. *Journal of Abnormal Psychology, 95*, 144-149.

Aanbevolen literatuur voor de werker in de eerste lijn

Diekstra, R.F.W. (1983). *De opgroeiende dood*. Baarn: Ambo.

Fiddelaers-Jaspers, R.J.M. & Spee, I. (2000). *Weer-zin in leven: de school en zelfdoding*. Houten: Educatieve Partners Nederland (EPN).

Nicolai, N. & Ferber, M. (2007). *Langs de grenzen van de zorg. Omgaan met psychosociale problemen van jongeren op en rondom school*. Utrecht: de Tijdstroom.

Aanbevolen literatuur voor ouders

Dewitte, I. & Brink, S. ten (2003). 'Help, ik wil liever dood... Doodswens bij kinderen?' *Psychopraxis, 5*(4), 161-164. (www.bsl.nl/ggznieuwsbrief? Voorlichting)

Fiddelaers-Jaspers, R.J.M, Groot, M. de & Keijser, J. de (2006). *Waarom doet iemand dat? Kinderen en jongeren ondersteunen na zelfdoding in hun omgeving*. Kampen: Ten Have.

Aanbevolen literatuur voor jongeren

Diekstra, R.F.W. (1991). *Je verdriet voorbij*. Utrecht: Bruna.

Adressen

Nederland

Stichting Korrelatie, Willem Dreeslaan 18, 3515 GB Utrecht, hulp- en informatielijn: 0900-14 50 (0,15 per min.), op werkdagen van 9.00 tot 18.00 uur; www.korrelatie.nl.

KPC Groep, Kooikerweg 2, 5223 KA 's-Hertogenbosch, tel. 073-6247247; www.kpcgroep.nl. O.a. ondersteuning aan scholen bij rampen zoals suïcides.

De Essenburgh, Zuiderzeestraatweg 199, 3849 AE Hierden, tel. 034-1451841; www.essenburgh.nl. Verzorgt ontmoetingsdagen voor nabestaanden na zelfdoding en biedt trainingen over palliatieve zorg en rouwverwerking aan.

Landelijk Platform Nabestaanden na Zelfdoding, p/a Vormingscentrum De Essenburgh te Hierden.

Ivonne van de Ven Stichting, Paramaribostraat 85 hs, 1058 VH Amsterdam; www.ivonnevandevenstichting.nl.

België

Werkgroep Verder, p/a CGG PassAnt, Beertsestraat 21, 1500 Halle, tel. 02 361 21 28; www.werkgroepverder.be. Heeft informatie en advies voor hulpverleners, jongeren, scholen en nabestaanden.

Het Centrum ter Preventie van Zelfmoord, Ferdinand Lenoirstraat 29-31, 1090 Jette; www.zelfmoordpreventie.be. Levert voorlichting, deskundigheidsbevordering, onderzoek en een 24-uurs telefonische hulpdienst;

De Eenheid voor Zelfmoordonderzoek, p/a Vakgroep Psychiatrie & Medische psychologie U.Z. Gent, De Pintelaan 185 (K12F), 9000 Gent; www.eenheidvoorzelfmoordonderzoek.be. Verzorgt informatie over onderzoek, congressen met betrekking tot zelfdoding.

Zie voor meer adressen m.b.t. jeugdzorg, *Sociale kaart Jeugdzorg*, Houten: Bohn Stafleu van Loghum.

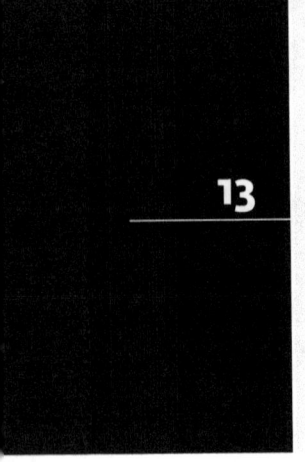

13 Hechtingsstoornissen

H. Grietens

Inleiding

> Jolien is vijf jaar en woont in een pleeggezin. Haar moeder is een aan drank verslaafde alleenstaande vrouw. Haar vader heeft Jolien nooit gezien. Toen ze twee jaar oud was werd ze uit huis geplaatst, omdat moeder de opvoeding niet aankon en zij Jolien verwaarloosde. Ze verbleef gedurende korte tijd in een instelling en werd toen in een pleeggezin opgenomen. De eerste zes maanden verliep alles naar wens. Jolien paste zich vlot aan, speelde met de kinderen van het pleeggezin en ging graag naar school. Ze leek wel een modelpleegkind. Na verloop van tijd echter ging Jolien zich meer eisend gedragen. Er waren ernstige uitbarstingen van agressie waarbij ze ging slaan en schoppen. De pleegouders noemden Jolien een tiranniek en ondankbaar kind. Hoe kwam het dat dit kind zo reageerde, ze deden toch alles om het haar naar de zin te maken? Jolien leek niet van hen te houden. Het viel de pleegouders op dat Jolien eigenlijk met niemand echt een warm contact had. Ze had geen vriendinnetjes en de relatie met haar moeder was oppervlakkig. Op de vraag hoe het nu verder moest, kon niemand een antwoord geven, ook de begeleidster van de pleeggezinnendienst niet. Voor allen was wel duidelijk dat deze plaatsing mislukt was.

Vroeger noemde men de problematiek zoals die van Jolien het 'geen-bodemsyndroom' of 'bodemloosheid', maar tegenwoordig is de term hechtingsstoornis de meest gangbare. Al deze termen verwijzen naar een ernstig en chronisch probleem in de eerste relaties tussen een kind en zijn primaire verzorger(s), dat diep ingrijpt in de ontwikkeling en de kansen op het uitbouwen van relaties met anderen gedurende het gehele verdere leven in gevaar brengt.

Hechtingsstoornissen en problematische hechtingsstijlen

Een gehechtheidsrelatie kan men definiëren als een relatie waarbij de ene persoon contact en steun biedt aan de andere persoon wanneer deze contact en steun zoekt (Cassidy, 2008). Anders gezegd gaat het om een relatie waarbij de ene persoon een veilige basis zoekt en de andere persoon een veilige basis biedt. Bij gehechtheidsrelaties tussen een kind en een volwassen opvoeder biedt de volwassene een veilige basis aan het kind. Vanuit een gehechtheidsrelatie kan een gehechtheidsband ontstaan. Het zoeken en vinden van een veilige basis bij een ander zorgt immers voor het ontstaan van affectieve gevoelens ten aanzien van die ander. Die ander wordt dan een gehechtheidsfiguur en een baken (Cassidy, 2008). Een verzorger kan een veilige basis en gehechtheidsfiguur voor het kind worden, wanneer hij/zij voldoende beschikbaar is, nauwkeurig de signalen van het kind waarneemt, interpreteert en omzet in een respons. Men spreekt in dit verband over sensitieve responsiviteit bij de verzorger.

Wanneer het hechtingsproces tussen ouder en kind zeer ernstig wordt verstoord, kan dit blijvende gevolgen hebben voor de ontwikkeling van het kind en de relatie tussen ouder en kind. Men vat deze stoornissen samen onder de noemer 'hechtingsstoornissen'. Tot dusver wordt in de gangbare classificaties van psychiatrische stoornissen (bijvoorbeeld DSM-IV-TR, American Psychiatric Association, 2000) enkel de reactieve hechtingsstoornis erkend. Onderzoek en klinische praktijk laten echter zien dat hechtingsproblemen meer verschijningsvormen hebben.

Verschijningsvormen

In klinische contexten wordt een onderscheid gemaakt tussen de reactieve hechtingsstoornis, verbroken hechting en verstoorde hechting.

REACTIEVE HECHTINGSSTOORNIS

Een reactieve stoornis in het hechtingsproces van zuigelingen en jonge kinderen heeft de volgende kenmerken (American Psychiatric Association, 2000):
- Duidelijke gestoorde en niet bij de ontwikkeling passende sociale bindingen in de meeste situaties, beginnend voor het vijfde levensjaar, dat wil zeggen:
  a aanhoudend er niet in slagen de aanzet te geven tot of te reageren op de meeste sociale interacties, op een bij de ontwikkeling passende manier zoals blijkt uit buitensporige geremdheid, overmatige waakzaamheid of sterk ambivalente en tegenstrijdige reacties (bijvoorbeeld: het kind kan reageren op verzorgers met een mengeling van toenadering, afstand nemen of weigeren getroost te worden, of kan verstijfd op de hoede zijn);
  b oppervlakkige hechtingen zoals blijkt uit kritiekloze vriendelijkheid met duidelijk onvermogen passende selectieve hechtingen te tonen (bijvoorbeeld: buitensporig vrijpostig ten opzichte van betrekkelijk vreemden of een gebrek aan selectiviteit in de keuze van de hechtingen).
- Er is geen achterstand in de ontwikkeling (zoals bij een verstandelijke handicap) en geen pervasieve ontwikkelingsstoornis die de stoornis kan verklaren.
- De stoornis wordt verklaard door pathogene zorg. Dit blijkt uit:
  a aanhoudende veronachtzaming van de basale emotionele behoeften van het kind aan troost, aanmoediging en affectie;
  b aanhoudende veronachtzaming van de basale lichamelijke behoeften van het kind;
  c herhaald wisselen van de vaste verzorger hetgeen de vorming van een stabiele hechting verhindert (bijvoorbeeld frequent veranderen van pleegzorg).

De term 'reactief' wijst erop dat de bovenvermelde problemen het gevolg zijn van pathogene zorg. Men onderscheidt twee typen: het geremde en het ontremde type (Zeanah, Smyke & Dumitrescu 2002). Karakteristiek voor het geremde type zijn ambivalentie, gebrek aan responsiviteit, geremdheid en/of hyperwaakzaamheid in het sociale contact. Bij het ontremde type domineren overdreven sociaal gedrag, oppervlakkigheid in het sociale contact, falen om steun en hulp bij naaste verzorgers te zoeken en te kiezen aan wie men zich wil hechten.

VERBROKEN HECHTING

Men spreekt van een verbroken hechting wanneer de band met de gehechtheidsfiguur plots om een of andere reden (bijvoorbeeld overlijden, echtscheiding) ophoudt en het kind wordt overvallen door massale rouw- en verdrietreacties. Een verbroken hechting kan aanleiding zijn tot het ontstaan van depressieve reacties.

VERSTOORDE HECHTING

Wanneer er wel sprake is van een gehechtheidsband met een verzorgingsfiguur, maar de band niet stevig genoeg is voor een veilige hechting, kan de hechting verstoord worden. Indien de hechting van bijvoorbeeld een baby verstoord is, kan men dat merken aan zijn gedrag. Dat kan dan zeer aanklampend en geremd zijn (er is geen exploratie van de buitenwereld), of juist zeer ongeremd (er is ongebreidelde exploratie, maar de baby houdt hierbij geen contact met de verzorger en vertoont erg risicovol gedrag).

Hechtingsstijlen

Op basis van jarenlang onderzoek hebben ontwikkelingspsychologen een typologie van hechtingsstijlen opgesteld. Naast de niet-problematische of veilige hechting zijn er de angstig-vermijdende, angstig-ambivalente en gedesorganiseerde hechtingsstijl (Cassidy, 2008; Dozier, 2003; Rutter, 1995). Veilig gehechte kinderen voelen zich zeker van zichzelf en hun verzorgers, ze exploreren graag de wereld om zich heen, ze hebben immers een veilige thuishaven, en ontwikkelen vlot sociale vaardigheden. Kinderen met een angstig-vermijdende hechtingsstijl verwachten dat ze zullen worden afgewezen door hun verzorgers en zij zullen, anticiperend op de angst die dit met zich brengt, hun verzorgers negeren of vermijden. Na scheiding is het weerzien met de verzorgers zeer koel. Kinderen met een angstig-ambivalente hechtingsstijl raken erg van streek bij scheiding en zijn maar moeilijk te troosten. Ze lijden onder de wankele beschikbaarheid en inconsistentie van hun verzorgers. Ze klampen zich enerzijds fel vast aan hun verzorgers (bijvoorbeeld als ze bang zijn), maar zijn afwerend en boos na scheiding. Kinderen met een gedesorganiseerde hechtingsstijl ten slotte zijn bang voor hun verzorgers en hierdoor niet in staat consistente hechtingsstrategieën te ontwikkelen. Ze zijn in de war, weten niet wat te doen bij scheiding en vertonen wel eens vreemd gedrag bij hereniging (zoals huilend weglopen in plaats van toenadering zoeken).

Vóórkomen

Over het vóórkomen van de reactieve hechtingsstoornis is weinig bekend (Hanson & Spratt, 2000). Algemeen wordt aangenomen dat de stoornis zoals die in de DSM-IV-TR (American Psychiatric Association, 2000) wordt beschreven, zeldzaam is (O'Connor, 2002). Er is tot dusver echter maar weinig systematisch epidemiologisch onderzoek verricht. Dat komt vooral doordat de definiëring van de stoornis problematisch is (Hanson & Spratt, 2000). De symptomen (zie boven) zijn nogal oppervlakkig, weinig concreet omschreven en veelal niet specifiek. Het is vrij uniek dat niet symptomen, maar een oorzakelijke factor, namelijk de pathogene zorg, een noodzakelijk criterium is voor het vaststellen van de diagnose. Het is bovendien vaak bijzonder moeilijk om vast te stellen wat pathogene zorg is. Ethische problemen en stigmatisering liggen op de loer. Problematische gehechtheid in de bredere zin van het woord (zoals hierboven beschreven) blijkt echter allesbehalve een uitzonderlijk fenomeen te zijn in de bevolking. Mash en Barkley (1996) melden dat 23% van de kinderen uit intacte middenklassengezinnen een angstig-vermijdende hechtingsstijl zou hebben, 8% een angstig-ambivalente stijl en 15% een gedesorganiseerde stijl. Minnis (2004) geeft aan dat gehechtheidsproblemen niet louter het gevolg hoeven te zijn van mishandeling of verwaarlozing ('pathogenic care'), maar ook van een 'less-than-optimal care'. Longitudinaal onderzoek naar de ontwikkelingstrajecten van kinderen met gehechtheidsproblemen laat, evenals de klinische praktijk en retrospectieve studies, zien dat een problematische gehechtheid gepaard gaat met zeer uiteenlopende problemen inzake psychische gezondheid (zie bijvoorbeeld Prior & Glaser, 2006, en Thompson, 2008, voor een overzicht van onderzoeksresultaten).

Psychosociale aspecten

Hechting is een universeel fenomeen. Men vindt het terug bij mensen in alle culturen. Volgens Bowlby (1969), die met zijn werk bij kinderen en ouders aan de Tavistock Clinic in Londen een pioniersrol heeft gespeeld in het onderzoek naar gehechtheid, is het gehechtheidssysteem een onafhankelijk gedragssysteem. Bowlby beschouwt gehechtheid als een homeostatisch proces dat de verhouding regelt tussen het zoeken van contact en het in stand houden van contact van het kind met één of meer individuen die zorgen voor fysieke en psychologische veiligheid en zekerheid.

In de regel ontstaat de eerste gehechtheidsband in de moeder-kinddyade. Deze relatie wordt een blauwdruk voor latere relaties. Wanneer tussen moeder en kind een hechte band ontstaat, groeit bij het kind een basisvertrouwen. Het voelt zich veilig en geborgen en kan de wereld rondom zich beginnen te verkennen. Bij gevaar heeft het een ankerpunt: de onvoorwaardelijke liefde van de moeder. Tevens bouwt een kind door die eerste hechte band een positief intern werkmodel op. Dit werkmodel kan men beschouwen als de mentale representatie van de gehechtheidsband. Het kind vertrouwt zichzelf en zijn omgeving, ook als moeder er niet is kan het kind het positieve beeld dat het van haar heeft, oproepen. Het kind herinnert zich het liefdevolle, sensitieve en rustgevende gedrag van moeder. Later komen daar de beelden en herinneringen bij van andere gehechtheidsfiguren binnen het gezin (vader, broers, zussen) en daarbuiten (grootouders, ooms, tantes). Kinderen hechten zich al van jongs af aan aan meerdere volwassenen en ook op het kinderdagverblijf ontwikkelen ze al betekenisvolle banden met anderen. Voor het kind betekenen de gehechtheidsfiguren zeer veel. Ze zijn van levensbelang voor zijn verdere psychosociale ontwikkeling. Het kind bouwt een coherent verhaal op over de rol van deze figuren in zijn levensgeschiedenis. Het bewaart dit verhaal en vertelt het door. Maar ook de personen aan wie het kind zich hecht, genieten van de band. Ze zien hun rol als moeder, vader, broer, zus, enzovoort, pas vervuld als ze voelen dat ze iets gaan betekenen voor het kind en het kind om hen geeft. Gehechtheidsbanden zijn langdurig, vaak duren ze levenslang. Ze laten kinderen ervaren wat het betekent liefde te krijgen en volwassenen wat het betekent liefde te geven.

Het is niet moeilijk te begrijpen dat wanneer zich in de moeder-kinddyade vroegtijdig problemen voordoen die het ontstaan en in stand houden van een gehechtheidsband in gevaar brengen, dit ernstige gevolgen kan hebben. Kinderen die zich onveilig gehecht voelen (bijvoorbeeld omdat hun moeder hen niet voldoende belangeloze liefde kan geven, onvoldoende beschikbaar of sensitief is), krijgen een deuk in hun vertrouwen en bouwen een negatief intern werkmodel op. Ze zijn bang om te worden afgewezen, ze vermijden contact en gedragen zich ambivalent in relaties. Hun slechte herinneringen kleuren de manier waarop ze relaties aangaan en dit vaak gedurende hun hele leven. De relatie met de ouders lijdt onder het negatieve interne werkmodel, evenals de relatie met vrienden, de partnerrelatie, enzovoort. Daarnaast is een negatieve gehechtheidsgeschiedenis een risicofactor voor tal van problemen (Minnis, 2004), onder andere agressief gedrag, depressie, suïcidaal gedrag en angst.

De ouders van deze kinderen krijgen weinig liefde terug van hun kind, ze hebben er een oppervlakkige relatie mee en voelen zich in hun ouderrol mislukt. Ze genieten niet van het ouder-zijn. Vaak zijn deze ouders zelf belast met een negatieve gehechtheidsgeschiedenis (zie verderop) en hebben ze als kind weinig liefde gekend.

Achtergronden en mogelijke oorzaken

Ontstaan van een gehechtheidsrelatie

Hechting is het proces waarbij een kind voor zijn gevoel van welbevinden in toenemende mate afhankelijk wordt van maar een paar mensen (Cassidy, 2008). Gehechtheidsbanden zijn duurzame affectieve banden met betekenisvolle anderen. Deze worden geleidelijk aan opgebouwd vanaf de geboorte. De basis van gehechtheidsbanden wordt gevormd door de contacten met verzorgers. Contacten met eenzelfde verzorger leiden ertoe dat de baby de verzorger gaat herkennen en dat de verzorger iets voor hem gaat betekenen. Dit gebeurt ongeveer rond de zesde levensmaand. De baby gaat zich hechten aan de verzorger omwille van de verzorging en de liefde die hij krijgt, en zal op den duur nog moeilijk kunnen zonder deze vertrouwde figuur. Hij zal de geliefde verzorger overal volgen, eerst met de ogen, en later, wanneer hij kan lopen, zit hij de verzorger letterlijk op de hielen. De baby zal triestig en onrustig zijn wanneer de geliefde verzorger afwezig is en opleven wanneer deze in de buurt is. Aanvankelijk is er slechts plaats voor een band met één figuur, in de regel de moeder. De baby is het meest in haar aanwezigheid en krijgt van haar de meeste zorg. De gehechtheidsband met de moeder is niet exclusief. Baby's raken ook duurzaam gehecht aan andere volwassenen. Ze kunnen probleemloos banden met meer volwassenen (bijvoorbeeld vader, grootouders) aangaan. Wel is de gehechtheidsband tussen moeder en kind een zeer belangrijke. Het is de eerste band en wordt een prototype voor latere relaties. Anders gezegd: de banden met vader, grootouders en andere volwassenen zullen sterk gelijken op de band met moeder. Kinderen die veilig gehecht zijn aan hun moeder, zullen ook vlugger een veilige gehechtheidsband met anderen opbouwen. Wanneer er geen veilige gehechtheidsband met moeder is, worden relaties op latere leeftijd bedreigd. Het kunnen aangaan van duurzame en veilige gehechtheidsbanden met betekenisvolle volwassenen is een ontwikkelingsstap die gevolgen heeft voor het hele verdere leven. Door die banden bouwt het kind immers een kern van basisvertrouwen in andere mensen op, gaat het zich veilig voelen in de wereld om zich heen, en wordt het geleidelijk aan een zelfstandig individu.

Lange tijd hebben onderzoekers geworsteld met de vraag of gehechtheid door erfelijke dan wel omgevingsfactoren wordt beïnvloed. Tegenwoordig (zie Van IJzendoorn, Bakermans-Kranenburg & Juffer, 2004) neemt men aan dat zowel biologische als omgevingsfactoren een rol spelen. De neiging om gehecht te raken lijkt evolutionair te zijn verankerd, maar de kwaliteit van gehechtheidsrelaties wordt meer beïnvloed door de omgeving, in het bijzonder door de beschikbaarheid en sensitieve responsiviteit van de primaire verzorgers, dan door kindfactoren.

Oorzaken van hechtingsstoornissen

Wanneer een kind zich niet of onvoldoende aan andere personen kan hechten tijdens de eerste drie levensjaren, wordt het angstig of gaat het zich onveilig voelen. Dit kan het geval zijn bij een gebrek aan sensitief ouderlijk handelen, met als extreem voorbeeld kindermishandeling of verwaarlozing, of bij onvoorziene scheidingsmomenten, zoals het plots wegvallen van moeder (of andere belangrijke verzorgers) door overlijden of echtscheiding.

Als voornaamste risicofactoren voor hechtingsstoornissen worden genoemd: wisselende opvoedingssituaties vanaf de geboorte of later (zoals uithuisplaatsing, adoptie), een langdurig verblijf van het kind in een ziekenhuis dat gepaard gaat met isolatie en pijnlijke behandelingen (bijvoorbeeld in een brandwondencentrum), een depressie of andere psychiatrische stoornis bij de moeder, waardoor deze zeer weinig beschikbaar is, en ernstige verwaarlozing en mishandeling. Kindfactoren als een moeilijk temperament of zelfregulatieproblemen maken dat het hechtingsgedrag van het kind door de verzorger negatief kan worden geïnterpreteerd. Deze kinderen vragen om liefde op een negatieve manier (bijvoorbeeld door frequent te huilen of boosheid) en maken het hierdoor voor hun verzorgers moeilijk om sensitief te reageren.

Intergenerationele problematiek

Problemen in de hechting worden het gehele leven meegedragen en zetten zich voort van ouder op kind (Van IJzendoorn, Kranenburg, Zwart-Woudstra, van Buschbach & Lambermon, 1991). Onveilig gehechte ouders zullen het moeilijk hebben om een veilige basis te bieden aan hun kind en een gehechtheidsfiguur te worden. Ze hebben zelf immers geen mentale representatie van een kwaliteitsvolle gehechtheidsrelatie en kunnen deze derhalve niet laten reflecteren in hun eigen handelen ten overstaan van het kind. Onveilig gehechte ouders hebben moeite om de signalen van hun kind goed te observeren en te interpreteren. Bovendien is hun arsenaal aan sensitieve responsen beperkter, omdat ze niet kunnen putten uit hun eigen ervaring. Vaak werden de ouders zelf als kind mishandeld of verwaarloosd of groeiden ze op zonder veel affectie. Hechtingsstoornissen maken dan ook vaak deel uit van een intergenerationele problematiek.

Diagnose

Omdat hechtingsproblemen zich op veel manieren kunnen manifesteren en de meeste symptomen niet specifiek zijn, is de diagnose niet altijd even gemakkelijk te stellen. Daar komt nog bij dat kinderen onder bepaalde omstandigheden, bijvoorbeeld een echtscheiding of de dood van een familielid, symptomen kunnen vertonen die lijken op hechtingsstoornis, zoals het weigeren van sociaal contact of affectie. Hier is dan echter sprake van rouw en de symptomen zijn meestal van tijdelijke aard. Ze worden uitgelokt door een externe stressor en verdwijnen wanneer de context waarin het kind leeft zich opnieuw herstelt.

Hechtingsstoornissen bij jonge kinderen worden in de regel vastgesteld door middel van gesystematiseerde observatie. Verder zijn er ook enkele vragenlijsten over het hechtingsgedrag van kinderen. Deze kunnen worden ingevuld door de naaste verzorgers van het kind. Bij adolescenten en volwassenen kunnen problemen in de hechting worden onderzocht via interviewmethoden zoals het *Adult Attachment Interview* dat in het Nederlandse taalgebied bekend is onder de naam Gehechtheidsbiografisch Interview (Van IJzendoorn et al., 1991).

Om het hechtingsgedrag van kinderen jonger dan drie jaar na te gaan, wordt vaak gebruikgemaakt van de 'vreemde situatietechniek'. Deze techniek werd geïntroduceerd door Ainsworth en Wittig (1969) en houdt in dat men een situatie schept waarbij het kind eerst met een vertrouwde figuur, bijvoorbeeld de moeder, in het gezelschap van een vreemde vertoeft en vervolgens alleen met de vreemde wordt achtergelaten. Dan wordt nagegaan hoe het kind reageert (huilen, roepen, protesteren) en hoe zijn reacties evolueren (gaat het kind na verloop van tijd toch met de vreemde spelen?). Om de kwaliteit van de gehechtheid bij kleuters in kaart te brengen (zie Verschueren & Marcoen, 2000), bestaan er verschillende methoden. Wat men wil meten, is hoe veilig kinderen gehecht zijn. Men onderscheidt hierbij gedragsobservatiemetingen en representationele metingen. Gedragsobservatiemetingen zijn veelal scheiding-herenigingsmetingen. Ze zijn gebaseerd op de vreemde situatietechniek. Representationele metingen peilen de kwaliteit van de internalisatie van de gehechtheidsrelatie, de mate waarin het kind beschikt over een positief intern werkmodel van relaties. Deze metingen zijn niet gericht op het gedrag van het kind, maar wel op zijn communicatie over gehechtheidsrelevante interacties. De metingen vinden plaats in afwezigheid van de gehechtheidsfiguur, ze steunen op de taal en doen beroep op de symbolische vaardigheden van het kind (Verschueren & Marcoen, 2000). Een bekend voorbeeld zijn de 'doll play procedures' of verhaaltjesmetingen. In deze methoden wordt een aantal gestandaardiseerde gehechtheidsrelevante situaties voorgelegd. Aan het kind wordt gevraagd de aangeboden verhalen verder af te maken. Hierbij kan het gebruikmaken van een poppenfamilie en ander spelmateriaal. De verhalen zijn zeer uiteenlopend en bevatten verschillende soorten situaties, bijvoorbeeld angstwekkende situaties: een kind wordt 's nachts wakker en is bang; separatie-herenigingssituaties: de ouders keren terug van een reis, of conflictsituaties: een kind heeft iets misdaan en wil spijt betuigen aan de ouder. Er wordt gewerkt met moeder- en/of vaderpoppen.

Voor een- tot vijfjarigen is er verder nog de Attachment Q Sort (AQS), een uitgebreide vragenmethode waarin ouders het gehechtheidsgedrag van kinderen dienen te beoordelen. De AQS bestaat uit negentig vragen, bijvoorbeeld: 'Als mijn kind van streek is of zich pijn gedaan heeft, laat het zich niet alleen door mij, maar ook door anderen troosten', of: 'Als mijn kind iets nieuws ontdekt om mee te spelen, brengt hij/zij dit naar mij toe of laat het van een afstandje aan mij zien.' Aan de hand van de antwoorden kan worden gekeken of een kind al dan niet veilig is gehecht. Elk individueel antwoord kan worden vergeleken met de antwoorden van een normgroep van veilig gehechte kinderen.

Voor basisschoolkinderen is er de Security Scale (Verschueren & Marcoen, 2002). Deze vragenlijst bestaat uit vijftien items en meet hoe kinderen de gehechtheidsrelatie met hun ouders percipiëren. De relatie met moeder en vader wordt afzonderlijk gemeten. Nagegaan wordt hoe het kind de beschikbaarheid en responsiviteit van de ouder waarneemt, in welke mate het steun ondervindt van de ouder bij stress en of het graag en gemakkelijk met de ouder communiceert.

De betrouwbaarheid en validiteit van de meeste onderzoeksmethoden konden worden aangetoond door middel van wetenschappelijk onderzoek. Toch hebben tot dusver maar weinig methoden echt de weg naar de klinische praktijk gevonden. Dat heeft onder andere te maken met het tijdrovende karakter van de meeste methoden en met de omslachtige scorings- en interpretatieregels. Om de methoden goed onder de knie te krijgen, zijn langdurige training en veel ervaring wenselijk. Dit alles heeft tot gevolg dat hechtingsstoornissen in de klinische praktijk nog te vaak op intuïtie, klinische ervaring en 'klinische blik' worden gediagnosticeerd. Wellicht is dit een van de redenen waarom deze stoornissen nogal eens worden overgedetecteerd. Een vereenvoudiging van methoden, bijvoorbeeld in de vorm van vragenlijsten, dringt zich op.

Behandeling

Ernstige hechtingsstoornissen vereisen een intensieve, langdurige en deskundige aanpak. Zeker wanneer zij werden uitgelokt door een gebrek aan ouderlijke zorg (verwaarlozing), verloopt de behandeling vaak moeizaam. De voornaamste behandelvormen zijn individuele gespreks- of speltherapie, ouder-kindtherapie en orthopedagogische behandeling.

Individuele gespreks- of speltherapie is de meest klassieke en oudste behandelvorm. Deze is vooral gestoeld op de psychodynamische theorieën. De therapie heeft tot doel een stabiele relatie met het kind op te bouwen die een model wordt voor andere relaties. De therapeut wordt een gehechtheidsfiguur die het kind in eerste instantie veiligheid biedt door spanningen te filteren, structuur te bieden en adequaat te reageren op signalen van het kind tot contact. Geleidelijk zal het kind dan leren de werkwijze van de therapeut te internaliseren. Zo ontwikkelt het kind een intern werkmodel om sociale relaties met andere mensen aan te gaan. De laatste decennia hebben de gehechtheidstheorie en de psychodynamische theorieën elkaar wederzijds beïnvloed en zijn nieuwe therapievormen ontstaan die zich specifiek richten op de behandeling van hechtingsstoornissen. Deze therapievormen hebben tot doel hechtingsgestoorde kinderen veiligheid te bieden en hen te helpen bij het ontwikkelen van positieve interne werkmodellen.

In de ouder-kindtherapie (Van IJzendoorn et al., 2004) wordt gepoogd het contact tussen ouder en kind te herstellen. Hiertoe wordt er zeer intensief gewerkt met ouder(s) en kind samen (bijvoorbeeld via video-opnamen). De ouder wordt geleerd sensitief te reageren op de signalen van het kind, het kind wordt geleerd signalen te geven die leiden tot sensitief ouderlijk handelen. Het herstel van het contact is nodig, opdat het kind zich veilig en geborgen gaat voelen bij de ouders. Wanneer die veiligheid en geborgenheid er zijn, kan worden 'opgevoed', dat wil zeggen kunnen ouders regels en grenzen stellen, verwachtingen expliciteren, structuur aanbrengen, en krijgen ze weer vat op het kind.

De orthopedagogische behandeling van hechtingsstoornissen wil zo veel mogelijk een integratieve (ouders, kind, omgeving) behandeling zijn (zie De Lange, 2002). De ouderbegeleiding vormt meestal de spil van de behandeling. In de Video Interactie Begeleiding (VIB) bijvoorbeeld wordt de omgang tussen ouder en kind op band vastgelegd. Gekeken wordt naar wat goed gaat en wat er fout loopt. Zo wordt samen met de ouders nagegaan hoe ze hun vaardigheden kunnen uitbreiden om het kind te helpen en hoe ze met de problemen van het kind kunnen omgaan. Het kind wordt door middel van socialevaardigheidstraining geleerd zich te handhaven ten aanzien van volwassenen en hun vertrouwen te schenken. Ook het functioneren in een groep komt aan bod. Bij oudere kinderen gebeurt dit laatste soms in groepssessies. Ten slotte wordt de school bij de behandeling betrokken. Zowel de directie als de individuele leerkracht moet weten hoe het kind veiligheid en vertrouwen te bieden en dient daarom van nabij te worden begeleid en gecoacht door de orthopedagoog.

De laatste vijftien jaar zien we een zeer grote toename van interventies voor onveilig gehechte kinderen en hun verzorgers. Vele, vooral vroegtijdig ingezette interventies, zijn gericht op het verhogen van de sensitiviteit en responsiviteit van de verzorger ten aanzien van het kind. In ernstigere situaties die geleid hebben tot uithuisplaatsing van een kind (bijvoorbeeld bij mishandeling of ernstige verwaarlozing) zijn deze verzorgers pleeg- of adoptieouders. Via trainingsprogramma's worden zij voorbereid op de komst van een pleeg- of adoptiekind dat omwille van de traumatische ervaringen in het thuismilieu een gedesorganiseerde gehechtheidsstijl en gedisreguleerd gedrag vertoont.
Evaluatiestudies tonen aan dat vooral ouder-kindtherapie en andere interventies die gestoeld zijn op de theoretische uitgangspunten en empirische bevindingen van het gehechtheidsonderzoek het goed lijken te doen. De effecten van de alternatieve interventies zoals 'holding therapy' daarentegen zijn twijfelachtig (O'Connor, 2002; Berlin, Ziv, Amaya-Jackson & Greenberg, 2005; Prior & Glaser, 2006).

Prognose

Over de prognose van hechtingsstoornissen is nog niet zoveel bekend. Men neemt over het algemeen aan dat, gezien de complexiteit van de symptomatologie en het basale karakter van de stoornissen, de prognose ongunstig is. Hechtingsstoornissen reflecteren immers problemen met het wezen van menselijke interacties. Hun impact is zeer omvattend. De symptomen strekken zich uit naar alle gebieden van het sociale leven en manifesteren zich in uiteenlopende vormen tijdens verschillende levensfasen. Hechtingsstoornissen kunnen onder andere uitmonden in ernstige gedragsstoornissen, teruggetrokken gedrag, angst, depressie en sociaal isolement. Ze zijn daarom een voedingsbodem voor psychopathologie tijdens de kinderleeftijd en de volwassenheid (Cassidy, 2008). Bovendien betreft het zoals eerder vermeld een intergenerationele problematiek.

De laatste jaren is er vooruitgang geboekt in vroegdiagnostiek en specifieke behandeling. Men kan verwachten dat daardoor de prognose gunstiger wordt.

Preventie

De ernst, omvang en impact van hechtingsstoornissen tonen het belang van preventie en vroegtijdige interventie aan. Elke interventie die erop is gericht de band tussen ouder en kind te versterken, kan hechtingsproblemen verhinderen. Hoe vroeger de interventie plaatsvindt, hoe meer kans van slagen. Interventies kunnen deel uitmaken van opvoedingsondersteunende maatregelen. Interventies kunnen zich richten op de ouder-kindinteractie, door via 'model-leren' de ouder te helpen adequaat in te spelen op signalen tot contact van het kind of bijvoorbeeld door de ouder te helpen contacten met familie te herstellen en het sociale netwerk uit te breiden.

Bij een onveilige, verstoorde of verbroken hechting kunnen intensieve vormen van opvoedingsondersteuning de band tussen ouder en kind weer op gang brengen en versterken, of een band met een nieuwe gehechtheidsfiguur opbouwen. De aanpak kan zich dan richten op het verbeteren van de communicatie tussen ouder en kind. In het omvattende en laagdrempelige opvoedingsondersteuningsprogramma Triple-P (Positief Pedagogisch Programma; zie voor Vlaanderen www.kindengezin.be en voor Nederland www.triplep-nederland.nl) bijvoorbeeld, wordt gewerkt aan de sensitiviteit en de responsiviteit van ouders ter bevordering van de band met hun kind.

Onderzoek naar de effecten van preventieve maatregelen heeft aangetoond dat het tot op zekere hoogte mogelijk is de gehechtheidsband tussen ouders en kind te versterken en stoornissen in de hechting te voorkomen (O'Connor, 2002; Berlin et al., 2005). Vooral intensieve, langdurige, multisystemische (zowel gericht op de ouder-kinddyade, de individuele ouder, als de context) en tijdig geplande preventieve maatregelen leiden tot positieve resultaten. Toch is er behoefte aan meer onderzoek naar het effect en de haalbaarheid van interventies ter preventie van hechtingsstoornissen. In de praktijk worden immers nog te vaak interventies uitgeprobeerd waarvan de werkzaamheid niet is aangetoond.

Samenvatting en conclusie

Hechtingsstoornissen zijn ernstige en complexe stoornissen in de relatie tussen ouders en kinderen. Ze ontstaan vroeg in de ontwikkeling en hebben als voornaamste karakteristiek dat er geen of onvoldoende veilige banden tussen ouder en kind worden opgebouwd of dat prille banden plots en abrupt worden verbroken zonder dat er plaats is voor herstel. Hechtingsstoornissen hebben veel oorzaken en vaak is er een samenspel van uitlokkende factoren te herkennen. Biologische factoren maar vooral pathogene zorg spelen een rol in het ontstaan van de stoornissen. Omdat hechtingsstoornissen nog niet zo heel lang als afzonderlijke stoornissen worden erkend, weten we niet zoveel over hun prevalentie en verloop. Ook het diagnosticeren van de stoornissen verloopt nog moeilijk vanwege een gebrek aan klinisch bruikbare instrumenten. Wel is duidelijk dat de behandeling van hechtingsstoornissen positieve resultaten kan opleveren. De meest belovende behandelvormen zijn individuele therapie van het kind en ouder-kindtherapie. Ook preventieve opvoedingsondersteunende maatregelen leiden, op voorwaarde dat ze intensief, langdurig en multisystemisch zijn, tot een gunstig effect.

Literatuur

Aangehaalde literatuur

Ainsworth, M.D.S. & Wittig, B.A. (1969). Attachment and exploratory behaviour of one-year olds in a strange situation. In B.M. Foss (ed.). *Determinants of infant behaviour (Vol. 4)* (pp. 113-136). Londen: Methuen.

American Psychiatric Association (2000). *Diagnostic and statistical manual of mental disorders (DSM-IV-TR)*. Washington: American Psychiatric Press.

Berlin, L.J., Ziv, Y., Amaya-Jackson, L.M. & Greenberg, M.T. (2005). *Enhancing early attachments: Theory, research, intervention and policy*. New York: The Guilford Press.

Bowlby, J. (1969). *Attachment and loss: Attachment (Vol. 1)*. New York: Basic Books.

Cassidy, J. (2008). The nature of the child's ties. In J. Cassidy & P.R. Shaver (eds.), *Handbook of attachment. Theory, research and clinical applications (2e ed.)* (pp. 3-20). New York: The Guilford Press.

Dozier, M. (2003). Omgaan met verbroken gehechtheidsrelaties. De uitdaging voor jonge pleegkinderen. In C. Schuengel, W. Slot & R. Bullens (eds.). *Gehechtheid en kinderbescherming* (pp. 19-37). Amsterdam: SWP.

Hanson, R.F. & Spratt, E.G. (2000). Reactive attachment disorder: What we know about the disorder and implications for treatment. *Child Maltreatment*, 5, 137-145.

IJzendoorn, M.H. van, Bakermans-Kranenburg, M.J. & Juffer, F. (2004). Experimentele interventies ter verbetering van ouderlijke sensitiviteit en de gehechtheidsrelatie van het kind: De Leidse VIPP en VIPP-R programma's. In L. Goossens, D. Hutsebaut & K. Verschueren (eds.). *Ontwikkeling en levensloop* (pp. 81-94). Leuven: Universitaire Pers Leuven.

IJzendoorn, M.H. van, Kranenburg, M.J., Zwart-Woudstra, H.A., Buschbach, A.M. van & Lambermon, M.W.E. (1991). Gehechtheid over meer generaties. *Kind en Adolescent*, 12, 87-97.

Lange, G. de (2002). *Hechtingsstoornissen. Orthopedagogische behandelingsstrategieën*. Assen: Dekker & Van der Vegt.

Mash, E. & Barkley, R. (eds.) (1996). *Child psychopathology*. New York: The Guilford Press.

Minnis, H. (2004). How can foster carers help children with complex mental health and attachment problems? *International Journal of Child & Family Welfare*, 7, 162-167.

O'Connor, T.G. (2002). Attachment disorders of infancy and childhood. In M. Rutter & E. Taylor (eds.). *Child and adolescent psychiatry (4th ed.)* (pp. 776-792). Oxford: Blackwell Publishing.

Prior, V. & Glaser, D. (2006). *Understanding attachment and attachment disorders. Theory, evidence and practice*. Londen: Jessica Kingsley Publishers.

Rutter, M. (1995). Klinische implicaties van het begrip hechting: Terugblik en perspectief. *Bijblijven Kinderen en Adolescenten*, 2, 373-395.

Thompson, R.A. (2008). Early attachment and later development. In J. Cassidy & P.R. Shaver (eds.), *Handbook of attachment. Theory, research and clinical applications (2e ed.)* (pp. 348-365). New York: The Guilford Press.
Verschueren, K. & Marcoen, A. (2000). Gehechtheid in de kleuterleeftijd. In J.D. Bosch, H.A. Bosma, R.J. van der Gaag, A.J.J.M. Ruijssenaars & A. Vyt (ed.). *Jaarboek Ontwikkelingspsychologie, orthopedagogiek en kinderpsychiatrie 4* (pp. 294-328). Houten: Bohn Stafleu van Loghum.
Verschueren, K. & Marcoen, A. (2002). Perceptions of self and relationship with parents in aggressive and nonaggressive rejected children. *Journal of School Psychology*, 40, 501-522.
Zeanah, C.H., Smyke, A.T. & Dumitrescu, A. (2002). Attachment disturbances in young children II: Indiscriminate behavior and institutional care. *Journal of the American Academy of Child and Adolescent Psychiatry*, 41, 983-989.

Aanbevolen literatuur voor de werker in de eerste lijn

Burggraaff-Huiskes, M. (1999). *Opvoedingsondersteuning als bijzondere vorm van preventie.* Bussum: Uitgeverij Coutinho.
Hellinckx, W., Grietens, H. & Geeraert, L. (2002). *Hulp bij opvoedingsvragen. Opvoedingsondersteuning tussen 0 en 3 jaar.* Leuven/Leusden: Acco.
Herbert, M. (1999). *Serie Intro-opvoedingsondersteuning (10 delen).* Baarn: Uitgeverij Intro. (Eén boekje uit deze serie gaat over hechting.)
Lange, G. de (2002). *Hechtingsstoornissen. Orthopedagogische behandelingsstrategieën.* Assen: Dekker & Van der Vegt.
Solter, A.J. (1998). *De taal van huilen. Positief omgaan met huilen en boosheid van baby's en kinderen tot 8 jaar.* Utrecht: De Toorts.

Aanbevolen literatuur voor ouders

Egmond, G. van (2001). *Verbinding verbroken. Adoptie in de adolescentie.* Baarn: Uitgeverij Intro.
Herbert, M. (1999). *Serie Intro-opvoedingsondersteuning (10 delen).* Baarn: Uitgeverij Intro. (Eén boekje uit deze serie gaat over hechting.)
Matthijsen, F. (1999). *Zand in je eten. Hoe kinderen onuitstaanbare mensen kunnen worden.* Assen: Dekker & Van der Vegt. (Dit boek is ook toegankelijk voor kinderen en adolescenten.)
Solter, A.J. (1998). *De taal van huilen. Positief omgaan met huilen en boosheid van baby"s en kinderen tot 8 jaar.* Utrecht: De Toorts.

Patiëntenverenigingen

Nederland

De Cirkel, landelijke vereniging van en voor ouders en familieleden van een kind met een hechtingsprobleem of hechtingsstoornis, zie www.hechtingsstoornis.info.
De Knoop, Algemene vereniging voor ouders van kinderen met hechtingsstoornissen/geen-bodemsyndroom, zie www.deknoop.org.

Vlaanderen

Wat nu? vzw, Oudercontactgroep voor ouders van hechtingsgestoorde, bodemloze kinderen. H. De Keersmaekerlaan 53, 1780 Wemmel, tel./fax (02) 460 39 24; www.wat-nu.org
Zie voor meer adressen m.b.t. jeugdzorg, *Sociale kaart Jeugdzorg*, Houten: Bohn Stafleu van Loghum.

Internet

www.triplep-nederland.nl
www.kindengezin.be

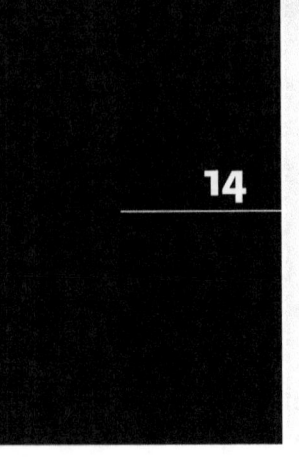

14 Traumatische ervaringen

M. Visser
F. Lamers-Winkelman

Inleiding

> Romario is acht jaar en heeft een brand in huis meegemaakt. Hij heeft gezien hoe zijn moeder ernstige brandwonden opliep en zijn zusje van drie jaar is overleden als gevolg van de brand. Romario let op school niet goed op, hij is afwezig en ziet er vermoeid uit. Hij is schrikachtig en slaapt slecht.
> Marica is zes jaar en is door haar vader gedurende vier maanden ontvoerd geweest. Voor die tijd heeft ze veel geweld gezien van haar vader ten opzichte van haar moeder en is ze zelf mishandeld door hem. Over de periode bij haar vader praat Marica niet. Sinds ze door de politie weer bij haar moeder is gebracht, is ze druk, beweeglijk en schrikachtig, en wordt ze snel boos op andere kinderen. Ze gaat soms helemaal op in haar spel. Ze eet en slaapt slecht.

Bij een trauma gaat het om een overweldigende, niet te controleren gebeurtenis die een intense angst en een gevoel van machteloosheid en hulpeloosheid geeft. De gebeurtenis leidt tot een acute ontwrichting van het dagelijks leven. Niets is meer wat het lijkt. De dagelijkse vanzelfsprekendheden zijn onderuitgehaald en het gevoel van basisveiligheid is aangetast. Iedereen die met kinderen werkt, kan te maken krijgen met kinderen die in hun leven schokkende, overweldigende gebeurtenissen meemaken of meegemaakt hebben. Elk kind zal daar op zijn eigen manier op reageren. Goede opvang en steun zijn een eerste vereiste bij de verwerking van een trauma; sommige kinderen hebben verdere behandeling nodig. Cijfers over het vóórkomen van posttraumatische stresssymptomen bij kinderen zijn gebaseerd op kinderen van wie bekend is dat zij zulke ervaringen hebben gehad en die onder de aandacht van professionals zijn gekomen. Een deel van die kinderen is ernstig getraumatiseerd, een deel vertoont mildere klachten.

Traumatiserende gebeurtenissen en de reacties

Terr (1991) heeft onderscheid gemaakt tussen trauma type I en trauma type II. Trauma type I is een acuut trauma, een eenmalige, traumatiserende gebeurtenis. Voorbeelden zijn een verkrachting, een ernstig auto-ongeluk, de Volendamramp, de vuurwerkramp in Enschede, het op straat in elkaar geslagen worden of het meemaken van een brand in huis zoals bij Romario. Trauma type II is een chronisch trauma, een serie potentieel traumatiserende gebeurtenissen. Voorbeelden zijn chronische fysieke kindermishandeling, herhaald seksueel misbruik, getuige zijn van voortdurend geweld tussen ouders, verwaarlozing of de problematiek van vluchtelingen die uit een oorlog komen, familie hebben verloren en in een vreemd land komen, en de ontvoering en het geweld zoals Marica heeft meegemaakt.

Uit diverse onderzoeken naar het vóórkomen van potentieel traumatiserende gebeurtenissen in de westerse wereld die niet in oorlog is, bleek dat 60 tot 90% van de mensen in hun leven ooit een keer geconfronteerd wordt met een schokkende gebeurtenis (Kleber, 1999). Hoe *vaak* kinderen traumatische ervaringen, zoals hiervoor omschreven, ondergaan is niet bekend. Evenmin is bekend *hoeveel* kinderen het betreft.

Er zijn veel factoren die bepalen of een kind symptomen van posttraumatische stress gaat vertonen. De symptomen variëren van (lichte) gedrags- en emotionele problemen tot psychiatrische stoornissen. Kinderen die vlak na de traumatische ervaring(en) aanvankelijk geen gedrags- en/of emotionele reacties vertonen, kunnen op een later tijdstip wel posttraumatische stresssymptomen vertonen ('delayed onset', vertraagd begin). Ongeveer 80% van de kinderen die een schokkende gebeurtenis meemaakt, ontwikkelt geen volledige posttraumatische stressstoornis (PTSS).

Neurologische bevindingen

Traumatische stress is van invloed op het zich ontwikkelende neurologische systeem (Van der Kolk e.a., 1996). Op basis van MRIonderzoek wordt gesuggereerd dat door traumatische stress hersenbeschadigingen kunnen ontstaan die ernstiger zijn naarmate het kind jonger – en dus kwetsbaarder – is. Er is sprake van verminderde hersenactiviteit en het heeft invloed op de ontwikkeling van het geheugen. Chronische traumatisering leidt tot veranderingen in de sensitiviteit van de angstrespons in de hersenen. Een relatief milde prikkel kan dan leiden tot heftige schrikreacties en overspoelende emoties. Aangezien bij de angstrespons ook de hersendelen betrokken zijn die zorgen voor de motoriek, zijn chronisch getraumatiseerde kinderen regelmatig hyperactief en zeer impulsief. Verder is gebleken dat chronische traumatisering als gevolg van huiselijk geweld een negatieve invloed heeft op de verbale intelligentie van kinderen onder de zes jaar. Uit neurobiologisch onderzoek is duidelijk geworden dat het centrale zenuwstelsel vrij consistent reageert op een overweldigende gebeurtenis. De reactie wordt bepaald door de ontwikkelingsfase, de duur van de gebeurtenis en de zwaarte van de blootstelling eraan.

Primaire stressreactie en secundaire reacties

Een traumatische ervaring haalt het dagelijkse leven overhoop. Het wereldbeeld, het vertrouwen in de mens en het zelfbeeld worden aangetast. Iedereen die een traumatische ervaring meemaakt, reageert in eerste instantie met stress. Het gaat om een normale reactie op een heftige gebeurtenis, want het lichaam reageert in zo'n situatie met de aanmaak van stresshormonen, is klaar voor actie. De volwassene maakt een inschatting van de situatie en op basis van de risico's en mogelijkheden reageert hij door te vechten, te vluchten of te 'bevriezen' (fight-flight-freeze-respons). Voor kinderen is dat anders. Hun eerste reactie is gedrag gericht op de belangrijkste gehechtheidsrelatie in de buurt. Ze zoeken de veiligheid van deze persoon, en afhankelijk van zijn of haar reactie zullen zij de situatie inschatten als veilig of gevaarlijk. Reageert de volwassene met angst, dan reageert het kind ook bang. Reageert de volwassene geruststellend, dan zal het kind de situatie ook niet direct als gevaarlijk inschatten (Bowlby, 1971).

Na de eerste stressreactie reageren mensen op traumatiserende gebeurtenissen met herbelevingen, vermijdend gedrag en overprikkeldheid. Om het meegemaakte te verwerken, moet de herinnering een plaats krijgen in het levensverhaal en binnen de bestaande denkbeelden. *Herbelevingen* zijn terugkerende en indringende beelden en herinneringen van wat men heeft meegemaakt en ze kunnen door allerlei stimuli in het dagelijks leven uitgelokt worden. Ze kunnen ook voorkomen in de vorm van dwangmatig gedrag, waarbij men zichzelf opnieuw blootstelt aan soortgelijke traumatische ervaringen. Dit gedrag heeft tot doel het gebeurde te verwerken, er grip op te krijgen. Voorbeelden zijn geseksualiseerd gedrag ten opzichte van andere kinderen door kinderen die zelf seksueel misbruikt zijn, of volwassenen die als kind seksueel misbruikt zijn en vervolgens in de prostitutie belanden. Een specifieke wijze van herbeleven bij kinderen is het posttraumatische spel waarin op dwangmatige wijze het gebeuren keer op keer wordt nagespeeld. Een andere reactie op een traumatische gebeurtenis is het *vermijden* van situaties die aan het trauma doen denken, om de heftigheid van de herbelevingen te reguleren en wat rust te krijgen. Bij kinderen kan dit leiden tot afvlakking van de gevoelens en verminderde activiteit. Ze komen onverschillig en vermoeid over. Een derde manier van reageren na een traumatische ervaring is *overprikkeldheid*. Dit leidt tot overmatige waakzaamheid, schrikachtigheid, slaapproblemen, concentratieproblemen, snel geïrriteerd zijn en huilbuien.

Psychosociale aspecten

Na een traumatische ervaring kunnen bij kinderen problemen ontstaan op het gebied van vertrouwen, basisveiligheid, zelfbeeld, interpersoonlijke relaties en de gewetensontwikkeling. Veelvoorkomende klachten als gevolg van een trauma bij kinderen zijn angst, paniek, slaapproblemen, nachtmerries, gedragsproblemen, depressie, obsessief traumagerelateerd spel, toegenomen afhankelijkheid van ouders, klampgedrag, separatieangst, concentratieproblemen, lichamelijke klachten en hyperalertheid (Lubit & Eth, 2003).

Baby's en peuters zullen vooral gericht zijn op het zoeken van veiligheid bij iemand aan wie ze gehecht zijn. Bij *jonge kinderen* ziet men algemene angstklachten die minder aan het trauma gerelateerd zijn. Ze hebben bijvoorbeeld nachtmerries over monsters, zijn bang in het donker, zijn bang zonder een van de ouders. Jonge kinderen zijn niet in staat de overweldigende gevoelens die horen bij een trauma te hanteren. Het kind zal vooral slechter eten, slechter slapen en minder groeien. Het huilt meer, klampt zich vast aan de volwassenen, is angstig en heeft meer lichamelijke klachten. De gevolgen van huiselijk geweld bij jonge kinderen onder de zes jaar zijn als eerste zichtbaar in de relatie met hun moeder; op latere leeftijd treden gedragsproblemen op.

Kinderen in de basisschoolleeftijd kunnen al beter inschatten wat de ernst van de gebeurtenissen is en zijn meer bezig met de details van de gebeurtenissen. Sommige kinderen in deze leeftijd trekken zich terug, andere gedragen zich wisselend. Ze zijn in staat bepaalde activiteiten te vermijden en lijken zich mentaal meer voor te bereiden op toekomstige rampen. Het magisch denken van kinderen kan leiden tot verantwoordelijkheids- en schuldgevoelens die gebaseerd zijn op irreële denkbeelden. Kinderen in de basisschoolleeftijd zijn in staat woorden te geven aan de overweldigende gevoelens. Dit kan zich uiten in ruzies met leeftijdgenootjes, meer schelden, meer vechten. Ze hebben vaker een negatief zelfbeeld, worden opstandig of trekken zich terug.

Hoe ouder kinderen zijn, hoe meer vergelijkbaar met volwassenen ze reageren op een traumatische ervaring. *Pubers en adolescenten* kunnen als reactie gaan roken en alcohol en soft- en harddrugs gebruiken om de overweldigende emoties en herinneringen te vermijden. Probleemgedrag kan verergeren tot delinquent gedrag en herhaling van gewelddadige relaties en uitval op school.

Achtergronden

Bij traumatische ervaringen lopen kinderen het risico dat hun ontwikkeling stagneert doordat ze te veel bezig zijn met de gevolgen van de traumatiserende gebeurtenissen. Ze hebben niet genoeg ruimte, energie en tijd om aan de normale ontwikkelingstaken te besteden, en gevoelige periodes voor bepaalde ontwikkelingstaken kunnen op die manier voorbijgaan terwijl ze onvoldoende benut zijn.

Risicofactoren en beschermende factoren

Uit onderzoek en uit de klinische praktijk blijkt dat verschillende factoren van belang zijn bij de verwerking van traumatische ervaringen. Het gaat om factoren gerelateerd aan het slachtoffer, de traumagerelateerde factoren en omstandigheden na het trauma.

KINDGERELATEERDE FACTOREN

Hoe jonger het kind is, hoe afhankelijker het is van de ouders en van de thuissituatie. De copingmechanismen van kinderen zijn minder ver ontwikkeld en nog minder effectief dan bij volwassenen. Kinderen hebben volwassenen nodig bij de verwerking van een overweldigende gebeurtenis door emotionele steun en veiligheid en door het verwoorden van de gevoelens en gebeurtenissen. De volwassenen kunnen de kinderen helpen bij het op reële wijze betekenis geven aan wat er is gebeurd. In de eerste levensjaren is de ontwikkeling van de gehechtheidsrelatie van essentieel belang. Het is dan ook een complicerende factor als kinderen langdurig getraumatiseerd zijn door het gedrag van hun ouders, zoals bij kindermishandeling of seksueel misbruik door een van de ouders. Wanneer de hechtingsfiguur zowel de bron is van veiligheid als van gevaar, kan dat leiden tot een gedesorganiseerde hechting (Nicolai, 2001).
Behalve leeftijd is ook het temperament van het kind van belang. Extraverte kinderen, die hun emoties gemakkelijk uiten en hun ervaringen delen met anderen, lopen minder risico op het ontwikkelen van klachten en psychopathologie. Introverte kinderen zijn eerder geneigd tot vermijding en zwijgen, wat tot meer problemen kan leiden. Bestaande psychopathologie bij kinderen en jongeren is een risicofactor voor het ontwikkelen van een posttraumatische stressstoornis. Getraumatiseerde kinderen voelen zich vaak anders dan andere kinderen. Ze hebben nog een zwaar geheim of ze hebben last van herbelevingen of van afgestompte gevoelens en schrikken snel. Dit maakt dat de sociale contacten moeilijk kunnen verlopen en deze kinderen eerder gepest worden.

TRAUMAGERELATEERDE FACTOREN

De ernst en de duur van de gebeurtenis waaraan het kind is blootgesteld, zijn van invloed op de ontwikkeling en op de ernst van de klachten. Een andere factor is de mate waarin kinderen eerder getraumatiseerd zijn geweest en of er sprake is geweest van meervoudig slachtofferschap (Finkelhor e.a., 2005). Onder meervoudig slachtofferschap wordt verstaan het tegelijk optreden van meerdere vormen van slachtofferschap gedurende een bepaalde periode, bijvoorbeeld het getuige zijn van een gewelddadig incident op straat en het slachtoffer zijn van seksueel misbruik thuis. De nadelige effecten van eerdere traumatisering worden bijvoorbeeld zichtbaar bij een jongetje dat herbelevingen en angsten bleef houden na een inbraak. Hij bleek eerder ernstig gepest en geslagen te zijn in de klas. Kinderen met vier of meer verschillende typen slachtofferschap in eenzelfde jaar noemt men 'poly-victims'. Meervoudig slachtofferschap is, volgens Finkelhor e.a. (2004), sterk gerelateerd aan de ontwikkeling van traumasymptomen en heeft ook gevolgen voor het latere leven (zie ook 'Prognose').

OMSTANDIGHEDEN NA HET TRAUMA

Een traumatische ervaring van een kind is voor ouders meestal ook een ingrijpende en overweldigende ervaring. Ouders moeten het voor zichzelf verwerken én voor hun kind klaarstaan. Hoe meer de ouders (en andere belangrijke volwassenen) zelf getraumatiseerd zijn geraakt, hoe groter de kans dat het kind ook klachten gaat ontwikkelen. De meeste jonge kinderen ondervinden geen blijvende problemen nadat ze zijn getraumatiseerd, als de ouders in staat zijn adequaat te reageren en goed kunnen omgaan met de gebeurtenis (Laor e.a., 2001).

Diagnose

Na een traumatische gebeurtenis, die intense angst en gevoelens van machteloosheid en hulpeloosheid oproept, is het, zoals eerder beschreven, normaal dat een kind (of volwassene) stressreacties vertoont. Pas wanneer die reacties steeds hetzelfde blijven en langer dan een paar maanden duren, is het raadzaam een deskundige te laten inschatten of de ontwikkeling van het kind risico loopt te stagneren. Voor advies kan altijd contact worden opgenomen met een van de psychotraumacentra in Nederland.
Ten gevolge van een trauma komt op alle leeftijden een diversiteit aan externaliserende problemen voor, zoals agressie, vechtpartijen en oppositionele gedragsproblemen, druk gedrag, vernielzucht, alcohol- en drugsmisbruik. Soms zijn de problemen zo ernstig dat de classificatie gedragsstoornis, ADHD of aanpassingsstoornis van toepassing is. Er kan ook sprake zijn van internaliserende proble-

men, zoals sombere en angstige gevoelens, slapeloosheid, piekeren, bedplassen, lage zelfwaardering, excessieve afhankelijkheid, passiviteit, schuld- en schaamtegevoel, slechte leerprestaties, sociale problemen en (psycho)somatische klachten. Depressies, angststoornissen, slaapstoornissen, identiteitsproblemen en concentratiestoornissen zijn mogelijk. Rond de 80% van de posttraumatische stressstoornissen gaat samen met andere stoornissen (Kessler e.a., 1995).

Steun, opvang en behandeling

Getraumatiseerde kinderen hebben extra behoefte aan veiligheid, voorspelbaarheid, structuur, aandacht en steun. Bij het opstaan de kinderen vertellen hoe de dag eruit gaat zien, in de klas vertellen wat het programma is van die ochtend, maakt het leven weer voorspelbaar. Veiligheid ontleent het kind aan de personen aan wie het gehecht is. De eerste tijd na een trauma kunnen spannende situaties of nieuwe activiteiten het best vermeden worden. Er kan bijvoorbeeld beter geen nieuwe oppas komen in die tijd. Het continueren of het snel hervatten van de normale dagelijkse dingen als onderwijs en sport en spel helpt de kinderen om te gaan met alle emoties en om de traumatische ervaringen in te passen in hun levensverhaal.

Het is van belang dat kinderen hun verhaal kunnen doen en dat er gevraagd wordt naar wat ze hebben meegemaakt en hoe ze dat ervaren hebben. Er moeten dus mogelijkheden geboden worden tot het uiten, het praten, het spelen en het tekenen over wat ze hebben meegemaakt. Kinderen hebben nodig dat volwassenen uitleggen wat er gebeurd is. Het is belangrijk dat ze de feiten kennen, omdat ze anders fantasieën ontwikkelen die nog bedreigender kunnen zijn. Ze moeten begrijpen dat hun reacties horen bij de gebeurtenis en ervaren dat iemand woorden kan geven aan de overweldigende emoties. Uitgelegd moet worden dat het om normale reacties op overweldigende gebeurtenissen gaat. Het betekenis geven aan de gebeurtenissen maakt de pijn niet minder, maar wel beter te bevatten. De kinderen hebben ruimte en erkenning nodig om uiting te geven aan heftige emoties, gedachten en gedrag, maar met behoud van de dagelijkse afspraken, activiteiten en regels.

Het is normaal dat kinderen herbelevingen hebben, obsessief teke-

nen of spelen wat ze hebben meegemaakt, onverschillig zijn in het contact, wat afgevlakt overkomen, bepaalde situaties of gedrag vermijden, snel schrikken, zich slecht concentreren, vermoeid zijn en wantrouwend in het contact overkomen. Als na een aantal maanden het verwerkingsproces stagneert en de klachten blijven, is behandeling noodzakelijk. Behandelvormen waarnaar onderzoek is verricht en die bewezen effectief zijn bij het verwerken van traumatische ervaringen, zijn EMDR (Eye Movement Desensitization and Reprocessing) en cognitieve gedragstherapie (Foa e.a., 2001). Van der Kolk (1999) noemt een aantal algemene aspecten die bijdragen aan de verwerking van traumatische ervaringen:
- het opnieuw leren dat emoties signalen zijn van het heden, en geen onderdelen van de 'fight-flight-stress'-reactie;
- het verbaliseren van wat doorstaan is en van de emoties; de traumatiserende gebeurtenis plaatsen in het perspectief van het levensverhaal;
- het weer leren vertrouwen op volwassenen in een veilige therapeutische relatie. Zo nodig is het van belang ouders opnieuw te leren hoe zij hun kinderen dat vertrouwen weer kunnen bieden;
- het opnieuw leren ervaren van een gevoel van veiligheid in het (eigen) lijf.

De volgende aspecten zijn altijd van belang bij traumabehandeling:
- directe exploratie van het trauma; wat is er gebeurd, wat heeft het kind meegemaakt, wie waren erbij enzovoort;
- het gebruik van specifieke stressmanagementtechnieken; hoe kan een kind zo goed mogelijk omgaan met alle spanningen;
- verkenning en correctie van foutieve attributies met betrekking tot het trauma;
- deelname aan de behandeling van het kind door de ouders.

Voor verdere gespecialiseerde behandelingen kan men zich wenden tot de onder 'Adressen' (aan het eind van dit hoofdstuk) genoemde centra.

Eye Movement Desensitization and Reprocessing

Eye Movement Desensitization and Reprocessing (EMDR) is een behandelprocedure die toegepast kan worden na traumatiserende ervaringen. Het kan gebruikt worden direct na een overweldigende ervaring, om te voorkomen dat een posttraumatische stressstoornis ontstaat, maar ook op het moment dat er al sprake is van psychopathologie. Chemtob en anderen (2000) omschrijven EMDR als een procedure waarin aan het kind gevraagd wordt de aandacht tegelijkertijd op de binnenwereld (de herinnering van de traumatische ervaring) en op de buitenwereld (het volgen van vingerbewegingen van links naar rechts) te richten. De herinnering van de traumatische ervaringen(en) wordt opgebouwd uit het naarste beeld, de centrale negatieve gedachte over zichzelf in relatie tot de gebeurtenis(sen) en de lichamelijke sensaties die het beeld en de gedachte oproepen. Het naarste beeld wordt door kinderen eerst getekend. De vingerbewegingen kunnen vervangen worden door bilaterale stimulatie (om en om stimuleren van beide hersenhelften) in de vorm van auditieve tikken door een koptelefoon of taps met handen op de handen van het kind. Peuters en kleuters kunnen nog niet zelf tot een beeld en een gedachte komen. Zij zullen behandeld worden op schoot van een hechtingsfiguur die vertelt over wat er is gebeurd. Kinderen tussen de vijf en zeven jaar kunnen vertellen en tekenen, maar hebben nog geen centrale negatieve cognitie over zichzelf. Vanaf de leeftijd van zeven à acht jaar kunnen kinderen de werkwijze volledig volgen. De procedure wordt herhaald tot de spanningsvolle aspecten van de ervaring zijn afgenomen en er meer adequate cognities zijn gekomen.

EMDR lijkt het natuurlijke verwerkingsproces te versnellen. Over de werking is veel geschreven, maar nog weinig echt bekend. Het is een laagdrempelige behandeling, die door de korte duur niet al te belastend is. En baat het niet, schaden doet het ook niet. EMDR kan ieder moment ingezet worden.

Traumagerichte cognitieve gedragstherapie (TG-CGT)

Cognitieve gedragstherapie grijpt in op het gedrag en de gedachten rondom het trauma die er bij een gestagneerde verwerking voor zorgen dat de traumatiserende gebeurtenis(sen) niet in het levensverhaal worden opgenomen. In de therapie worden kinderen en jongeren herhaaldelijk gestimuleerd de herinneringen van het trauma onder ogen te zien, de emoties die erbij horen te ervaren en te verwoorden, en eventuele foute denkbeelden rondom de gebeurtenissen worden uitgedaagd en bijgesteld. De emoties worden minder heftig en het kind is weer meer in staat in het heden te leven. Tevens leren de kinderen vermijdend gedrag te stoppen en worden ze weerbaarder gemaakt in hun gedrag.

GROEPSBEHANDELING

Traumagerichte cognitieve gedragstherapie (TG-CGT) als groepsbehandeling bij posttraumatische stress heeft als voordeel dat kinderen en jongeren ervaren dat zij niet de enigen zijn die dit soort gebeurtenissen hebben meegemaakt en vooral dat hun reacties normaal en herkenbaar zijn. Een ander kind dat hetzelfde heeft meegemaakt en vertelt dat het geen schuld heeft, is overtuigender dan een volwassen therapeut. Een groep maakt het mogelijk om weer in het heden in contact te komen met leeftijdgenoten en niet in het verleden te blijven hangen (Cohen e.a., 2006). Van der Kolk (1999) stelt dat een trauma altijd een sociale context heeft. De kern van een traumatiserende ervaring is dat men zich losgesneden voelt van alle sociale veiligheid. In de groep kan men verschillende posities innemen, enerzijds als iemand die om hulp vraagt, maar ook als iemand die hulp biedt. Dat schept een gelijkwaardige positie, waarin men zich ook weer nuttig kan gaan voelen. Cohen en anderen (2006) benoemen als mogelijke nadelen van een groep dat kinderen last kunnen krijgen van de verhalen van andere kinderen of die overnemen.

De Horizonmethodiek deel 1 t/m 4 (Lamers-Winkelman & Bicanic, 2000, Visser e.a., 2006, Wolzak, 2006) is een cognitieve gedragstherapie in de groep, traumagericht, met psychomotorische technieken voor kinderen die chronisch getraumatiseerd zijn door seksueel-misbruikervaringen of door geweld in het gezin. Parallel aan de kindergroep is er een ouderbegeleidingsgroep voor de ouders die geen dader zijn van het misbruik of het geweld.

Prognose

Kinderen kunnen op verschillende manieren reageren op schokkende gebeurtenissen. Bij sommigen vindt een goed herstel plaats en hebben de gebeurtenissen geen verregaande gevolgen voor hun ontwikkeling. Anderen reageren heftig en langdurig en krijgen allerlei problemen. Sommige van hen ontwikkelen een posttraumatische stressstoornis. Soms zijn de gevolgen van grote betekenis voor de verdere ontwikkeling van het kind. Vanuit de psychiatrie voor volwassenen is bekend dat vroegkinderlijke chronische traumatisering kan leiden tot een diversiteit aan psychopathologie, waarbij in het bijzonder de persoonlijkheidsproblematiek een belangrijke factor vormt.

Volwassenen die als kind zijn opgegroeid in stressvolle omstandigheden en die onderhevig zijn geweest aan vier of meer soorten mishandeling (meervoudig slachtofferschap), ervaren in hun volwassenheid meer 'narigheid'. Zij leven risicovoller (bijv. veel seksuele partners, roken, drinken, drugs, over-eten), hebben meer ongelukken ('accident prone') en sterven vaak jonger dan volwassenen die als kind dit niet hebben doorgemaakt (Felitti e.a., 1998). Mede daardoor maken zij aanzienlijk meer gebruik van instellingen voor (geestelijke) gezondheidszorg.

Na behandeling van posttraumatische stressklachten is de prognose op korte termijn goed. Direct na behandeling met TG-CGT en bij een follow-up na zes maanden tot een jaar nadien hebben kinderen minder posttraumatische stressklachten en zijn eventuele emotionele en gedragsproblemen afgenomen. Hoe deze kinderen op volwassen leeftijd functioneren, is niet onderzocht.

Preventie

Het is niet mogelijk om te voorkomen dat kinderen soms een potentieel traumatiserende gebeurtenis meemaken. Preventie voor het type-I-trauma is er niet.

Primaire preventie voor het type-II-trauma, zoals kindermishandeling, huiselijk geweld en oorlogservaringen, lijkt vooralsnog een utopie. Secundaire preventie is echter wel mogelijk. Het signaleren, het bespreekbaar maken en het stoppen kan wel een deel van de kindermishandeling voorkomen. Goede opvang en behandeling kan voorkomen dat slachtoffers psychische stoornissen ontwikkelen. Oorlogsslachtoffers of kinderen van oorlogsslachtoffers behoeven speciale opvang en behandeling. Met name de AMA's (alleenstaande minderjarige asielzoekers) zijn een groep die extra aandacht en opvang verdient. Stichting Nidos en Vluchtelingenwerk zetten zich voor hen in.

Er zijn meerdere initiatieven die gericht zijn op het vroegtijdig onderkennen van risicogezinnen (bijv. het Raak Project; Hermanns, 2006), waarmee mogelijkerwijs een deel van de kindermishandeling zou kunnen worden voorkomen. Voor het bijtijds onderkennen van het type-II-trauma is het van belang dat alle beroepskrachten die met kinderen en jongeren werken, opgeleid en getraind worden in het herkennen van signalen van de traumatiserende situaties. Ook de ernstige vormen van pesten en geweld op school en op straat horen hierbij. Verhalen van kinderen en jongeren over gepest en mishandeld worden op school, door andere leerlingen of op straat door groepen jongeren, moeten serieus genomen worden. Behalve aan degenen die met kinderen en jongeren werken dient ook aandacht besteed te worden aan beroepskrachten die werkzaam zijn op het gebied van het huiselijk geweld. Huiselijk geweld blijkt sterk samen te hangen met kindermishandeling, verwaarlozing en seksueel misbruik (zie o.a. Lamers-Winkelman e.a., 2007). Indien bekend wordt dat er in een gezin geweld tussen de partners plaatsvindt, dient onverwijld nagegaan te worden wat de effecten van het partnergeweld voor de kinderen zijn, en of de kinderen ook zelf slachtoffer zijn geweest van een van de vormen van kindermishandeling. In het project Kindspoor (Baeten, 2003) gebeurt dit reeds en werken de politie, de Bureaus Jeugdzorg (waarin het Advies- en Meldpunt Kindermishandeling) en de Raad voor de Kinderbescherming samen om dit zo snel mogelijk na een ingrijpen van de politie te realiseren.

Naast de agogische beroepskrachten hebben ook de werkers in de medische omgeving een belangrijke signalerende taak. Het hanteren van protocollen op de afdelingen Spoedeisende Hulp van ziekenhuizen kan bijdragen in het vroeg herkennen van gevallen van kindermishandeling en verwaarlozing.

Samenvatting en conclusie

Een traumatische gebeurtenis is een overweldigend, niet te controleren voorval dat een intense angst en een gevoel van machteloosheid en/of hulpeloosheid geeft. Het kan leiden tot een acute stressreactie en een ontwrichting van het dagelijks leven.

Voor het inschatten van de gevolgen is het van belang een onderscheid te maken tussen een eenmalig trauma (type-I-trauma) of een reeks van traumatiserende gebeurtenissen (type-II-trauma). Sommige kinderen herstellen goed en bij hen hebben de gebeurtenissen geen verregaande gevolgen voor hun ontwikkeling. Andere kinderen reageren heftig en/of langdurig en krijgen problemen.

Duurt de stressreactie te lang en wordt het trauma na verloop van tijd niet in het levensverhaal geïntegreerd, dan spreekt men van een posttraumatische stressreactie. De gevolgen kunnen grote invloed hebben op de verdere ontwikkeling van het kind.

Ouders, verzorgers en opvoeders zijn van primair belang voor kinderen en jongeren, nadat ze traumatiserende gebeurtenissen hebben meegemaakt. Steun, structuur en de regelmaat in het dagelijks leven helpen kinderen en jongeren de traumatische ervaringen te verwerken. Het laten praten over wat er is gebeurd en het helpen verwoorden van de overweldigende gevoelens bevorderen de verwerking.

Voorkomen dat kinderen en jongeren type-I-trauma-incidenten meemaken is niet mogelijk. Op het gebied van type-II-trauma-gebeurtenissen, zoals chronische mishandeling, herhaald seksueel misbruik of verwaarlozing, valt echter nog veel te ondernemen. Eenieder die werkzaam is met kinderen, jongeren en ouders zou getraind moeten worden op het onderkennen van signalen van genoemde gebeurtenissen, om traumatiserende excessen te kunnen voorkomen.

Literatuur

Aangehaalde literatuur

Baeten, P.A.C.M. (2003). Onderzoeksvoorstel Pilot Kindspoor Advies- en Meldpunt Kindermishandeling Haaglanden/Bureau Jeugdzorg Haaglanden. Den Haag: AMK.

Bowlby, J. (1971). *Attachment and loss.* Volume 1. London: Pelican Books.

Chemtob, C.M., Tolin, D.F., Kolk, B.A. van der, & Pitman, R.K. (2000). Eye Movement Desensitization and Reprocessing. In E.B. Foa, T.M. Keane & M.J. Friedman (eds). *Effective treatments for PTSD: practice guidelines from the International Society for Traumatic Stress Studies.* New York: The Guilford Press.

Cohen, J.A., Mannarino, A.P., & Deblinger, E. (2006). *Treating trauma and traumatic grief in children and adolescents.* New York: The Guilford Press.

Felitti, V.J., Anda, R.F., Nordenberg, D. e.a. (1998). The relationship of adult health status to childhood abuse and household dysfunction. *American Journal of Preventive Medicine,* 14(4), 245-258.

Finkelhor, D., Ormrod, R., & Turner, H. (2004). Poly-victimization: A neglected component in child victimization trauma. Paper gepresenteerd tijdens 'The International Research Conference: Victimization of children and youth'. Portsmouth (NH), July 11-14, 2004.

Finkelhor, D., Ormrod, R., Turner, H., & Hamby, S. (2005). The victimization of children and youth: A comprehensive, national study. *Child Maltreatment*, 10(1), 5-25.

Foa, E.B., Johnson, K.M., Feeny, N.C., & Treadwell, K.R.H. (2001). The child PTSD symptom scale: A preliminary examination of its psychometric properties. *Journal of clinical child psychology*, 30(3), 376-384.

Hermanns, J. (2006). De Raak Regio's: Een eerste terugblik en enkele voorstellen voor het vervolg. Lezing gepresenteerd op het congres 'Stemmen tegen Kindermishandeling', Amsterdam, 2006.

Kessler, R.C., Sonnega, A., Bromet E., Huges M., & Nelson, C.B. (1995). Posttraumatic stress disorder in the National Comorbidity Survey. *Archives of General Psychiatry*, 52, 1048-1060.

Kleber, R.J., (1999). Trauma en verwerking. In P.G.H. Aarts & W.D. Visser (red.). *Trauma, diagnostiek en behandeling*. Houten: Bohn Stafleu van Loghum.

Kolk, B.A. van der, McFarlane, A.C., & Weisaeth, L. (eds) (1996). *Traumatic Stress: the effects of overwhelming experience on mind, body, and society*. New York: The Guilford Press.

Kolk, B.A. van der (1999). De rol van de groep bij ontstaan en herstel van posttraumatische stress. In P.G.H. Aarts & W.D. Visser (red.). *Trauma, diagnostiek en behandeling*. Houten: Bohn Stafleu van Loghum.

Lamers-Winkelman, F., & Bicanic, I. (2000). *Therapeutenhandleiding bij een Werkboek voor Kinderen die Seksueel Misbruik hebben meegemaakt*. Amsterdam: Uitgeverij SWP.

Lamers-Winkelman, F., Slot, N.W., Bijl, B., & Vijlbrief, A.C. (2007). Scholieren over mishandeling: Resultaten van een landelijk onderzoek naar de omvang van kindermishandeling onder leerlingen van het voortgezet onderwijs. Den Haag: Ministerie van Justitie, Ministerie van VWS.

Laor, N., Wolmer, L., & Cohen, D.J. (2001). Mothers' functioning and children's symptoms five years after a SCUD missile attack. *American Journal of Psychiatry*, 158, 1020-1026.

Lubit, R., & Eth, S. (2003). Children, Disasters, and the September 11th World Trade Center Attack. In R. Ursano & A.E. Norwood (ed.): *Trauma and Disaster Responses and Management* (Review of Psychiatric Series, Volume 22, Number 1; Oldham J.M. and Riba M.B., series editors). Washington DC: American Psychiatric Publishing, 2003.

Nicolai, N. (2001). Hechting en psychopathologie: een literatuuroverzicht. *Tijdschrift voor Psychiatrie*, 43(5), 333-342.

Terr, L.C. (1991). Childhood Traumas: An outline and overview. *American Journal of Psychiatry*, 148, 10-20.

Visser, M.M., Leeuwenburgh, I., & Lamers-Winkelman, F. (2006). *Therapeutenhandleiding bij een werkboek voor ouders van kinderen die ruzie en geweld in het gezin hebben meegemaakt*. Amsterdam: Uitgeverij SWP.

Wolzak, A. (2006). *Databank Effectieve Jeugdinterventies: beschrijving 'Horizon-methodiek'*. Utrecht: NIZW Jeugd.

Aanbevolen literatuur voor werkers in de eerste lijn

Eland, J., Roos, C. de & Kleber, R. (2000). *Kind & Trauma, een opvangprogramma*. Lisse: Swets & Zeitlinger b.v.

Aanbevolen literatuur voor ouders, kinderen en adolescenten

Bij de onderstaande adressen van de Kinder- en Jeugdtraumacentra in Nederland is informatie op te vragen over de gevolgen van traumatische gebeurtenissen voor kinderen, jongeren en voor hun ouders. Tevens zijn er folders verkrijgbaar over de verschillende vormen van behandeling.

Adressen

Nederland

Kinder- en Jeugdtraumacentrum Haarlem, Zuiderhoutlaan 12, 2012 PJ Haarlem, tel. (023) 512 77 77.
Psychotraumacentrum voor Kinderen en Jongeren, Wilhelmina Kinderziekenhuis, UMC Utrecht, Lundlaan 6, 3584 EA Utrecht, tel. (030) 250 41 13.
Psychotraumacentrum Kinderen en Jeugd, GGZ Rivierduinen, Albinusdreef 7, 2301 CE Leiden, tel. (071) 890 84 00.
Psychotraumacentrum De Bascule, IJsbaanpad 6, 1076 CV Amsterdam, tel. (020) 890 19 00.
Kinder- en Jeugdtraumacentrum Fryslân, Postbus 1087, 8900 CB Leeuwarden, tel. (058) 284 93 99.
Kindertelefoon Nederland, 0800-0432 (gratis en anoniem) dagelijks van 14.00-20.00 uur.

Een compleet overzicht van de Nederlandse adressen is te vinden in de adresgids *Sociale Kaart Jeugdzorg*.

België

Vertrouwenscentra Kindermishandeling in diverse regio's. De verschillende adressen zijn te vinden op: http://www.kindermishandeling.org/VK/waar_vind_je_ons/
Kinder- en Jongerentelefoon: 102 (gratis en anoniem) dagelijks van 16.00-22.00 uur.

Internet

www.emdr.nl
www.kindertelefoon.nl
www.wvc.vlaanderen.be/welzijnenjustitie/slachtofferhulp/
    kinderwerkingslachtofferhulpbrochure.pdf (informatie voor de ouders
    over schokkende gebeurtenissen bij kinderen en jongeren)

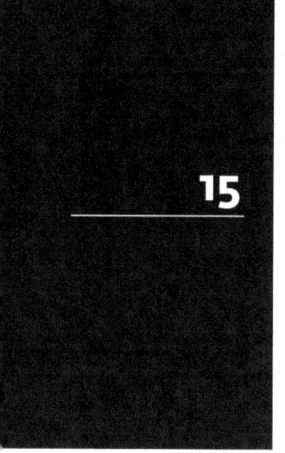

15 Neurotische kinderen

J. Ubbels

Inleiding

Ben is tien jaar en is de oudste van twee kinderen. Zijn ouders maken zich zorgen over zijn teruggetrokkenheid en wat landerige stemming. Vanwege bedwateren is hij eerder door een uroloog onderzocht en voor zijn houterige motoriek heeft hij fysiotherapie gehad.

Hoewel zijn moeder blij was met Bens komst, had zij het in zijn eerste levensmaanden erg moeilijk. Pas toen zij weer ging werken – Ben was toen acht maanden – fleurde zij op. Zijn moeder was er trots op dat Ben zich snel ontwikkelde. Zij genoot ervan dat Ben vlak na zijn eerste verjaardag zindelijk was en al goed sprak. Zijn vader, die moeite had om Ben te accepteren, slaagde erin om een emotionele band met hem op te bouwen door samen met hem te gaan tekenen. De ouders deden wel hun best, maar misten het gevoelsmatig spontane. Zij compenseerden dit door Ben met hun hoge verwachtingen te overvragen. Toen Ben vijf jaar oud was, werd er een broertje geboren. De ouders bespeurden geen jaloezie bij Ben. Wel merkten zij op dat hij geleidelijk versomberde. In de loop van de basisschool bleek Ben tot grote teleurstelling van zijn ouders een middelmatige leerling.

Dagelijks komen wij kinderen tegen die 'niet lekker in hun vel zitten'. Zij zien er bleek uit, zijn hangerig, lusteloos, te stil of juist veel te druk en nerveus. Deze kinderen roepen een scala aan wisselende gevoelens op die variëren van ergernis tot bezorgdheid. Zij trekken onze aandacht, maar vaak ook worden juist deze 'minder aantrekkelijke' kinderen over het hoofd gezien. Het is moeilijk een juiste inschatting te maken van de betekenis en de ernst van de waargenomen verschijnselen. Daarvoor is meer kennis nodig van het desbetreffende kind en zijn of haar verhaal.

Wanneer de verhalen van 'kinderen die niet lekker in hun vel zitten' eens goed bekeken worden, blijkt dat bij een deel van deze kinderen de verschijnselen begrepen kunnen worden als een gevolg van situatieve problemen. Het kan bijvoorbeeld om huiselijke problemen gaan. Wanneer de situatie verbetert, bloeien deze kinderen ook op. Bij andere kinderen gaat het om verschijnselen die samenhangen met ontwikkelingsstappen die tijdelijk veel energie vragen. Bij weer anderen kan het gaan om een problematiek die veel meer verinnerlijkt is en daardoor ook dieper ingrijpt op het complexe proces van de persoonlijkheidsontwikkeling. In zo'n geval kan er sprake zijn van een neurotische kinderontwikkeling.

Een kinderneurose

Onder een neurose verstaan wij een innerlijk conflict van het gevoelsleven dat zich uit in een remming, bijvoorbeeld een zich ongelukkig, somber of angstig voelen. Het ongelukkige en angstige, het gevoelsmatig 'klem zitten', een zich slecht of schuldig voelen, of een gevoel van schaamte over een te grote onderworpenheid, kan moeilijk onder woorden gebracht worden. Soms wordt dit niet of slechts ten dele door de ouders waargenomen. Een neurotische ontwikkeling leidt vaak tot een moeilijk grijpbaar gevoel van 'zich ongelukkig voelen', wat in ernstige gevallen op as I van de DSM-IV-classificatie als dysthymie wordt aangeduid. Een kinderneurose kan de voedingsbodem zijn voor een reeks van kinderpsychiatrische verschijnselen, zoals een kinderdepressie, hyperactiviteit met moeite om zich te concentreren, angst- en slaapstoornissen. Evenzo kan in ernstige gevallen de scheefgroei van de ontwikkeling leiden tot een persoonlijkheidsstoornis die doorgaans pas in de jonge volwassenheid vastgesteld kan worden. De bouwstenen daarvan zijn echter vaak al terug te vinden in de neurotische problematiek op de kinderleeftijd. Vanbuiten bezien worden deze verschijnselen en klachten van onlust, angst, zenuwachtigheid, overdreven schaamte, geremdheid, 'ongelukkig zijn' vaak ten onrechte als 'minder ernstig' beschouwd. Het is een misverstand om te licht over de inperking en het inboeten aan levensplezier van neurotische kinderen te denken. Samenvattend: wanneer wij ons zorgen maken over kinderen die 'niet lekker in hun vel zitten', is het be-

langrijk om een goede inschatting te maken van de aard, omvang en duurzaamheid van de problematiek. Gaat het om situatieve problemen, problemen die samenhangen met de ontwikkelingsfase of om een zich ontwikkelende kinderneurose?
De gevalsbeschrijving van Ben is typerend voor een neurotische kinderontwikkeling. Er zijn problemen in de hechting met zijn ouders. Doordat de ouders Ben boven zijn rijpingsniveau stimuleerden, kwamen verschillende functies voortijdig tot stand. De ontwikkeling van zijn gevoelsleven liep daarmee niet in de pas. Dit leidde tot een onevenwichtigheid tussen gevoel en verstand, met innerlijk een voortdurende overvraging.

Het uit de psychoanalytische theorie afkomstige begrip *neurose* moet niet verward worden met het psychometrische begrip *neuroticisme*. Met het laatste bedoelt men de (d.m.v. psychologische tests meetbare) neiging tot innerlijke ontregeling ('zenuwachtigheid'). Het ouderwetse begrip *neurasthenie* slaat op een veronderstelde zwakte van het zenuwstelsel met grote prikkelbaarheid en snelle uitputting.

Historisch perspectief

Tot aan de jaren tachtig van de vorige eeuw werden denken en handelen in de kinderpsychiatrie in sterke mate bepaald door de psychoanalyse. Net als nu werd er gepubliceerd over tal van kinderpsychiatrische stoornissen, zoals gedragsstoornissen, borderlineproblematiek en psychose. Maar binnen de psychoanalytische traditie was er bovenal een scherp oog voor neurotische problematiek en werd er minder aandacht geschonken aan biologische, neuropsychologische en cognitieve aspecten, waarover toen ook veel minder bekend was. Vanaf de jaren tachtig verminderde de invloed van de psychoanalyse op de kinderpsychiatrie aanzienlijk en was er minder aandacht voor het neurotische lijden.
De huidige geneeskundige behandeling is in belangrijke mate geprotocolleerd op basis van empirisch bewezen werkzaamheid en is gericht op kinderpsychiatrische ziektebeelden zoals die in de DSM-IV zijn vastgelegd. Omdat neurotische emotionele problematiek hierin vaak niet eenduidig is terug te vinden, kan het zicht hierop gemakkelijk verloren gaan. Zonder afbreuk te willen doen aan de waarde van tal van geprotocolleerde en biologische behandelingen

dreigt hierdoor een verschraling van de kinderpsychiatrie. Het valt daarom te hopen dat een moderne, hedendaagse psychoanalytische benadering op een of andere manier opnieuw een plaats binnen de kinderpsychiatrie zal vinden. Een belangrijke impuls daartoe biedt het wetenschappelijk onderzoek op het gebied van hechting en affectregulatie. Zowel binnen de ontwikkelingspsychologie en kinderpsychiatrie als binnen de psychoanalyse heeft de hechtingstheorie en het daarmee samenhangende onderzoeksinstrumentarium een belangrijke plaats veroverd. Vanuit deze nieuwe gezichtspunten zijn nieuwe, psychodynamische behandelmethoden voor kinderen ontwikkeld (Gluckers, 2002; Gluckers & Meurs, 2004; Schmeets & Schut, 2003; Verheugt-Pleiter e.a., 2005).

Gemengd beeld van een ontwikkelingsstoornis en een kinderneurose

Bij kinderen met emotionele problematiek moet er rekening mee gehouden worden dat een ontwikkelingsstoornis gepaard kan gaan met neurotische conflicten en dat omgekeerd neurotische conflicten een ontwikkelingsstoornis kunnen verergeren. Bij een dergelijk gemengd beeld is het daarom nodig biologische en cognitieve inzichten te integreren met de psychoanalytische benadering, die gebaseerd is op invoelend begrijpen wat er in de binnenwereld van kinderen omgaat. Als voorbeeld noemen wij de behandeling van een kind met een meervoudig complexe vorm van een pervasieve ontwikkelingsstoornis niet anderszins omschreven (PDD-NOS; zie DSM-IV, 1994).

> Agnes, tien jaar oud, is de jongste van drie kinderen en extreem verlegen. In de kleuterjaren was zij soms erg angstig en had zij inslaapproblemen. Op de basisschoolleeftijd heeft zij nog altijd paniekaanvallen. Ze wordt veel geplaagd, weinig gevraagd om mee te spelen en wanneer dat wel gebeurt, kan zij zich alleen handhaven door zich bazig te gedragen. Ze zit nu in groep 6, heeft moeite met rekenen en in mindere mate met taal en lezen. Vanwege haar rake opmerkingen heeft de onderwijzeres de indruk dat zij over een goede intelligentie beschikt. In sommige opzichten is Agnes een prettige leerling die enthousiast meedoet. Op de turnclub behoort zij tot de

besten en functioneert ze opvallend goed. Op ander gebied gaat het echter moeilijker. Bij de rekenles bijvoorbeeld kan ze eindeloos naar haar schrift zitten turen zonder dat er iets gebeurt. Wanneer de leerkracht haar hierop aanspreekt, reageert Agnes zo heftig – zeer verontwaardigd of ook compleet apathisch – dat de leerkracht het maar heeft opgegeven. Uit onderzoek van de schoolbegeleidingsdienst blijkt dat er sprake is van dyslexie (woordblindheid) en dyscalculie (rekenprobleem). Agnes krijgt remedial teaching. De ouders oefenen thuis ook met haar. Haar taakspanning is echter zo laag dat geadviseerd is dit slechts in korte perioden van tien minuten te doen. Het komt nogal eens voor dat Agnes heel concreet opvat wat – thuis of op school – tegen haar gezegd wordt. Zij is dan snel op haar teentjes getrapt en kan niet relativeren.
De ouders vertellen dat Agnes reeds als kleuter woedeaanvallen had en pertinent weigerde om zelf te eten. Dit heeft ertoe geleid dat zij aan tafel nog altijd door de ouders wordt gevoerd. De ouders merken op dat Agnes geregeld een spel speelt waarin zij een almachtige prinses is die naar believen dienaren ontslaat en in de gevangenis stopt.

De woedeaanvallen van Agnes waren al op peuterleeftijd vergaand en heftig. Zowel bij het gezamenlijke eten in gezinsverband als later bij de rekenles op school toonde Agnes een extreme vorm van koppigheid, waarbij het gewone besef van werkelijkheid wegviel. Dit wijst in de richting van aangeboren, biologische factoren die de ontwikkeling van affectregulatie hebben bemoeilijkt. De ontwikkelingsstoornis uit zich bovendien in de heel concrete manier van opvatten wat er gezegd werd.
De ouders hebben hulp nodig om Agnes pedagogisch te steunen bij haar moeilijkheden in het reguleren van haar gevoelens. Zij zijn soms te toegeeflijk en doen niet goed voor hoe Agnes zelf innerlijk meer paal en perk aan de heftigheid van haar gevoelens zou kunnen stellen. Tegelijkertijd zijn er ook problemen van meer neurotische aard aanwijsbaar. Op de gewone teleurstellingen in het leven reageert Agnes te gemakkelijk met terugvallen op een sprookjesachtige belevingswereld. In de kleuterjaren is dat heel normaal, maar met tien jaar levert deze mentale instelling heftige teleurstellingen op. Ook daardoor is zij te weinig in staat om haar boosheid

in goede banen te leiden, wat weer bijdraagt aan de woedeaanvallen. Tussen leeftijdgenoten is zij kwetsbaar, omdat zij de gewone, bij de leeftijd passende rivaliteit en plagerijen slecht verdraagt. Zij is gauw op haar teentjes getrapt en wordt daarmee steeds opnieuw een mikpunt van de plaaglust van andere kinderen. Er zijn momenten dat Agnes relatief in evenwicht en ontspannen is, bijvoorbeeld bij het turnen waar zij tot de besten hoort, of tijdens de vakanties met het gezin. In die perioden wijzen taalgebruik en spel erop dat zij haar eigen binnenwereld kan onderscheiden van die van anderen. Wanneer zij echter onder druk staat, zoals op school vaak het geval is, lopen binnen- en buitenwereld door elkaar en blijkt haar onmacht om haar gevoelens te reguleren. Dit uit zich in paniekaanvallen en voor anderen bizar, schijnbaar oninvoelbaar gedrag.

Neurotische symptomen bij een normale ontwikkeling

Ook tijdens een normale ontwikkeling komen perioden voor waarin zich innerlijke conflicten aandienen. Wanneer hiervoor in het verloop van de emotionele rijping een oplossing is gevonden, verdwijnen deze – aan de fase gebonden – symptomen weer vanzelf. Een angstige reactie op het zien van vreemden is op de leeftijd van acht maanden zelfs een teken van een normale ontwikkeling. Een kind is op die leeftijd voor het eerst in staat om een beeld van de vertrouwde verzorger vast te houden. Het zien van een vreemde leidt dan tot een innerlijk conflict (behoefte aan veiligheid versus de onveiligheid van het waarnemen van een vreemd persoon) met angst en/of huilen als gevolg. Dit is op die leeftijd in wezen een teken van een gezonde ontwikkeling.
Kinderen van drie of vier jaar hebben wel perioden dat zij moeilijk in slaap vallen of in bed angstig zijn. Ook dit zijn verschijnselen die bij een normale ontwikkeling kunnen passen, omdat de binnenwereld van kinderen in deze ontwikkelingsfase complexer wordt. De spannende ontdekkingen die kinderen doen zijn overdag opwindend en veroorzaken 's avonds een angst om zich over te geven in de passiviteit van de slaap, waarbij die binnenwereld van overdag zich opnieuw vertoont, maar nu in de vorm van sprookjesachtige dromen en nachtmerries. Verder kunnen symptomen als bedplassen of broekpoepen soms ook een teken zijn van vitaal protest tegen neurotiserende gezinsomstandigheden, of erger, verwaarlozing of misbruik.

Symptoomneurose en karakterneurose

Er kan onderscheid gemaakt worden tussen neurotische symptomen en verschijnselen die wijzen op een (zich ontwikkelende) neurotische karaktertrek. Van neurotische symptomen wordt gesproken als innerlijke problematiek tot uiting komt in verschijnselen die de patiënt beleeft als hinderlijk en niet behorend bij de eigen persoon ('ik-vreemd'). Angsten, slaapstoornissen of dwanghandelingen zijn voorbeelden van symptomen. De tweede categorie betreft verschijnselen die de patiënt niet als hinderlijk ervaart, omdat ze zijn opgenomen in het beeld dat de patiënt over zichzelf heeft ('ik-nabij'). Men spreekt dan van karaktertrekken die een functie hebben bij het handhaven van het innerlijke evenwicht en de aanpassing aan de buitenwereld. Voorbeelden zijn: eerzucht, de behoefte om bewondering af te dwingen of overmatige bescheidenheid en verlegenheid.

Bij volwassenen is het de beleving van de patiënt zelf die bepaalt of een verschijnsel een symptoom of een karaktertrek wordt genoemd. In de loop van het leven kunnen verschijnselen als achterdocht of altijd willen domineren van karaktertrek tot symptoom worden, wanneer de zelfbeleving verandert. Bij kinderen echter is het zelfbeeld in ontwikkeling en gemakkelijk aan verandering onderhevig. Hardnekkigheid van symptomen wijst in de richting van neurotische problematiek, evenals een stagnatie of terugval in de ontwikkeling. Vaak komt het voor dat neurotische kinderen van het ene symptoom in het andere schieten. Dat was ook het geval bij Ben (zie 'Inleiding') bij wie onderliggende problemen op het gebied van het zelfgevoel en de agressieregulatie steeds tot andere symptomen 'aan de oppervlakte' leidden. Uiteindelijk waren bij Ben niet zozeer de symptomen maar de dreigende ontwikkeling van een neurotische persoonlijkheidsstoornis de grootste zorg. In het algemeen kan gesteld worden dat eenzelfde type neurotische problematiek bij verschillende kinderen tot verschillende symptomen en verschijnselen kan leiden.

> Annie is de oudste van drie kinderen van dwangmatige, veeleisende ouders. Ze kreeg een strenge zindelijkheidstraining kort voor de geboorte van haar bijna twee jaar jongere broer. Wanneer Annie zich als spontane, enthousiaste kleuter tot haar moeder wendde, reageerde deze vaak op een wat lacherige,

honende wijze. Annie voelde zich dan voor schut gezet, alsof haar enthousiaste gevoel belachelijk was. De wijze waarop Annie haar gevoelsleven innerlijk leerde reguleren, werd hierdoor gekleurd. Spontaan gevoel werd verbonden aan een innerlijk signaal van gevaar, alsof gevoel vies en onzindelijk zou zijn. Als jongvolwassene herinnerde Annie zich nog duidelijk hoe zij als kleuter urenlang wakker lag in bed en angstig luisterde naar geluiden in huis. Zij voelde zich dan schuldig over haar woedende fantasieën dat haar jongere gehandicapte broertje zou overlijden. Ze kon ook eindeloos piekeren over welke kleren zij de volgende dag aan zou trekken.

In de basisschoolleeftijd en puberteit verdwenen deze symptomen van angst en dwangmatig piekeren. Annie ontwikkelde zich tot een intelligente hardwerkende studente met een gevoelsmatige inperking. Zij volgde een hoge administratieve opleiding waar haar nauwgezetheid haar goed van pas kwam. Dit is de adaptieve kant van haar dwangmatige karakter. Door veranderde omstandigheden, een andere levensfase of ingrijpende gebeurtenissen kan een neurose echter weer in de vorm van symptomen tot uiting komen.

Dat was bij Annie het geval toen haar jongere broer plotseling overleed. Annie voelde zich angstig en schuldig over uit haar kindertijd stammende gevoelens van triomf en wraak. Net als in haar kleuterjaren lag zij 's nachts urenlang wakker en leed zij onder dwangmatig piekeren.

Volwassenen kunnen in het algemeen zelf beslissen of zij voor hun symptomen of karaktermoeilijkheden (zoals het onvermogen om een liefdesrelatie aan te gaan of een onvermogen om te genieten, autoriteits- en werkstoornissen) hulp zoeken, maar kinderen zullen dat slechts bij uitzondering doen. Doorgaans zijn het de ouders die hulp zoeken, soms beïnvloed door derden, als een onderwijzer of arts. Het huidige overheidsbeleid is erop gericht om ouders en de oudere jeugd te wijzen op hun eigen verantwoordelijkheid. Voor de professionals die hun daarbij terzijde staan is kennis over een neurotische ontwikkeling onontbeerlijk om een inschatting te maken van de ernst van symptomen en van een dreigende scheefgroei van de persoonlijkheid.

Psychosociale aspecten

Neurotische kinderen kunnen lastig en dwars zijn. Zij vertonen dan het beeld van een *externaliserende* stoornis, zoals een gedragsstoornis of een oppositionele stoornis. In dergelijke gevallen is het zaak om de ouders te helpen goed zicht te krijgen op de vaak angstige en/of depressieve gevoelens die een kind drijven tot dergelijk gedrag.
Veelal echter leiden neurotische problemen tot *internaliserende* stoornissen, zoals angstklachten, somberheid, piekeren of lichamelijke klachten. Neurotische kinderen gaan vaak gebukt onder hun innerlijke remming. Er is dan sprake van een stil lijden. Sommige symptomen, zoals een schoolfobie, invalideren een kind en gaan gepaard met een ernstige terugval in de ontwikkeling. Tijdig onderkennen en een snelle doelgerichte ondersteunende behandeling zijn dan noodzakelijk.
Ben ontwikkelde een ernstige leerstoornis, waardoor niet alleen zijn schoolcarrière stagneerde, maar ook zijn gevoel van eigenwaarde werd ondermijnd. Hij was niet langer in staat om de normale ontwikkelingsstappen naar meer abstracte vormen van denken te nemen, terwijl zijn zwakke zelfgevoel hem kwetsbaar maakte in het aangaan van vriendschappen met leeftijdgenoten. Ben zocht compensatie in dagdromerijen waarin hij groot en machtig werd, maar in de confrontatie met het gewone leven werd hij daardoor juist extra kwetsbaar en voelde hij zich snel klein en vernederd. Zo raakte Ben verstrikt in de vicieuze cirkels die een neurotische ontwikkelingsstagnatie kenmerken.
De maatschappelijke gevolgen van een kinderneurose, zoals versombering, vereenzaming, leer- en werkstoornissen, zijn vergaand, maar niet altijd direct en duidelijk zichtbaar voor anderen. Het is mogelijk dat de ontwikkeling van kinderen op een aantal levensgebieden wel voortgang vertoont, maar dat er toch een voortdurend zeurend gevoel op de achtergrond is van onzekerheid of een zich ongelukkig voelen. In dergelijke gevallen zijn er geen of weinig symptomen, maar heeft de neurotische ontwikkeling geleid tot een zogenoemde karakterneurose, met de voor het kind onplezierige gevolgen van dien.

Achtergronden en mogelijke oorzaken

Een grote verscheidenheid aan omstandigheden en factoren kan de aanzet zijn tot een neurotische ontwikkelingsgang: een onveilige gezinssituatie, problemen in de omgang met de ouders in verschillende levensfasen, traumatische gebeurtenissen, zoals ongevallen en ziekenhuisopnames, het overlijden van een ouder, broertje of zusje. Misschien wel de belangrijkste factor die genoemd kan worden, is hechting (Grietens, 2006). Heel in het algemeen kan gesteld worden dat een veilige, georganiseerde hechting een zekere bescherming biedt tegen een neurotische ontwikkelingsgang.

Hechting

De structuur en het functioneren van onze psyche worden in belangrijke mate bepaald door hechting. De classificatie van typen hechting is in wezen de proefondervindelijke codering van patronen die hierin te onderkennen zijn (Ubbels, 2003). Bij een *veilige* hechting is de acceptatie door de ouders vanzelfsprekender en harmonieuzer dan bij *onveilige* hechting. Veilig gehechte kinderen hebben daardoor een stabieler innerlijk houvast waar zij in tijden van spanning op terug kunnen vallen; in zulke perioden zullen zij zich vanzelfsprekend tot hun ouders wenden voor hulp. Een veilige hechting biedt optimale mogelijkheden voor een ontwikkelingsproces waarin adequate regulatie van gevoelens tot stand komt (Schmeets & Verheugt-Pleiter, 2005).

Van de innerlijke belevingswereld van kinderen kunnen wij ons meer voorstellen wanneer wij de typen hechting vertalen naar gevoelens en fantasieën. Bij *onveilig* gehechte kinderen is geen betrouwbaar systeem voorhanden waarbinnen hun eigen subjectiviteit kan bestaan. Deze kinderen zijn voortdurend bang dat hun eigen gevoelens niet door de ouders gezien en verdragen worden, zij worstelen voortdurend met hun zelfwaardering, met onzekerheid of zij wel mogen zijn wie zij zijn, of zij wel mogen voelen en denken zoals zij voelen en denken. Onveilig gehechte kinderen gaan daardoor nogal eens gebukt onder het gevoel dat zij 'slecht' zijn. Angstig-ambivalent gehechte kinderen zijn bang om te verkommeren in eenzaamheid. Angstig-vermijdend gehechte kinderen zijn bang om hun eigenheid te verliezen en te verdrinken in de ander. Gepreoccupeerd gehechte kinderen zijn bang dat zij niet meer bestaan wanneer zij niet langer in de huid kunnen kruipen van de hechtingsfiguur en de controle over hem of haar verliezen.

Psychoanalytische visie op ontwikkelingsfasen

In tegenstelling tot de hechtingstheorie heeft de psychoanalyse meer rekenschap gegeven van innerlijke processen, zoals de fasegewijze organisatie en structuurvorming van de binnenwereld van kinderen met de daarbij horende heftige tegenstrijdige gevoelens, en de opbouw van een afweerorganisatie. Zonder de basale betekenis van hechting tekort te doen, kan de emotionele ontwikkeling van kinderen beter begrepen worden door deze in verschillende ontwikkelingsfasen te ordenen. Naar analogie met de lichamelijke rijping en de dominante lichaamszone waarin een kind zich leert reguleren, worden in de aloude psychoanalytische traditie de eerste ontwikkelingsfasen van een kind benoemd als oraal, anaal en fallisch. In de kleuterjaren volgt dan een sterk magisch beleefde periode waarin jongens en meisjes leven met verlangens, rivaliteiten en angsten jegens hun vader en moeder, de oedipale fase. Wanneer deze oedipale gevoelens en conflicten wat minder heftig worden en innerlijk meer een vaste plaats vinden, spreken psychoanalytici van een overgang naar de latentiefase. Een gezonde kleuter is als het ware verliefd op de leerkracht, terwijl een wat ouder basisschoolkind de leerkracht meer zal beleven als iemand van wie hij uitleg krijgt en die eisen aan hem stelt. Er komt dus meer energie beschikbaar om gebruik te maken van het door de lichamelijke rijping en cognitieve ontwikkeling groeiende vermogen om te leren. Geleidelijk wordt fasegewijs een organisatie van afweer, coping en adaptatie opgebouwd.

Dit model moge te schematisch en verouderd zijn, in grote lijnen is het in de praktijk van alledag nog wel degelijk bruikbaar, zeker wanneer de aspecten van hechting, affectregulatie en cognitieve ontwikkeling daarbij worden betrokken. Het geeft ook inzicht in mogelijke misverstanden tussen ouders en kinderen. Bij ontwikkeling behoren conflicten, maar wanneer de buitenwereld te weinig zicht heeft op, en empathie met, de aard van de gevoelens en cognities van een ontwikkelingsfase, worden deze conflicten veel moeilijker oplosbaar. Een prachtige inleiding voor deze psychoanalytische manier van kijken naar en denken over kinderen is te vinden in het boek van Anna Freud (1980) over de normale en afwijkende kinderontwikkeling.

Een eenvoudig voorbeeld is het eenjarige kind dat voor het eerst zoveel controle heeft over de spieren rond de mond dat het zelf kan bepalen wat het inneemt en wat niet. Voor het eerst kan een kind krachtig 'nee zeggen' tegen de lepel die de moeder het kind voor de mond houdt. Dit 'nee zeggen' is voor een kind dat zijn eigenheid tracht te verwerven tijdelijk een essentiële emotionele behoefte. Wanneer moeders, uit angst, onzekerheid of vanuit eigen onopgeloste conflicten, deze behoefte onvoldoende onderkennen, kan dit in een hardnekkige eetstrijd uitmonden. Dit verschijnsel is dan een uiting van tegenstrijdige behoeften van een kind: de noodzaak om voedsel in te nemen wordt uitbesteed aan de moeder op een moment dat de belevingswereld van het kind vervuld is van de noodzaak om eigenheid te verwerven. Dit kan ertoe leiden dat het bevredigende dat normaliter aan het eten verbonden is, verwordt tot weerzin. In extreme gevallen kan ditzelfde mechanisme in de puberteit leiden tot het ernstige ziektebeeld van anorexia nervosa.

Diagnostische categorieën

Zoals eerder betoogd moet men erop bedacht zijn dat er achter allerlei as-I-diagnoses, of achter de voortekenen op kinderleeftijd van een persoonlijkheidsstoornis op as II, neurotische problematiek schuilgaat (DSM-IV, 1994). In de klassieke psychoanalytische diagnostische benadering maakt men bij neurotische problematiek een onderscheid tussen faseproblematiek, versterkte faseproblematiek, een zich ontwikkelende kinderneurose of een kinderneurose. Bij faseproblematiek passen de symptomen binnen de ontwikkelingsfase. Bij versterkte faseproblemen zijn de symptomen weliswaar heftig, maar is de innerlijke beweeglijkheid behouden en is er voortgang van de ontwikkeling. Bij een zich ontwikkelende kinderneurose wordt waargenomen dat de neurose zich in het karakter gaat vastzetten, wat onder meer kan blijken uit het langdurig aanhouden van symptomen en moeilijkheden met de omgeving (bijv. op school, met leeftijdgenootjes). Van een volledige kinderneurose is sprake wanneer een rigide, neurotische karakterstructuur leidt tot zich telkens herhalende moeilijkheden met de omgeving en een stagnatie van de voortgang van de ontwikkeling op meerdere gebieden.

Het stellen van een diagnose

In een gespreksonderzoek van een kind komt aan de orde welke klachten een kind zelf heeft, welke klachten ouders en kind samen hebben en hoe het kind de verwijzing naar een hulpverlenende instantie heeft ervaren. Vervolgens kan een beeld verkregen worden van het functioneren thuis, op school en met vriendjes. Belangrijk zijn het eigen zelfbeeld van een kind, zowel reëel als in de fantasie, en de verwachtingen die een kind van de nabije en verre toekomst heeft. Om meer zicht te krijgen op wat er in de diepte speelt, kan naar een prettige en een angstige droom worden gevraagd. Uit een tekening kan vaak een beeld gekregen worden van het cognitieve en emotionele functioneren. Aan het slot van een gespreksonderzoek kan het inmiddels opgebouwde contact met het kind gebruikt worden om zijn eigen hulpvraag verder te onderzoeken. Kennis van, eventuele ervaringen met en fantasieën over seksualiteit en masturbatie komen meestal pas wat later in het onderzoek aan de orde.
In enkele aanvullende gesprekken met de ouders kan daarnaast een indruk verkregen worden van hun ervaring van de problematiek, hun zicht op de ontwikkeling van het kind en hun eigen levensgeschiedenis, zeker belangrijk wanneer die interfereert met de problematiek van hun kind. Regelmatig blijken neurotische problemen of traumatisering van de ouders op een ingewikkelde manier door te werken in de problemen van hun kinderen.
Ten slotte kan een psychologisch onderzoek van het kind het beeld completeren. Door zo'n onderzoek kan inzicht verkregen worden in de intellectuele mogelijkheden, de ontwikkeling daarvan en mogelijke remmingen in het creatieve en cognitieve functioneren. Zwakke kanten in het cognitieve functioneren kunnen namelijk ook weer de aanzet vormen tot neurotische remmingen. Een eenvoudig voorbeeld is de verwarring die een twaalfjarige jongen met een zwak ruimtelijk oriëntatievermogen ondervindt wanneer hij na de overgang naar de middelbare school naar een ander stadsdeel moet fietsen.

Projectieve psychologische tests kunnen een aanvullende mogelijkheid bieden om zicht te krijgen op diepere emotionele problematiek (Vliegen e.a., 2004).

Behandeling

Wanneer een goed inzicht is verkregen in het krachtenspel, zowel wat betreft de interacties (het systeem) als wat betreft de individuele ontwikkeling en de neurotische problematiek van een kind, kan een behandelplan worden opgesteld.
Symptoombehandelingen, bijvoorbeeld in de vorm van cognitieve gedragstherapie, kunnen zeer waardevol zijn. Doordat zij gericht zijn op verbetering op korte termijn van soms zeer hinderlijke klachten, kan een terugval in het emotionele én het algehele functioneren van kinderen voorkomen of ondervangen worden.
Een behandeling van het hele gezin kan aangewezen zijn om bepaalde pathologische interacties te doorbreken. Maar voor het werkelijk behandelen van een kinderneurose in zijn volle omvang is een intensieve psychotherapeutische behandeling noodzakelijk.

> In de psychoanalytische behandeling van Ben kwam de neurose tot uiting doordat Ben onophoudelijk om bewondering vroeg voor zijn tekeningen. Juist omdat het tekenen in zo'n sterke mate ingebed was in zijn neurose, kon Ben zijn creativiteit niet gebruiken en waren zijn tekeningen opvallend ingeperkt en stereotiep. Door het willen afdwingen van bewondering provoceerde Ben tegelijkertijd de afwijzing en vernedering waar hij zo bang voor was. De woede en de fantasieën over wraak, die meestal een heel primitieve, vernietigende vorm hadden, konden in de behandeling geleidelijk en behoedzaam worden bewerkt, zodat Ben een groter innerlijk vermogen kreeg om zijn zelfgevoel te reguleren en ook weer stappen in zijn puberteitsontwikkeling durfde te nemen.

Zeker wanneer het jonge kinderen betreft, is het noodzakelijk om de ouders naast de behandeling van hun kind een eigen, minder frequente, begeleiding te bieden.

Mentaliseren

Een belangrijke verfijning van de psychodynamische behandelmethodiek is de mentaliseren bevorderende kindertherapie (MBKT), die beschreven is door Verheugt-Pleiter en anderen (2005). Met mentaliseren wordt gedoeld op het voortdurende, voornamelijk onbewust verlopende proces van denken over en herinneren van gedachten en gevoelens die innerlijk in onze geest opgeslagen zijn als abstracte representaties. Bij mentaliseren wordt onderscheid gemaakt tussen denken waarbij realiteit en fantasie gelijkgesteld zijn, en denken waarbij de grens tussen externe werkelijkheid en de alsof-wereld van het spelen strikt gescheiden zijn. In de normaal verlopende ontwikkeling worden in het vierde en vijfde levensjaar beide manieren van denken met elkaar verweven. Een hieruit voortkomende volgende ontwikkelingsstap in het mentaliseren is dat kinderen in de basisschoolleeftijd zich gaan realiseren dat het perspectief waaruit zij denken en voelen, kan verschillen van dat van andere mensen. Bij mentaliseren gaat het dus om het vermogen dat ons in staat stelt intuïtief te begrijpen wat er in onszelf en anderen omgaat, uitgaande van gevoelens, overtuigingen, motieven en verlangens. Kinderen die dat vermogen onvoldoende hebben, zijn kwetsbaar in hun sociale ontwikkeling, omdat zij niet goed begrijpen wat er gevoelsmatig tussen hen en andere kinderen en volwassenen gebeurt. Dit zijn de 'vreemde' kinderen die de plank voortdurend net misslaan. In deze behandelmethodiek biedt de relatie met de therapeut het kind de mogelijkheid om over gevoelens en gedachten na te denken en kan de persoon van de therapeut het kind helpen innerlijke representaties te vormen van gemoedstoestanden en gebeurtenissen en daarmee onderscheid waar te nemen tussen zichzelf en anderen. Deze behandelmethodiek biedt de mogelijkheid om de indicatiecriteria voor psychoanalytische therapie te verruimen (Slijper, 2005) en biedt ook behandelmogelijkheden voor kinderen met een pervasieve of meervoudig complexe ontwikkelingsproblematiek. En indien verwaarloosde of ernstig getraumatiseerde kinderen het vermogen hebben betekenisvolle contacten aan te gaan en vast te houden, kan deze behandelmethodiek ook bij hen effect sorteren.

Overige behandelmogelijkheden

Erkende landelijke expertisecentra op het gebied van de psychoanalyse en andere psychodynamische behandelvormen zijn het Nederlands Psychoanalytisch Instituut (NPI) te Amsterdam en Utrecht. Het NPI heeft een protocol ontwikkeld dat toegepast wordt bij langer durende behandelingen van kinderen en jeugdigen. In België biedt het Centrum voor Kinderpsychotherapie van de KU Leuven (prof. Gluckers en prof. Meurs) eveneens behandelmogelijkheden op basis van psychoanalytische inzichten. Medewerkers van deze Belgische en Nederlandse instellingen wisselen op gezette tijden van gedachten over aanpak en wetenschappelijk onderzoek.
Voor diagnostiek en behandeling kan men zich verder wenden tot de kinder- en jeugdafdelingen van de regionale GGZ-instelling, tot zelfstandig gevestigde kinder- en jeugdpsychiaters en zelfstandig gevestigde psychotherapeuten die zich op dit vlak gespecialiseerd hebben. Zij zijn BIG-geregistreerd en lid van de Nederlandse Vereniging voor Psychotherapie. Doorgaans geven zij aan in welke behandelmethoden hun specifieke competentie ligt. Kinder- en jeugdpsychotherapeuten zijn daarnaast georganiseerd in de Vereniging voor Kinder- en Jeugdpsychotherapie die ook specifieke eisen stelt. In Nederland wordt deze hulp vanaf 1 januari 2008 vergoed binnen het kader van de gespecialiseerde GGZ-zorg, indien er sprake is van een Diagnose Behandel Combinatie (DBC). In Vlaanderen kan men zich wenden tot Centra voor Geestelijke Gezondheidszorg of consultatiediensten Kinderpsychiatrie in ziekenhuizen, of verwijzen naar een kinderpsychiater, klinisch kinderpsycholoog of kinderpsychotherapeut met een privépraktijk.

Prognose

Een neurose vormt een ernstig obstakel in de emotionele ontwikkeling van kinderen. Soms groeien zij hier doorheen, maar vaker leidt het tot stagnatie van de ontwikkeling, met soms een persoonlijkheidsstoornis in de volwassenheid als gevolg. Daarom is het zaak om een neurotische stoornis bij kinderen bijtijds te onderkennen en te behandelen, voordat de neurose een invaliderende uitwerking heeft. Wetenschappelijk onderzoek toont aan dat de neurotische problematiek vaak goed te behandelen valt. Door een psychodynamische behandeling is de prognose vaak ook op langere termijn redelijk gunstig. Voortschrijdend onderzoek draagt bij aan een groter inzicht in de indicatiestelling en het therapeutisch proces (Midgley & Target, 2005; Target & Fonagy, 2002).

Preventie

De basis van het gecompliceerde proces dat de kinderontwikkeling is, wordt gelegd in de allereerste fase: de hechting van een pasgeborene aan zijn verzorger, doorgaans de moeder. Daarom zijn preventieprojecten die gericht zijn op het voorkomen van stoornissen in deze allereerste levensfase zo belangrijk. Gelukkig is de herkenning van vroegtijdige stoornissen in de kinderontwikkeling momenteel een van de belangrijkste speerpunten binnen de GGZ en het herkennen van stoornissen in de hechting is daar een onderdeel van.

Veel wetenschappelijk onderzoek naar de vroege ontwikkeling en de behandelingen van ouders en baby's komt uit de hoek van de psychoanalyse. Psychologen en maatschappelijk werkenden hebben de krachten gebundeld in een beweging voor Infant Mental Health, die zich richt op nul- tot driejarigen (www.zerotothree.org). Onlangs is een Nederlandse afdeling opgericht, de DAIMH, onder voorzitterschap van Marcel Schmeets. Deze organisatie biedt ook de mogelijkheid tot consultatie. De theorie en praktijk van een psychoanalytisch geïnspireerd preventieproject in Antwerpen voor allochtone ouders en hun jonge kinderen zijn onlangs beschreven door Meurs, Jullian en Vliegen (2006).

Daarnaast zijn er allerlei andere risicosituaties te noemen waarin vroegtijdige aanpak belangrijk is om te voorkómen dat neurotische problematiek zich in de persoonlijkheid nestelt en tot verdere scheefgroei leidt. Te denken valt hierbij aan echtscheiding, ziekte bij kinderen en trauma's zoals ongevallen of misbruik.

Samenvatting en conclusie

Neurotische problemen komen bij kinderen veelvuldig voor. Het gaat om emotionele problemen en conflicten in het gevoelsleven die vaak onvoldoende herkend worden en waaronder kinderen erg kunnen lijden. Neurotische symptomen kunnen op allerlei gebied tot uiting komen. Bij de affectregulatie valt aan een neurose te denken in geval van angstige en depressieve kinderen, maar ook achter gedragsstoornissen of ADHD kunnen problemen van neurotische aard schuilgaan. Bij al deze verschijnselen en symptomen gaat het erom goed zicht te krijgen op de ernst en omvang van een eventueel onderliggend neurotisch proces en de schadelijke invloed die dit heeft op de persoonlijkheidsontwikkeling. In de huidige DSM-IV-classificatie is de neurose niet goed zichtbaar. Daarom is het uiterst belangrijk om naast de biologische en cognitieve invalshoek oog te blijven houden voor de emotionele, neurotische problemen die schuil kunnen gaan achter tal van stoornissen, waarvan de bouwstenen vaak al op de kinderleeftijd gediagnosticeerd kunnen worden. Wanneer een kinderneurose niet behandeld wordt, kan dit leiden tot een levenslange inperking, een zich ongelukkig voelen en terugkerende moeilijkheden in relaties. De laatste jaren zijn er nieuwe psychodynamische behandeltechnieken ontwikkeld die een plaats hebben binnen het aanbod van geprotocolleerde behandelmethoden.

Literatuur

Aangehaalde literatuur

American Psychiatric Association (1994). *Diagnostic and Statistical Manual of Mental Disorders-IV*. Washington DC: APA.

Freud, A. (1980). *Het normale en gestoorde kind. Beoordelingen van de ontwikkeling van het kind tot volwassen persoonlijkheid*. Rotterdam: A.D. Donker.

Gluckers, G. (ed.) (2002). *Andere therapeuten, andere wegen. Variaties op het thema Ik-steun*. Leuven-Apeldoorn: Garant.

Gluckers, G., & Meurs, P. (2004). Bruggen tussen denkwijzen? Reflecties over mentalisatie, ontwikkeling en kinderpsychotherapie. In Kinet, M., & Vermote, R. (ed.). *Mentalisatie*. Leuven-Apeldoorn: Garant, 11-34.

Grietens, H. (2006). Hechtingsstoornissen. In G.A. Bakker e.a. (eds). *Handboek Kinderen & Adolescenten*. Suppl. 19, B130 1-16. Houten: Bohn Stafleu van Loghum.

Meurs, P. (2004). *Gevoelsambivalentie – Het wonderlijke krachtenspel van liefde en agressie*. Heverlee: LannooCampus.

Meurs, P., Jullian, G., & Vliegen, N. (2006). De eerste stappen – Een psychoanalytisch geïnspireerd preventieproject voor allochtone ouders en hun jonge kinderen. *Tijdschrift voor Psychoanalyse*, 12(1), 5-19.

Midgley, N., & Target, M. (2005). Recollections of being in Child Psychoanalysis. *Psychoanalytic Study of the Child*, 60, 157-177.

Schmeets, M.G.J., & Schut, A.P. (2003). *Anders en toch hetzelfde*. NPI-reeks. Assen: Koninklijke Van Gorcum.

Schmeets, M.G.J., & Verheugt-Pleiter, J.E. (2005). *Affectregulatie bij kinderen. Een psychoanalytische benadering*. NPI-reeks. Assen: Koninklijke Van Gorcum.

Slijper, F. (2005). Ontwikkelingen in de kinderanalytische behandeling: inzichtgevende en mentaliseren bevorderende kindertherapie vergeleken. *Tijdschrift voor Psychoanalyse*, 11(3), 184-196.

Target, M., & Fonagy, P. (2002). The history and current status of outcome research at the Anna Freud Center. *Psychoanalytic Study of the Child*, 57, 27-59.

Ubbels, J. (2003). Hechtingstheorie en psychoanalyse. *Tijdschrift voor Psychoanalyse*, 9(2), 84-98.

Verheugt-Pleiter, J.E., Schmeets, M., & Zevalkink, J. (2005). *Mentaliseren in de kindertherapie. Leidraad voor de praktijk*. Assen: Koninklijke Van Gorcum.

Vliegen, N, Van Lier, L, Weytens, S., & Gluckers, G. (ed.). (2004). *Een verhaal met betekenis. Diagnostiek bij kinderen en adolescenten vanuit een psychodynamisch interpretatief model*. Leuven-Voorburg: Acco.

Adressen

Nederland

Nederlands Psychoanalytisch Instituut, Olympiaplein 4, 1076 AB Amsterdam, tel. (020) 570 38 38.

Nederlands Psychoanalytisch Instituut, Maliestraat 1A, 3581 SH Utrecht, tel. (030) 230 70 70.

Een compleet overzicht van de Nederlandse adressen is te vinden in de adresgids *Sociale Kaart Jeugdzorg*.

België

Centrum voor Kinderpsychotherapie van de KU Leuven, Tiensestraat 102, 3000 Leuven, tel. (016) 32 60 44 (voormiddag), (016) 32 60 66 (namiddag).

Internet

www.psychoanalytischinstituut.nl

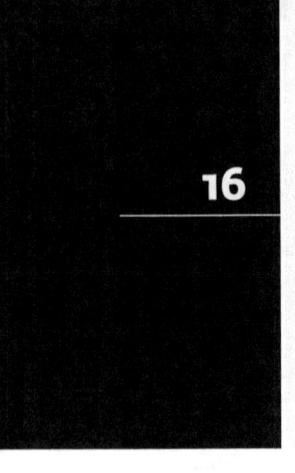

16 Agressie

C.W. van Overveld
J.J. Louwe
B. Orobio de Castro

Inleiding

Tijdens de pleinwacht ziet meester Pierre dat Ahmed uit groep 5 in het vuur van het tikkertje spelen op een knikker van Sjonnie uit groep 7 gaat staan, die in een hoekje van het schoolplein met zijn klasgenootjes aan het knikkeren is. Sjonnie ontsteekt direct in grote woede, springt scheldend op en begint op het hoofd van de veel kleinere Ahmed te timmeren: 'Ken je weer niet uitkijke, vuile etter? Ik had bijna gewonne, sufknijn!' Ahmed weet niet wat hem overkomt en probeert brullend weg te kruipen. Meester Pierre holt eropaf en grijpt Sjonnie vast. 'Ho stop 'ns even,' zegt hij boos tegen Sjonnie, 'Waarom doe je dat? Waarom denk je nou dat Ahmed je knikker wegschopte? Je denkt toch niet dat hij dat leuk vindt?' En hij neemt Sjonnie mee naar het schoolgebouw. Sjonnie wordt nu nog bozer en verkoopt in het voorbijgaan Ahmed een geweldige schop. Lekker voor je, denkt hij, dan had je maar niet expres m'n knikker moeten wegschoppen! Dat had de meester toch ook zelf gezegd!? Hij laat zich door zo'n rotjochie niet voor gek zetten en uitlachen!

Agressief gedrag door kinderen en jongeren wordt door Nederlanders als een van de grootste problemen van onze maatschappij gezien. Veel leraren hebben het idee dat agressie onder leerlingen en tegen henzelf toeneemt. Agressief gedrag door kinderen is vaak meer dan een incident. Overmatige agressie kan een voorloper zijn van gedragsproblemen later in het leven, met grote gevolgen voor de directe omgeving, hoge maatschappelijke kosten en niet in de laatste plaats grote schade voor het agressieve kind zelf, wat kansen op vriendschappen, relaties en carrière beperkt.

Agressie

Begrippen als 'agressie', 'delinquentie' en 'antisociaal gedrag' worden ten onrechte vaak door elkaar gebruikt in jeugdzorg en onderwijs. Een goede definiëring is daarom van belang. Agressie is *'gedrag dat bedoeld is om een ander te schaden en deze ander ook werkelijk schaadt, waarbij deze ander de schade wil vermijden'* (Anderson & Bushman, 2002). Met deze beschrijving voorkomt men dat kinderen als agressief bestempeld worden omdat ze vijandig overkomen of omdat ze overlast en schade veroorzaken zonder dat dit hun bedoeling is, zoals het geval kan zijn bij motorisch onhandige, drukke kinderen.

De grens tussen alledaagse agressie en agressief probleemgedrag is niet scherp te trekken. Normen omtrent de aanvaardbaarheid van agressieve gedragingen verschillen per beoordelaar, en hangen af van de leeftijd en sekse van de 'dader'.

Men onderscheidt een aantal typen agressief gedrag die gekenmerkt worden door een specifieke oorsprong, intentie en ontwikkeling. Een belangrijk onderscheid is dat tussen *reactieve* en *proactieve* agressie.

Reactieve en proactieve agressie

Reactieve agressie is een emotionele reactie op een vermeende bedreiging die wordt gekenmerkt door sterke lichamelijke arousal en impulsief handelen. Reactieve agressie wordt waarschijnlijk veroorzaakt door een combinatie van lage frustratietolerantie en snel geïrriteerd worden bij de desbetreffende kinderen, gecombineerd met bedreigende sociale omstandigheden, zoals afwijzing door leeftijdgenoten en een hardvochtige opvoeding. Deze combinatie leidt tot een overgevoeligheid voor mogelijke bedreiging, die leidt tot reactieve agressie (Orobio de Castro e.a., 2005; Vitaro e.a., 2006). Vervolgens roept reactief agressief gedrag op zijn beurt weer vijandige reacties op bij de omgeving. Reactieve agressie is gerelateerd aan aandachtsproblemen, hyperactiviteit, moeilijk temperament, lage intelligentie en problemen met sociale waarneming.

Proactieve agressie daarentegen is doelgericht, berekenend gedrag dat weloverwogen wordt uitgevoerd. Het wordt veroorzaakt door succeservaringen met agressief gedrag en door het uitblijven van positieve reacties op niet-agressief gedrag. Ook de aanwezigheid van agressieve rolmodellen in het gezin die agressie gebruiken om doelen te bereiken, kan proactieve agressie bevorderen (Vitaro e.a., 2006). Proactieve agressie gaat vaak samen met een ongevoelig stressresponssysteem, lage emotionaliteit en afwijkingen in oordelen over de verwerpelijkheid van probleemgedrag. Persistent proactief agressief gedrag kan ontaarden in delinquentie.

Risicofactoren en beschermende factoren

In het leven van kinderen blijken verschillende factoren te bestaan die een grotere kans op het ontstaan van agressieve gedragsproblemen voorspellen. Deze risicofactoren hebben ieder op zichzelf echter weinig voorspellende waarde. Een duidelijk verhoogd risico ontstaat pas bij een samenspel van meerdere factoren. Risicofactoren zijn niet noodzakelijk de *oorzaken* van wat ze voorspellen.
De hoogste risico's worden gevonden als risicofactoren in kind, gezin, leeftijdgenoten en in de wijdere sociale omgeving *tegelijk* voorkomen. Maar zelfs bij een groot aantal risicofactoren kunnen beschermende factoren bestaan die dit risico verkleinen.
In de volgende paragrafen wordt kort weergegeven wat de voornaamste bekende risicofactoren en beschermende factoren zijn (zie voor referenties en een uitgebreider overzicht Dodge e.a., 2006).

KIND

Er bestaat geen erfelijke aanleg voor agressie in het algemeen. Uit tweelingstudies blijkt wel dat broers en zussen meer gelijk zijn in met name fysieke agressie naarmate zij meer genetisch materiaal delen. Hieruit is af te leiden dat fysieke agressie in de vroege kindertijd wel voor een belangrijk deel erfelijk bepaald is. Deze erfelijke component wordt echter zwakker naarmate de kinderen ouder worden. Waarschijnlijk zijn algemener kenmerken als emotionaliteit, intelligentie, aandacht en stressgevoeligheid deels erfelijk bepaald door een combinatie van meerdere genen, en dragen deze kenmerken indirect bij tot agressieve gedragspatronen (Rutter, 2006).
De belangrijkste kindgebonden risicofactor voor later agressief probleemgedrag is probleemgedrag op jongere leeftijd. Daarbij voorspellen specifieke vormen van agressie het beste de toename

van dezelfde vorm van agressie en is het risico hoger naarmate meer vormen van probleemgedrag gelijktijdig voorkomen. Andere individuele voorspellers van agressie zijn sekse (man), aandachtsproblemen, hyperactiviteit, een moeilijk temperament, lage hartslag en laag serotonineniveau in rust, lage intelligentie en een afwijkende sociale informatieverwerking.

Over kindgebonden beschermende factoren is pas de laatste jaren meer bekend geworden. Het blijkt dat kinderen met meerdere risicofactoren in de omgeving tegen deze factoren beschermd kunnen worden door onder meer een hogere intelligentie, een veerkrachtige persoonlijkheid en evidence-based (preventieve) behandeling. Onderzoek naar beschermende factoren is echter nog volop in ontwikkeling, en de komende jaren zal ongetwijfeld een uitgebreider beeld van beschermende factoren verschijnen.

GEZIN

Belangrijke voorspellers van agressief gedrag bij kinderen zijn de volgende kenmerken in het ouderlijk gedrag: het inconsistent hanteren van regels, fysiek en hard straffen, en een gebrek aan warmte, sensitiviteit en 'monitoring' – de mate waarin ouders op de hoogte zijn van wat hun kind doet en bezighoudt. Deze ouderlijke gedragingen echter zijn doorgaans niet de enige oorzaak van de problemen. Er is meestal sprake van een wisselwerking tussen ouder en kind, waarbij bijvoorbeeld een moeilijk temperament van een kind ouders ertoe drijft deze gedragingen te gaan vertonen, en zij elkaars negatieve gedrag kunnen versterken.

Een aantal gezinskenmerken verhoogt indirect het risico op agressie, zoals conflicten tussen ouders (vooral in bijzijn van het kind), echtscheiding (behalve als deze leidt tot minder conflicten), een laag inkomen plus een laag opleidingsniveau, psychische problematiek – vooral depressiviteit – bij de moeder, delinquentie van een van de ouders en een beperkt sociaal netwerk rond het gezin.

Er kan binnen een gezin zeker ook sprake zijn van beschermende factoren. Warmte en sensitiviteit duiden op een veilige vertrouwensband tussen ouder en kind. Deze band motiveert een kind om sociaal vaardig gedrag van zijn ouders te willen leren en motiveert de ouders om dit te willen doen ('scaffolding'). De tijd die besteed wordt aan dergelijk gezamenlijk leren van sociaal begrip, zoals omgaan met negatieve emoties, het interpreteren van gedrag van andere kinderen, begrijpen van regels om samen te spelen, is een beschermende factor tegen later probleemgedrag. Kinderen gaan dan de normen van ouders internaliseren en vertonen gewenst gedrag ook zonder direct toezicht van de ouders. Kinderen zullen bij een goede vertrouwensband ook openhartiger vertellen wat zij doen en daarmee de eerder genoemde 'monitoring' verbeteren.

LEEFTIJDGENOTEN

De laatste jaren blijkt steeds duidelijker dat de invloed van leeftijdgenoten op de ontwikkeling van kinderen belangrijk is. Afwijzing binnen de schoolklas en relaties met zich problematisch gedragende klasgenoten zijn risicofactoren voor agressief gedrag. Al op jonge leeftijd blijkt er veelal een gecombineerde ontwikkeling waarneembaar van uitstoting door goed functionerende kinderen en aantrekking tot leeftijdgenoten met vergelijkbare problemen. Hierdoor ontstaat al vroeg een redelijk gescheiden groep van agressieve kinderen (voor meer informatie, zie ook Tong Sang & Loef, 2008). Niet-agressieve leeftijdgenoten kunnen een belangrijke beschermende factor vormen, evenals klasgenoten die voorkomen dat een reactief agressief kind gepest wordt. Bij adolescenten blijkt een relatie met een sociaal competente partner dit effect ook te kunnen hebben.

WIJDERE SOCIALE OMGEVING

In Engels en Amerikaans onderzoek blijken de belangrijkste risicofactoren het opgroeien in een onveilige of arme buurt met veel bewonerswisselingen en anonimiteit, te kleine huisvesting, wapenbezit in het gezin en blootstelling aan geweld in de buurt. Vanwege de andere stadsgeografie, de inkomensverdeling en het wapenbezit is het moeilijk in te schatten in hoeverre deze factoren in Nederland en België een rol spelen. Het meemaken van geweld, of het nu op school, in de buurt of op televisie is, blijkt een belangrijke risicofactor te zijn. Geweld op televisie heeft vooral effect op kinderen die al gedragsproblemen hebben: zij blijken een voorkeur voor dergelijke televisieprogramma's te ontwikkelen. Ook een subcultuur waarin geweld positief gewaardeerd wordt, zoals het verdedigen van de eigen eer en het fysiek straffen door ouders, houdt een risico in. Andere factoren in de wijdere omgeving zijn een lage kwaliteit van kinderopvang en van scholen. Dat laatste kan zich uiten in termen van leerklimaat (slecht onderwijs, slechte leerprestaties, op de middelbare school hoge uitval) en sociaal klimaat (pesten, negatieve relaties met leerkrachten, negatief klimaat).

Ten slotte is er een aantal risicofactoren dat moeilijk onder één kopje te vangen is omdat ze kenmerken van zowel kind, gezin als wijdere omgeving hebben. Dit zijn een gebrek aan hobby's, clubs of vrijetijdsbesteding en onbekendheid daarmee bij ouders, en het ongesuperviseerd rondhangen op straat in onveilige buurten. Dit kunnen kenmerken van kinderen zijn (gebrek aan interesses), maar evenzeer kenmerken van de gezinssituatie (geen geld), ouders of vrienden (weinig stimulering, weinig interesse) en/of buurt (weinig gelegenheid iets leuks te doen).
Over beschermende factoren is minder bekend. De tegenpool van een aantal risicofactoren lijkt als beschermende factor te kunnen fungeren, namelijk bovengemiddelde intelligentie, een prettig temperament, een stressbestendige 'veerkrachtige' persoonlijkheid, een goede band met één of meer sensitief en warm opvoedende ouders of naaste familieleden en/of een steunend sociaal netwerk voor kind en gezin.

Ontwikkeling van agressief gedrag

Er is onderzoek verricht om het ontstaan en het ontwikkelingsverloop van agressieve gedragspatronen vanaf de vroege jeugd tot aan de volwassenheid in kaart te brengen (Moffitt e.a., 2002; Tremblay e.a., 2004). Gemiddeld genomen neemt het agressieve gedrag in de eerste twee levensjaren sterk toe en piekt fysieke agressie bij kinderen tussen twee en drie jaar. Vervolgens neemt de frequentie van agressief gedrag bij de meeste kinderen geleidelijk af. Met name fysieke agressie vermindert en wordt deels vervangen door verbale agressie en vervolgens ook door indirecte, relationele agressie. Met de leeftijd lijkt vooral de reactieve agressie af te nemen, terwijl de proactieve agressie gelijk blijft (Merk, 2005).
Nauwkeuriger beschouwd blijken er deelgroepen te onderscheiden waarbij de ontwikkeling van de agressie verschillend verloopt. Er is een kleine (vooral mannelijke) groep die al zeer jong het meest agressief is en chronisch agressief blijft tot in de volwassenheid. Daarnaast worden meerdere groepen gevonden die de genoemde piek in fysieke agressie laten zien rond het tweede jaar en daarna in hoger of lager tempo afnemen in agressie. De grootste groep laat

van geboorte tot volwassenheid zeer weinig agressie zien. In geen enkele studie is een groep gevonden die met weinig agressie begint en pas in de basisschoolleeftijd agressief wordt.

Moffitt en collega's (2002) bekeken agressie en regelovertredend gedrag tezamen, omdat zij verwachtten een onderscheid te vinden tussen chronische (life-persistent) en tot de adolescentie beperkte antisociale ontwikkelingstrajecten. Zij vonden een groep die aanvankelijk een hoge mate van agressief gedrag vertoont, maar waarbij dat gedrag in de loop der jaren vermindert. Daarnaast vonden zij een groep waarvan het gedrag in de vroege jeugd niet te onderscheiden is van dat van een chronisch laag-agressieve groep, maar in de adolescentie sterk stijgt in met name groepsgewijs lichtdelinquent gedrag, waarna het agressieve en het regelovertredende gedrag in de jongvolwassenheid weer daalt (zij het niet helemaal tot het beginniveau).

Psychosociale aspecten

Socialisatie van agressief gedrag

Hoe komt het nu dat agressie bij de meeste kinderen afneemt na de eerste levensjaren? En waardoor wordt agressie juist een steeds groter probleem bij kinderen met een groot aantal risicofactoren? Bij de meeste kinderen neemt fysieke agressie vanaf de peutertijd sterk af. Tegen die tijd heeft het merendeel van de kinderen redelijk geleerd intenties en gedrag van anderen in te schatten, eigen negatieve emoties te reguleren, en te handelen op basis van aangeleerde patronen voor sociaal gedrag, zoals 'om de beurt spelen' of 'niet boos worden als iemand per ongeluk iets verkeerd doet'.

Wanneer dit nog niet gelukt is, gaat het agressieve gedrag van het kind steeds meer uit de toon vallen, omdat het niet meer leeftijdsadequaat is. Afwijzing door leeftijdgenoten en negatieve interacties met ouders kunnen leiden tot frustraties, tot het verwachten van vijandigheid bij anderen en zich tekortgedaan voelen, en dit kan er weer toe leiden dat sociale interacties snel in conflicten ontaarden. Deze vicieuze cirkel zal met name de reactieve agressie versterken. Tegelijkertijd zullen sommige van de desbetreffende kinderen merken dat er omstandigheden zijn waarin agressief gedrag loont. Zij zullen hierdoor proactief agressieve vaardigheden als pesten en intimideren ontwikkelen. Bij sommige kinderen – met name als aansluiting wordt gevonden bij leeftijdgenoten met gedragsproblemen – treedt een (negatieve) verandering in moreel denken op: agressie is rechtvaardig en de slachtoffers krijgen hun verdiende loon. Voor het agressieve kind wordt het steeds moeilijker te participeren in sociale activiteiten op school en in de vrije tijd. Zeker als er naast de agressie sprake is van andere gedragsproblemen, wat lagere intelligentie en aandachtsproblemen vermindert de motivatie voor school. Bij deze kinderen, die weinig binding met school en samenleving hebben en van wie de ouders niet goed meer op de hoogte zijn van de activiteiten buitenshuis, ziet men eerste delicten gepleegd worden.

De adolescentie stelt normaal gesproken hoge eisen aan sociale vaardigheden van en zelfregulatie door jeugdigen. De schoolomgeving en de thuisomgeving worden steeds minder gestructureerd en het belang van acceptatie door leeftijdgenoten neemt toe. Jongeren met reactief agressieve gedragsproblemen beginnen aan deze ontwikkelingstaken met vijandige verwachtingen van anderen, weinig vaardigheden in emotieregulatie en een beperkt sociaal gedragsrepertoire. Hierdoor worden zij ook op de middelbare school veelal afgewezen door leeftijdgenoten en ontstaan snel conflicten met leerkrachten. Blijvende leerproblemen en sociale problemen op school vergroten vervolgens sterk de kans op schooluitval (en het zonder startkwalificaties betreden van de arbeidsmarkt).

Proactieve agressie en – vooral – lichte regelovertreding worden in de adolescentie meer door leeftijdgenoten gewaardeerd. In subgroepen van jongeren met probleemgedrag kan hierdoor een proces van *deviancy training* ontstaan, waarbij afwijkend ('deviant' – met name proactief en regelovertredend) gedrag onderling wordt bekrachtigd en gemodelleerd, terwijl aanpassing aan de algemene normen en waarden negatief wordt beoordeeld (Dishion & Dodge, 2005). Naast jongeren die al een lange geschiedenis van probleemgedrag achter zich hebben, maken ook jongeren die alleen in de adolescentie gedragsproblemen vertonen tijdelijk deel uit van deze groepen.

Achtergronden en mogelijke oorzaken

Biologische en fysiologische perspectieven

Erfelijke aanleg speelt een rol bij agressief probleemgedrag. Waarschijnlijk is een deel van de verschillen in agressie tussen mannen en vrouwen ook terug te voeren op fysiologische verschillen in onder andere hormoonspiegels. Het is inmiddels bekend dat sommige risicofactoren voor agressief probleemgedrag in zekere mate genetisch bepaald zijn (Jaffee e.a., 2005). Ze vergroten de kwetsbaarheid voor omgevingsinvloeden. De behoefte aan spanning, de verminderde gevoeligheid voor straf of negatieve consequenties van gedrag, een negatieve emotionaliteit en een geringe regulering van eigen emoties en gedrag blijken vrij stabiele temperament- en persoonlijkheidseigenschappen te zijn die agressief probleemgedrag goed voorspellen (Asendorpf & Van Aken, 1999).
Volgens activatie-inhibitietheorieën is bij probleemgedrag sprake van een disbalans tussen systemen die activatie van gedrag aansturen (Behavior Activation Systems, BAS) en systemen die remming/inhibitie van gedrag aansturen (Behaviorial Inhibition Systems, BIS). Activerende systemen initiëren gedrag als zich kansen voordoen om doelen te realiseren. Bij agressie is dat bijvoorbeeld door een ander te intimideren of weg te jagen. Inhiberende systemen remmen door BAS geïnitieerd gedrag af als er signalen zijn dat dit gedrag negatieve gevolgen kan hebben, bijvoorbeeld het verliezen van een conflict, verslechtering van relaties of straf. Normaliter zijn beide systemen in evenwicht. Agressie en de daarmee geassocieerde temperamentkenmerken zouden ontstaan door een overactiviteit van BAS ten opzichte van BIS. Deze disbalans zou ertoe leiden dat veel gedrag dat slechts onmiddellijke belangen lijkt te behartigen, wordt uitgevoerd zonder dat dit wordt voorkomen of afgeremd door negatieve consequenties van dit gedrag op wat langere termijn (Snoek, 2002).
Een belangrijke rol bij agressie speelt de HPA-as (hypothalamus-hypofyse-bijnier, pituitary adrenal gland), een keten van stressregulatiesystemen in de hersenen. Bij dreigend gevaar bereidt de HPA-as lichaam en hersenen voor op het afwenden van dit gevaar door te vechten of te vluchten. Hiertoe wordt onder andere de hartslag verhoogd, de spierspanning opgevoerd en de aandacht selectief gericht op de bedreigende informatie. De HPA-as zorgt normaliter

voor verstandige reacties op gevaar, maar is bij sommige kinderen met een agressiestoornis ontregeld. Aanwijzingen hiervoor zijn een afwijkende hartslag in rust, een andere hartslagvariabiliteit en hoge cortisolniveaus.

Leertheoretische perspectieven

Uit talloze experimentele studies is bekend dat agressief en regelovertredend probleemgedrag kan worden aangeleerd. Zo blijken ouder en kind probleemgedrag-bevorderende reacties onderling in een dwingend interactiepatroon bij elkaar te bekrachtigen: 'coërcieve cirkel'. Ook imitatie speelt een rol bij de ontwikkeling van probleemgedrag. De mate waarin jeugdigen in aanraking komen met agressieve of regelovertredende voorbeeldfiguren/ouders blijkt bij te dragen aan de voorspelling van later probleemgedrag (Huesmann e.a., 2003).

Leerprocessen spelen niet alleen in de relatie tussen ouders en kinderen een rol, maar ook in die tussen leeftijdgenoten. Al vanaf de eerste interacties tussen kinderen in groepen (bijv. in de crèche of peuterspeelzaal) blijken kinderen minder om te willen gaan met kinderen die overmatig – met name reactief – agressief gedrag vertonen. Vanaf ongeveer de kleutertijd zijn relaties aangetoond tussen de coërcieve interactiepatronen in het gezin en coërcieve interactiepatronen met andere kinderen. Agressief gedrag wordt door de meeste kinderen niet gewaardeerd. Door een negatieve selectie ontstaan dan aparte groepjes van kinderen met probleemgedrag, die na de afwijzing door andere kinderen tot elkaar veroordeeld zijn en tegelijkertijd zich tot elkaar aangetrokken kunnen voelen door herkenning en behoefte aan spanning. De relaties tussen deze kinderen worden veelal gekenmerkt door conflicten, coërcieve interacties en korte duur van vriendschappen. Binnen deze relaties kan een proces plaatsvinden dat 'deviancy training' wordt genoemd (zie boven).

Informatieverwerkingsperspectieven

In een groot aantal studies is aangetoond dat specifieke vormen van agressief gedrag en gedragsproblemen samenhangen met specifieke patronen van informatieverwerking (o.a. Dodge, 2006; Orobio de Castro e.a., 2002, 2005).
Reactief agressieve gedragsproblemen bij kinderen hangen samen met:
- selectieve aandacht voor bedreigende informatie en het missen van belangrijke andere sociale informatie;
- vaker interpreteren van intenties van andere kinderen en volwassenen als vijandig en van emoties van andere kinderen als boosheid of leedvermaak;
- minder empathie;
- sterkere zelfgerapporteerde emoties van boosheid bij sociale problemen;
- minder vaardigheid in emotieregulatie, dat wil zeggen in het omgaan met deze boosheid.

Proactief agressieve en regelovertredende gedragsproblemen hangen samen met:
- meer op dominantie en wraak gerichte doelen en minder op vriendschap en positieve uitkomsten gerichte doelen;
- een beperkter repertoire aan mogelijke reacties op sociale situaties, waarvan een groot deel agressief is;
- een geringere voorkeur voor niet-agressieve reacties, waarbij van niet-agressieve reacties minder positieve uitkomsten worden verwacht;
- een geringere vaardigheid in het uitvoeren van probleemoplossende reacties;
- een overschatting van de mate waarin anderen regelovertredend gedrag vertonen en goedkeuren;
- een overschatting van de eigen sociale competentie.

Waarschijnlijk draagt de ontwikkeling van sociale informatieverwerking bij de meeste kinderen bij aan de afname van agressie met het toenemen van de leeftijd. Zo blijken kinderen die al jong goed mentale toestanden van anderen in kunnen schatten het minst agressief te zijn en leidt training in sociale informatieverwerking al op zeer jonge leeftijd tot vermindering van problematische agressie (Webster-Stratton e.a., 2004).

Diagnose

Gedrag is pas agressief wanneer iemand de intentie heeft er anderen mee te schaden. De intentie achter een gedraging is echter doorgaans moeilijk te achterhalen. Volgens sommigen is zelfs niet uit te sluiten dat iemand denkt iets niet gedaan te hebben om een ander te schaden, terwijl dit 'onbewust' wel zijn bedoeling was. En gedrag kan pas als 'problematisch' worden gelabeld wanneer het zo hinderlijk of schadelijk voor anderen is, dat normen overtreden worden waar maatschappelijk consensus over bestaat. Deze normen kunnen expliciet zijn vastgelegd in wetten of gedragsregels, of impliciet worden gehanteerd binnen een (sub)cultuur als school, gezin of club. Omdat het moeilijk is intenties achter agressief gedrag vast te stellen, wordt bij het bepalen of gedrag agressief is deze normatieve benadering het meest gebruikt. Welk gedrag problematisch wordt gevonden hangt dus per definitie af van maatschappelijke normen voor sociaal gedrag.

Verder worden vragenlijsten gebruikt om agressie in beeld te brengen. Zo zijn de CBCL en de SDQ veelgebruikte gedragsvragenlijsten voor ouders. Een belangrijke beperking van deze lijsten is dat de agressieschalen ervan voornamelijk mild-oppositionele items bevatten en nauwelijks fysieke agressie. Een instrument dat een preciezer beeld oplevert, is het Instrument Reactieve en Proactieve Agressie (Polman e.a., 2008)

Behandeling

De afgelopen decennia zijn tal van preventieve en curatieve interventies ontwikkeld en op effectiviteit onderzocht. Interventies blijken redelijk effectief te kunnen zijn als zij gelijktijdig gericht worden op de verschillende mechanismen: multimodaliteit (Kazdin, 2003). Bij jonge kinderen kan dit door ouders te trainen in positieve en consequente opvoedingsvaardigheden. Van oudertrainingen als bijvoorbeeld Incredible Years, Parent Child Interaction Therapy en Parent Management Training Oregon zijn langdurige positieve effecten aangetoond.

Wanneer de eigen problematiek of belemmerende omstandigheden van de ouders een oudertraining in de weg staan, blijkt een aanpak van hun eigen problemen en de context waarin het gezin functioneert de effectiviteit van behandeling en de behandeltrouw te vergroten. Deze benadering staat bekend als de Multi Systemic Therapy (MST).

Ook de beïnvloeding van sociale informatieverwerking blijkt agressieve gedragsproblemen te kunnen voorkomen en te kunnen doen afnemen (Van Manen e.a., 2004). Vanaf de kleutertijd zijn – naast oudertrainingen – verschillende trainingen van sociaal vaardig gedrag, sociale informatieverwerking en emotieregulatie effectief gebleken, bijvoorbeeld de groepstrainingen Coping Power (in Nederland zijn daarvan de varianten 'Minder Boos en Opstandig' en 'Zelfcontrole' onderzocht) en het Incredible Years Dinosaurcurriculum (in Nederland bekend als 'Pittige Jaren').

Op scholen zijn ook interventies in de samenstelling van groepen klasgenoten effectief gebleken. Het in een positief klimaat systematisch 'mengen' van kinderen met agressieve gedragsproblemen met sociaal vaardige kinderen leidt tot een afname van gedragsproblemen. In Nederland is dit aangetoond met de interventie 'Taakspel' in het reguliere basisonderwijs. Ook training in sociaal-emotionele vaardigheden als emotieregulatie en sociale informatieverwerking met het schoolprogramma Providing Alternative Thinking Strategies (PATHS, in Nederland het PAD-leerplan) blijkt effect te hebben. Zie Van Overveld en Louwe (2005) voor een overzicht van de effectiviteit van schoolinterventies in Nederland. In de middelbare schoolleeftijd kan toeleiding naar een combinatie van opleiding en werk eveneens effectief zijn. Ook in Vlaanderen richt men zich behalve op het kind (kindtraining) tevens op de thuissituatie (oudertraining) en de schoolomgeving (leerkrachttraining), bijvoorbeeld met het programma STOP (Samen Sterker Terug Op Pad).

Het confronteren van agressieve jeugdigen met de negatieve gevolgen van ernstig agressief en crimineel gedrag blijkt niet te helpen. Zo lieten agressieve jongeren die in het kader van preventieprogramma's werden blootgesteld aan 'afschrikwekkende' verhalen van (ex-)gedetineerden in een aantal studies juist een toename van probleemgedrag zien (Lipsey & Wilson, 1998). De (voorlopige) conclusie is dat een aanpak slechts effectief is als de nadruk volledig ligt op het bevorderen van sociaal gedrag, en er zo min mogelijk aandacht wordt besteed aan het probleemgedrag.

Prognose

Voor jongeren met een verleden van chronisch reactief agressief gedrag is de prognose blijvend relatief ongunstig. Een deel van deze kinderen heeft door hun vijandige informatieverwerkingsstijl en beperkte sociale vaardigheden en emotieregulatievaardigheden weinig vrienden en relaties. Op latere leeftijd is bij schooluitval, een laag opleidingsniveau en een geschiedenis van conflicten op het werk de kans op werkloosheid relatief hoog. Relatief vaak ontwikkelen deze jongeren dan een drank- of drugsverslaving, of een depressie. Binnen hun relaties en ten opzichte van hun eventuele kinderen zijn er relatief veel (gewelddadige) conflicten. Hierbij is het echter wel belangrijk op te merken dat slechts een minderheid van de kinderen dit meest ongunstige traject van begin tot eind doorloopt. Ondanks de zich opeenstapelende risico's gedurende de levensloop nemen de agressieve gedragsproblemen bij het merendeel van de kinderen gedurende de kindertijd af.
Het toekomstperspectief voor jongeren met een verleden van chronisch proactief agressief gedrag is somber. Als gevolg van een lang verblijf in de 'leerschool' met deviante vrienden zullen zij vaker dan andere jongeren in criminele circuits belanden. Een levenslange delinquente carrière kan dan in het verschiet liggen.

Preventie

In de paragraaf 'Behandeling' staan interventies beschreven die behalve curatief ook preventief kunnen worden toegepast, zoals oudertraining en de training in sociale informatieverwerking. Naarmate agressieve gedragsproblemen ernstiger worden, ontstaan er steeds meer instandhoudende factoren. Het is daarom raadzaam zo vroeg mogelijk te interveniëren. Bij een vroege interventie zullen onvermijdelijk ook kinderen benaderd worden die wellicht ook zonder bemoeienis geen gedragsproblemen ontwikkeld zouden hebben ('valspositieven'). Dat is niet bezwaarlijk zolang de interventies voor de sociale ontwikkeling van elk kind nuttig kunnen zijn, en ze niet worden aangeboden op een beschuldigende of stigmatiserende manier. Het preventief beschuldigen, verdacht maken of dwingen tot deelname aan behandeling is echter absoluut verkeerd en zal waarschijnlijk de problemen zelfs versterken. Dit komt deels doordat ook de vele 'valspositieven' in dat geval worden blootgesteld aan de negatieve effecten van stigmatisering. Bovendien zal juist een onterechte beschuldiging als een bedreiging worden ervaren, die de problemen die kinderen en ouders hebben met sociale informatieverwerking versterkt. Gerichte preventie is dus heel goed mogelijk, maar dient altijd vrijwillig als extra steun in de rug te worden aangeboden, nooit als sanctie. Preventie is vele malen goedkoper dan de hoge maatschappelijke kosten van onbehandelde gedragsproblemen, zoals latere intensieve en langdurige behandeling, compensatie van aangerichte schade, remediërend onderwijs, uitkeringen, vervolging en detentie bij escalatie naar crimineel gedrag.

Samenvatting en conclusie

Agressieve gedragsproblemen zijn moeilijk te hanteren door de omgeving en hebben een ongunstige prognose voor de kinderen met deze problemen zelf. Deze gedragsproblemen ontstaan door een combinatie van factoren in de omgeving en kwetsbaarheden voor deze problemen in het kind. De exacte combinatie van factoren kan per kind verschillen. Probleemgedrag wordt versterkt door gebrek aan sociaal-cognitieve vaardigheden en door negatieve reacties uit de omgeving. Effectieve preventie en redelijk effectieve interventie zijn mogelijk. De beste effecten worden bereikt door zowel ouders en school als leeftijdgenoten en de buurt in te schakelen om een consequente structuur aan te brengen, sociaal-emotionele vaardigheden te leren en sociaal vaardig gedrag te belonen.

Literatuur

Aangehaalde literatuur

Anderson, C.A., & Bushman, B.J. (2002). Human aggression. *Annual Review of Psychology*, 53, 27-51.

Asendorpf, J.B., & Aken, M.A.G. van (1999). Resilient, overcontrolled, and undercontrolled personality prototypes in childhood: Replicability, predictive power, and the trait-type issue. *Journal of Personality and Social Psychology*, 77, 815-832.

Dishion, T.J., & Dodge, K.A. (2005). Peer contagion in interventions for children and adolescents: Moving towards an understanding of the ecology and dynamics of change. *Journal of Abnormal Child Psychology, 33* (3), 395.

Dodge, K.A. (2006). Translational science in action: Hostile attributional style and the development of aggressive behavior problems. *Development and Psychopathology, 18,* 791-814.

Dodge, K.A., Coie, J.D., & Lynam, D. (2006). Aggression and antisocial behavior in youth. In W. Damon, R.M. Lerner & N. Eisenberg (eds). *Handbook of Child Psychology, Volume 3, Social, Emotional, and Personality Development.* 6th ed. New York: Wiley.

Huesmann, L.R., Moise-Titus, J., Podolski, C.L., & Eron, L.D. (2003). Longitudinal relations between children's exposure to tv violence and their aggressive and violent behavior in young adulthood: 1977-1992. *Developmental Psychology, 39* (2), 201-221.

Jaffee, S.R., Caspi, A., Moffitt, T.E., Dodge, K.A., Rutter, M., Taylor, A., e.a. (2005). Nature x nurture: Genetic vulnerabilities interact with physical maltreatment to promote conduct problems. *Development and Psychopathology, 17* (1), 67.

Kazdin, A.E. (2003). Psychotherapy for children and adolescents. *Annual Review of Psychology, 54,* 253-276.

Lipsey, M.W., & Wilson, D.B. (1998). Effective intervention for serious juvenile offenders: A synthesis of research. In R. Loeber & D.P. Farrington (eds). *Serious & violent juvenile offenders: Risk factors and successful interventions.* Thousand Oaks: Sage Publications.

Manen, T.G. van, Prins, P.J.M., & Emmelkamp, P.M.G. (2004). Reducing aggressive behavior in boys with a social cognitive group treatment: Results of a randomized, controlled trial. *Journal of the American Academy of Child and Adolescent Psychiatry, 43* (12), 1478-1487.

Merk, W. (2005). *A developmental approach to reactive and proactive aggression.* Dissertatie. Utrecht: Universiteit Utrecht.

Moffitt, T.E., Caspi, A., Harrington, H., & Milne, B.J. (2002). Males on the life-course-persistent and adolescence-limited antisocial pathways: Follow-up at age 26 years. *Development and Psychopathology, 14* (1), 179-207.

Orobio de Castro, B., Merk, W., Koops, W., Veerman, J.W., & Bosch, J.D. (2005). Emotions in social information processing and their relations with reactive and proactive aggression in referred aggressive boys. *Journal of Clinical Child and Adolescent Psychology, 34* (1), 105-116.

Orobio de Castro, B., Veerman, J.W., Koops, W., Bosch, J.D., & Monshouwer, H.J. (2002). Hostile attribution of intent and aggressive behavior: A meta-analysis. *Child Development, 73* (3), 916-934.

Overveld, C.W. van & Louwe, J.J. (2005). Effecten van programma's ter bevordering van de sociale competentie in het Nederlandse primair onderwijs. *Pedagogische Studiën, 82* (02), 137-159.

Polman, H., Orobio de Castro, B., Thomaes, S., & Aken, M. van (2008).

New directions in measuring reactive and proactive aggression: Validation of a teacher questionnaire. *Journal of Abnormal Child Psychology, 37* (2), 183-193.
Rutter, M. (2006). *Genes and behavior: Nature-Nurture interplay explained.* Oxford: Blackwell.
Snoek, H. (2002). *Psychoneuroendocrinology aspects of aggressive behavior in children.* Dissertatie. Utrecht: UMC Utrecht.
Tong Sang, M.N., & Loef, L. (2008). Problematische jeugdgroepen. In G.A. Bakker e.a. (red.). *Handboek Kinderen en Adolescenten.* Suppl. 25, J 090, 1-18. Houten: Bohn Stafleu van Loghum.
Tremblay, R.E., Nagin, D.S., Seguin, J.R., Zoccolillo, M., Zelazo, P.D., Boivin, M., e.a. (2004). Physical aggression during early childhood: Trajectories and predictors. *Pediatrics, 114* (1), E43-E50.
Vitaro, F., Brendgen, M., & Barker, E.D. (2006). Subtypes of aggressive behaviors: A developmental perspective. *International Journal of Behavioral Development, 30* (1), 12-19.
Webster-Stratton, C., Reid, M.J., & Hammond, M. (2004). Treating children with early-onset conduct problems: Intervention outcomes for parent, child, and teacher training. *Journal of Clinical Child and Adolescent Psychology, 33* (1), 105-124.

Aanbevolen literatuur voor de werker in de eerste lijn

Doorn, E.C. van & Verheij, F. (2008). *Adaptief behandelen op school.* Assen: Van Gorcum.
Lieshout, T. van (2002). *Pedagogische adviezen voor speciale kinderen. Een praktisch handboek voor professionele opvoeders, begeleiders en leerkrachten.* Houten/Diegem: Bohn Stafleu van Loghum.
Manen, T. van (2001). *Zelfcontrole. Een sociaal-cognitief interventieprogramma voor kinderen met agressief en oppositioneel gedrag.* Houten/Diegem: Bohn Stafleu van Loghum.
Orobio de Castro, B. (2008). Agressieve en regelovertredende gedragsproblemen. In P.J.M. Prins & C. Braet (red.). *Handboek Klinische Ontwikkelingspsychologie.* Houten: Bohn Stafleu van Loghum.

Aanbevolen literatuur voor ouders

Compernolle, T., Lootens, H., Moggre, R., & Eerden, T. van (2007). *Alles went, ook een adolescent. Wegwijzer bij het opvoeden van jongeren.* Arnhem: Terra-Lannoo.
Jeninga, J. (2001). *Tel dan eerst even tot 10.* Amersfoort: CPS.
Webster-Stratton, C. (2007). *Pittige jaren. Een praktische gids bij het opvoeden van jonge kinderen.* Houten: Bohn Stafleu van Loghum

Literatuur speciaal voor kinderen of adolescenten

Snoek, C. (2001). *Kijk en beleef – Boos zijn*. Hilversum: Kwintessens NZV.
Verdick, E., & Lisovskis, M. (2007). *Haal de Grrrr uit agressie*. Sint-Niklaas (B): Abimo.

Adressen

Nederland

Landelijke oudervereniging Balans, Postbus 93, 3720 AB Bilthoven.

Een compleet overzicht van de Nederlandse adressen is te vinden in de adresgids *Sociale Kaart Jeugdzorg*.

België

Educatieve Vereniging voor Ouderwerking in het Officieel Onderwijs vzw, Schoonmeersstraat 26, 9000 Gent.
Orthopedagogische Groep Limburg, Smeilstraat 74, 3600 Genk.

Internet

www.balansdigitaal.nl
www.caleidoscoop.be
www.jeugdinterventies.nl
www.kenniscentrum-kjp.nl
www.klasse.be
www.teleac.nl/pagina.jsp?n=384670
www.trimbos.nl/default20318.html

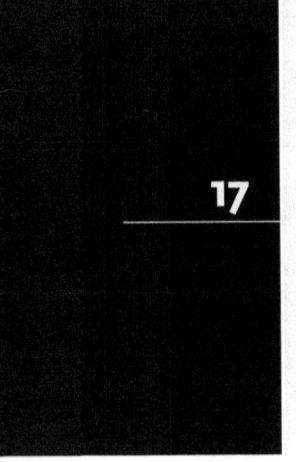

Gedragsstoornissen

S.P. Ripken

Zou niet iedereen vrij willen blijven van toorn, als hij inziet dat die begint met kwaad dat hemzelf het eerst treft?
Seneca, 4 v.Chr.-65 n.Chr.

Inleiding

Carl is sinds zijn dertiende bekend in de hulpverlening. Hij werd aangemeld vanwege concentratieproblemen op school. Thuis was zijn gedrag soms moeilijk, maar zijn ouders konden daar nog wel mee overweg. Er werd zwakbegaafdheid en ADHD vastgesteld. Nadat het gezin verhuisde en Carl van school wisselde, namen de problemen snel toe. Hij werd van school geschorst vanwege onhandelbaar gedrag, het lukte hem niet aan het werk te gaan, hij luisterde niet naar docenten. Carl zocht voortdurend andere jongeren op die net als hij meer zin hadden in lol trappen, maar hij kon daarin geen maat houden. Hij spijbelde veelvuldig en thuis namen de ruzies toe. Carl maakte, zeer tegen zijn zin, een overstap naar onderwijs voor zeer moeilijk opvoedbare kinderen, maar na enkele maanden weigerde hij ook daar mee te werken. Carl wilde zijn eigen gang gaan, maar miste het vermogen te bedenken wat de gevolgen van zijn handelen zouden kunnen zijn. Thuis was er ondertussen nog nauwelijks positief contact tussen Carl en zijn ouders. Wanneer hij niet onmiddellijk zijn zin kreeg voelde hij zich volledig onbegrepen. Er knapte dan iets in hem waarna hij alle controle verloor: voorwerpen vlogen door de woonkamer, ruiten sneuvelden, Carl en zijn vader gingen met elkaar op de vuist. Uiteindelijk werd Carl met een rechterlijke machtiging, met assistentie van de politie, uit huis gehaald, omdat er sprake was van gevaarlijke situaties voor Carl zelf, zijn ouders en jongere zus. Er werd een ondertoezichtstelling opgelegd, hij was toen zeventien. De ouders zijn kort hierna gescheiden, mede door alle strijd rondom hun zoon. Carl is via jeugdpsychiatrische klinieken en behandelgroepen voor licht verstandelijk gehandicapten (LVG) met gedragsproblemen terechtgekomen in een behandelsetting voor sterk gedragsgestoorde LVG. Dit was door de rechter opgelegd nadat zijn vader aangifte had gedaan van vernieling en bedreiging. Meewerken aan de behandeling was voor Carl de enige optie om detentie te voorkomen.

Bij Carl was niet alleen sprake van zwakbegaafdheid en ADHD, maar ook van een oppositioneel-opstandige gedragsstoornis, een impulscontrolestoornis en van depressieve symptomen. Carl lijdt erg onder de door hemzelf veroorzaakte problemen, hij vertoont nadien altijd veel spijt, schaamte en verdriet, maar wanneer dat weer even over is vervalt hij gemakkelijk in zijn oude gedrag.

Dat jongeren als Carl hun eigen glazen ingooien beseffen ze pas wanneer de rust is teruggekeerd. Ze doen alles om hun kortetermijndoel te bereiken en zijn niet in staat adequaat om te gaan met normale frustraties. Een patroon van vijandigheid, destructiviteit, egocentrisme, impulsiviteit en zelfoverschatting laat vaak – met name in het gezin – een spoor van vernieling achter.

Dit hoofdstuk behandelt de oppositioneel-opstandige en de antisociale gedragsstoornis; ook de impulscontrolestoornis komt kort aan bod.

Kenmerken van gedragsstoornissen

De antisociale en de oppositioneel-opstandige gedragsstoornis hebben veel overeenkomsten, toch moeten zij van elkaar onderscheiden worden.

Oppositioneel-opstandige gedragsstoornis

Kenmerkend voor een oppositioneel-opstandige gedragsstoornis is een terugkerend patroon van verzet en ongehoorzaamheid, met name in relatie tot autoriteitsfiguren. De term oppositioneel-opstandige gedragsstoornis is afkomstig uit het DSM-classificatiesysteem (tabel 17.1) en direct vertaald vanuit het Engels, *oppositional-deviant disorder* (ODD).

Kinderen en jongeren met ODD hebben een negativistische, vijandige en opstandige houding ten opzichte van alles wat zij voelen als beperkend. Ze maken veelvuldig ruzie met ouders, docenten en leeftijdgenoten. Discussies met deze kinderen zijn voor leerkrachten en ouders een uitputtingsslag. Ze beroepen zich op hun grote rechtvaardigheidsgevoel, al is in hun oplossing meestal maar weinig gerechtigheid te bespeuren. Disproportionele vergeldingsacties worden als zeer terecht ervaren.

Tabel 17.1 Criteria van een oppositioneel-opstandige gedragsstoornis	
Gedurende ten minste zes maanden zijn vier of meer van de volgende criteria aanwezig:	
1	Is vaak driftig.
2	Maakt vaak ruzie met volwassenen.
3	Is vaak opstandig of weigert zich te voegen naar verzoeken of regels van volwassenen.
4	Ergert vaak met opzet mensen.
5	Geeft anderen vaak de schuld van eigen fouten of wangedrag.
6	Is vaak prikkelbaar of ergert zich gemakkelijk aan anderen.
7	Is vaak boos en gepikeerd.
8	Is vaak hatelijk of wraakzuchtig.

APA, 2000

Agressief gedrag volgt meestal op ervaren frustraties, maar een kind met ODD gaat er ook actief op uit om andere kinderen te storen. Kinderen met ODD zijn dwingend en willen graag dat dingen precies zo lopen als zij zich van tevoren hadden voorgesteld. Als dat niet lukt, zijn ze geneigd de eigen zin op agressieve wijze door te drijven. De stemming van kinderen met ODD kan snel omslaan. Ook wanneer zij goed gestemd zijn blijven ze prikkelbaar, ze hebben een zeer 'kort lontje'.

De oppositioneel-opstandige gedragsstoornis wordt gezien als wat milder dan een antisociale gedragsstoornis, en is daarvan vaak de voorloper.

Antisociale gedragsstoornis

De antisociale gedragsstoornis kan worden gezien als de meest zorgelijke van de gedragsstoornissen. De fundamentele rechten van anderen wordt geweld aangedaan, of bij de leeftijd horende sociale normen en regels worden overtreden. Er kan sprake zijn van een duurzaam patroon van doelbewust benadelen van anderen voor eigen gewin. In DSM-IV (tabel 17.2) wordt de antisociale gedragsstoornis kortweg aangeduid als gedragsstoornis; de Engelse term is *conduct disorder* (CD).

Agressie komt bij jongeren met CD veel voor en kan door hen doelgericht worden toegepast. Het eigenbelang lijkt in het denken van jongeren met CD altijd op de eerste plaats te komen en vaak rest er ook in tweede instantie niets anders. Ze zijn uitstekend in het verdraaien van de feiten en in het bagatelliseren van hun eigen aandeel. Jongeren met CD hebben zelden zelfinzicht en vinden alle zorg rondom hun persoon doorgaans onzinnig. Ze reageren snel met agressie wanneer ze het gevoel hebben dwarsgezeten te worden en hebben dit gevoel ook veel sneller dan andere jongeren. Ze willen het liefst alles zelf bepalen, maar wanneer ze daar ruimte voor krijgen stapelen de problemen zich snel op.

In het ergste geval zijn jongeren met CD wreed, genieten ze van geweld en van anderen pijn doen. Dit kan ook op dieren gericht zijn. Ze zoeken doelbewust grenzen op en overschrijden deze bij herhaling. Een negatieve reactie uit de omgeving verbaast hen en wordt gezien als ongewenste bemoeienis. Deze jongeren zijn niet in staat zich te verplaatsen in een ander. Contacten met anderen zijn instrumenteel: de omgeving wordt ingezet voor eigen gewin. De meeste jongeren met CD geven zich gelukkig niet voortdurend over aan kwellen van de omgeving, manipulatie en bedrog. Zij beschikken wel over enig inlevingsvermogen en komen eerder incidenteel dan regelmatig tot ernstige vergrijpen.

Tabel 17.2 Criteria van een (antisociale) gedragsstoornis
Gedurende de laatste twaalf maanden zijn drie of meer van de volgende criteria aanwezig:

1	Pest, bedreigt of intimideert vaak anderen
2	Begint vaak vechtpartijen.
3	Heeft een 'wapen' gebruikt dat anderen ernstig lichamelijk letsel kan toebrengen.
4	Heeft mensen mishandeld.
5	Heeft dieren mishandeld.
6	Heeft in een direct contact een slachtoffer bestolen.
7	Heeft iemand tot seksueel contact gedwongen.
8	Heeft opzettelijk brand gesticht met de bedoeling ernstige schade te veroorzaken.
9	Heeft opzettelijk eigendommen van anderen vernield (anders dan door brandstichting).
10	Heeft ingebroken in iemands huis, gebouw of auto.
11	Liegt vaak om goederen of gunsten van anderen te krijgen of om verplichtingen uit de weg te gaan.
12	Heeft zonder direct contact met het slachtoffer voorwerpen van waarde gestolen.
13	Blijft vaak, ondanks het verbod van de ouders, 's nachts van huis weg, beginnend voor het dertiende jaar.
14	Is ten minste tweemaal van huis weggelopen en 's nachts weggebleven.
15	Spijbelt vaak, beginnend voor het dertiende jaar.

APA, 2000

Impulscontrolestoornis

De impulscontrole- of agressieregulatiestoornis is in de literatuur nog nauwelijks beschreven, maar omdat deze in de klinische praktijk wel regelmatig voorkomt en de gevolgen erg groot kunnen zijn, is een beschrijving van belang. In de DSM-IV is geen goede categorie opgenomen die deze problematiek voldoende beschrijft. Wel wordt de periodieke explosieve stoornis beschreven, maar deze wordt in de (Nederlandse) klinische praktijk nauwelijks gezien. Dan is de restcategorie van belang: stoornis in de impulsbeheersing – niet anderszins omschreven. Het gaat hier om kinderen en jongeren die in momenten van toenemende spanning alle controle verliezen en verzanden in agressief gedrag. Er hoeft bij deze jongeren geen sprake te zijn van een antisociaal gedragspatroon of van extreem oppositioneel gedrag, maar het kan samengaan. Jongeren met een stoornis in de agressieregulatie hebben geen grip op hun uitbarsting, alle remmen gaan los. Pas na de driftbui beseffen zij wat er gebeurd is en ze voelen zich dan vaak schuldig. De buien worden beschreven als 'zwart voor ogen zien', ze worden 'blind van woede'.

Comorbiditeit

Bij ODD en CD is in 40-60% van de gevallen primair sprake van ADHD en de gedragsstoornis moet in die gevallen beschouwd worden als een complicatie van ADHD. De combinatie ADHD en CD is ook verbonden met een verhoogd risico op angst en depressie. Ook los van ADHD gaan angststoornissen en depressieve symptomen vaak samen met gedragsstoornissen. Een groot probleem is veelvuldig middelenmisbruik naast CD, de ene stoornis verergert dan de andere.
Meisjes met CD lopen meer risico op het ontwikkelen van bijkomende psychiatrische problematiek. Wanneer meisjes met CD ook een depressie hebben, is de kans op suïcidaal gedrag groter dan bij jongens.

Differentiaaldiagnose

Symptomen van met name ODD overlappen deels die van ADHD. Kinderen met ADHD kunnen vanuit hun impulsieve handelen ook snel boos reageren, maar dit staat niet specifiek in verband met een patroon van moeite met autoriteit.
Stoornissen in het autistische spectrum – met name PDD-NOS (pervasieve ontwikkelingsstoornis niet anderszins omschreven) en Asperger – hebben een overeenkomstige symptomatologie met gedragsstoornissen. Beperkt inlevingsvermogen, rigiditeit en gebrekkige sociale vaardigheden spelen bij gedragsstoornissen ook een rol, maar bij PDD is er sprake van een meer specifiek defect in de (sociale) informatieverwerkingscapaciteiten.
Bij een *aanpassingsstoornis* kunnen de symptomen dezelfde zijn, maar is er een stressveroorzakende factor aanwezig die de – soms forse – gedragsproblemen kan verklaren. Met name bij kinderen in

de basisschoolleeftijd kunnen symptomen van chronische stemmingsproblematiek (*dysthyme stoornis*) lijken op die van gedragsstoornissen. Ook bij *hechtingsproblemen* kan antisociaal gedrag een probleem zijn; onvermogen op het gebied van relatievorming staat hier echter aan de basis van de problematiek.

Ten slotte moet afgebakend *antisociaal gedrag* onderscheiden worden van een gedragsstoornis. Een kind of jongere kan om allerlei redenen eenmalig een (ernstig) feit hebben begaan, zonder dat er sprake is van een patroon van antisociaal handelen.

Vóórkomen

Gedragsstoornissen komen bij 3-6% van alle kinderen en adolescenten voor; zij vormen de grootste probleemgroep binnen de kinder- en jeugd-GGZ. CD komt vaker voor dan ODD. ODD komt vaker voor bij kinderen dan bij jongeren, wordt doorgaans voor het achtste levensjaar zichtbaar en niet later dan in de vroege adolescentie. Het ontstaan van CD na het zestiende levensjaar is zeldzaam. ODD komt evenveel voor bij jongens als bij meisjes, CD vier keer meer bij jongens. ODD gaat vaak vooraf aan CD, maar veel kinderen met ODD ontwikkelen later geen CD. Zowel ODD als CD komt vaker voor bij jongeren uit gezinnen met een lagere sociaaleconomische status. CD komt vaker voor in buurten met hoge criminaliteitscijfers en sociale desorganisatie.

Psychosociale aspecten

Jongeren met een gedragsstoornis hebben op alle terreinen van hun leven moeilijkheden. Thuis zijn er dagelijks ruzies; de jongere zelf ervaart daardoor vaak weinig lijdensdruk, de overige gezinsleden des te meer. De gezinsleden beschuldigen elkaar vaker dan in andere gezinnen, reageren defensiever op elkaar en steunen elkaar minder. Ouders worden geconfronteerd met toenemende, soms extreme grensoverschrijding en zien hun autoriteit slinken.

De schoolcarrière van jongeren met een gedragsstoornis verloopt, ook bij een normale intelligentie, zelden vlekkeloos. Door overmatig schoolverzuim, overtreden van de regels en agressie zijn schoolwisselingen en een overgang naar speciaal (Nederland) of buitengewoon (Vlaanderen) onderwijs eerder regel dan uitzondering.

Jongeren met gedragsstoornissen zijn bij de meeste leeftijdgenoten niet geliefd. Ze maken doorgaans deel uit van een groep waarin antisociaal gedrag de norm is, met alle gevolgen van dien.
Een gedragsstoornis resulteert vaak in delinquent gedrag, met als concreet gevolg voor de jongere een justitiële maatregel als een taakstraf, reclasseringsmaatregel of detentie. In de Nederlandse jeugdgevangenissen is de gedragsstoornis het meest voorkomende probleem. Het gaat met name om geweldsdelicten, diefstal en drugscriminaliteit.
Regelmatig zijn de forse en aanhoudende gedragsmoeilijkheden en de gezinssituatie reden tot een ondertoezichtstelling en in het uiterste geval zal een jongere uit huis geplaatst worden.

Achtergronden, risicofactoren en mogelijke oorzaken

Een aantal factoren in de manifestatie van gedragsstoornissen is van belang, omdat deze implicaties hebben voor de ernst van de stoornis en prognose:
- Wanneer CD zich al op kinderleeftijd manifesteert, gaat dit gepaard met meer agressieve symptomen en een slechtere prognose dan bij jongeren die CD ontwikkelen in de adolescentie.
- Als er sprake is van instrumentele of proactieve (doelgerichte) agressie is CD ernstiger en bestaat er een groter risico op latere inadequate aanpassing. Wanneer agressie minder gecontroleerd wordt toegepast en met name in reactie (impulsief) op frustraties voorkomt, is het beeld wat minder zorgelijk.
- Heimelijk antisociaal gedrag is ernstiger en moeilijker aan te pakken dan openlijk antisociaal gedrag. In het eerste geval gaat het onder meer om achter de rug van ouders om vernielen, liegen en stelen. Van openlijk antisociaal gedrag heeft de omgeving direct last: schreeuwen, bedreigen, vechten, enzovoort.
- Wanneer er sprake is van leeftijdsatypische uitingsvormen van agressie bij een gedragsstoornis, is dat ongunstig. Doorgaans neemt niet-agressief probleemgedrag met de leeftijd toe en vormen van agressie zoals fysiek vechten nemen af. Wanneer adolescenten nog veel op de vuist gaan of kinderen zich al bezighouden met criminaliteit is de prognose slechter.
- Wanneer er bij meisjes sprake is van sekseatypische verschijnse-

len is dit ongunstig; bijvoorbeeld als zij zich bezighouden met vechten en vandalisme, antisociale gedragingen die doorgaans meer bij jongens voorkomen.
- Wanneer jongens met gedragsproblemen geneigd zijn zich sociaal terug te trekken, is er een verhoogd risico op ontstaan van antisociaal gedrag. Meer algemene verlegenheid/angst en een angststoornis in de kinderjaren geldt juist als een beschermende factor tegen ontwikkelen van antisociaal gedrag.

ADHD is de belangrijkste risicofactor voor het ontwikkelen van een gedragsstoornis. CD bij jongeren met ADHD ontwikkelt zich vroeger en is over het algemeen ernstiger dan wanneer er geen sprake is van ADHD.
De specifieke oorzaken van gedragsstoornissen zijn nog niet duidelijk, wel is duidelijk dat er niet één oorzakelijke factor is. Over het algemeen is het ontstaan van gedragsstoornissen te verklaren uit een interactie tussen aanleg- en omgevingskenmerken.

Kindfactoren

Algemeen wordt aangenomen dat erfelijkheid een rol speelt, maar de genetische invloed is nog moeilijk te onderscheiden van de opvoedingsfactor. Wat betreft hersenstructuur zijn er aanwijzingen gevonden dat het frontale hersengebied een rol speelt waar het gaat om agressie; maar deze samenhang kan nog slechts voorzichtig worden verondersteld. Aangeboren temperamentkenmerken als emotionele labiliteit, rusteloosheid, negativisme en hardnekkigheid zouden voorspellend kunnen zijn voor de latere ontwikkeling van gedragsstoornissen.
Er is een verband aangetoond tussen lage arousalniveaus (bijv. tragere hartslag) en gedragsstoornissen: vreesgevoelens worden in verminderde mate ervaren en er is sprake van ongevoeligheid voor straf (waardoor gedrag moeilijker te sturen is). Lage serotonineniveaus zijn aangetoond, wat in verband wordt gebracht met verminderde gedragsinhibitie.
Tekorten op gebied van lezen, taal en (verbale) intelligentie worden in verband gebracht met het ontstaan van gedragsstoornissen. Zwakbegaafdheid en taalproblemen veroorzaken problemen bij het begrijpen van sociale situaties, het onder woorden brengen van

emoties en de regulatie daarvan en kunnen zo van invloed zijn op het ontstaan van gedragsstoornissen.

Op gebied van sociaal denken is aangetoond dat jongeren met gedragsstoornissen gedrag van anderen vaker ten onrechte als vijandig interpreteren en vaker kiezen voor een agressieve oplossing voor sociale problemen. Het sociale denken vertoont een ontwikkelingsachterstand: kinderen met gedragsstoornissen zijn egocentrischer ingesteld en hebben meer moeite het perspectief van anderen in te nemen.

Omgevingsfactoren

Roken van de moeder tijdens de zwangerschap en complicaties bij de geboorte hangen samen met later ontstaan van gedragsstoornissen bij kinderen. Het verband tussen gebrekkige opvoeding en het ontstaan van gedragsstoornissen is duidelijk aangetoond. Het gaat met name om onvoldoende stellen van regels en consequent hanteren ervan, inconsequent en vaak hard straffen, het geven van commando's in plaats van opdrachten, weinig waardering voor sociaal wenselijk gedrag, weinig direct toezicht en weinig zicht op en betrokkenheid bij het doen en laten van het kind. Ongewenst gedrag wordt structureel bekrachtigd doordat ouders toegeven aan het dwingende gedrag van hun kind, waardoor dit gedrag steeds vaker zal voorkomen. Deels hangen deze opvoedingskenmerken samen met eigenschappen van ouders, als gedeprimeerdheid, prikkelbaarheid en emotionele afstandelijkheid. Maar er is ook sprake van een wisselwerking: de kans is groter dat een ouder inadequaat reageert op een kind dat lastig en ongevoelig voor correctie is. Risicofactoren zijn echtelijke problematiek met openlijke conflicten en agressie, wisseling van ouderfiguren en delinquentie, psychiatrische problematiek en drugsmisbruik bij ouders. Kindermishandeling door ouders is een specifieke en duidelijk vastgestelde risicofactor voor het ontstaan van gedragsstoornissen bij kinderen. Ook de omgang met leeftijdgenoten kan van invloed zijn. Kinderen met gedragsproblemen worden eerder afgewezen door leeftijdgenoten en zij reageren hierop eerder met agressief gedrag. Omgang met leeftijdgenoten met gedragsproblemen kan tot gevolg hebben dat het gedrag wordt overgenomen; dit is in ieder geval vastgesteld voor delinquent gedrag. Jongeren die deel uitmaken van een groep antisociale leeftijdgenoten hebben een groter risico op ontwikkelen van een gedragsstoornis.

Diagnose

Om de diagnose gedragsstoornis te kunnen stellen, is het in eerste instantie nodig dat wordt nagegaan hoe het ontwikkelingsverloop was ten aanzien van agressie, impulsiviteit, beweeglijkheid, aandacht, de ontwikkeling van taal, de sociale ontwikkeling en de omgang met gezag. De actuele problematiek wordt uitgevraagd aan de hand van de DSM-IV-criteria en de precieze verschijningsvorm van het antisociale gedrag (open/heimelijk, reactieve/proactieve agressie, enz.) wordt vastgesteld.

Alle veroorzakende en in stand houdende factoren en de gevolgen van het probleemgedrag worden nagegaan. Er wordt een beeld gevormd van de familiaire belasting voor psychiatrische problemen, opvoedingsvaardigheden van ouders en nagegaan wordt of er sprake is van mishandeling of misbruik. Specifieke problemen als verslaving worden uitgevraagd en schoolgegevens omtrent het algemeen leerniveau, de werkhouding en het sociaal functioneren zijn van belang.

Aanvullend psychiatrisch onderzoek kan het functioneren van het kind of de jongere specifieker in kaart brengen, zoals empathisch vermogen, frustratietolerantie, cognities en gevoelens rondom spijt en schaamte. Ook kan worden nagegaan of er sprake is van bijkomende psychiatrische problematiek.

Vaak wordt onderzoek naar het intelligentieniveau gedaan, omdat het de vraag is waarom het leren op school zo moeizaam verloopt; is dat doordat de jongere het niet kan, of doordat hij niet wil? Wanneer er een vermoeden ontstaat van een leerstoornis, is een meer specialistisch didactisch onderzoek aangewezen.

Behandeling

Medicatie, (cognitieve) gedragstherapie en interventies binnen de gezinscontext staan centraal in de behandeling van gedragsstoornissen. Psychotherapeutische methoden bij gedragsstoornissen richten zich op het aanleren van vaardigheden en zijn voor een groot deel gebaseerd op de (sociale) leertheorie. Kinderen leren hoe zij zich moeten gedragen door positieve feedback en het imiteren van modelgedrag. Ongewenst gedrag wordt gemakkelijker afgeleerd door gewenst gedrag te belonen, dan door het ongewenste gedrag te bestraffen. Als er gestraft wordt, is het direct, licht en gepast.

De behandeling van gedragsstoornissen is de laatste tien jaar met kleine stappen vooruitgegaan. Succesvolle behandelmethoden richten zich meestal op het verbeteren van het ouderlijk functioneren, maar methoden die zich op meer risicofactoren en levensgebieden tegelijk richten hebben het meeste succes.

Over het algemeen geldt voor de behandeling van gedragsstoornissen dat er langdurig behandeld moet worden (voor oudertrainingen is bijvoorbeeld aangetoond dat met vijftig à zestig zittingen een optimaal resultaat wordt bereikt) en dat na afronden van de behandeling onderhoudstherapie in lagere frequentie nog langere tijd nodig is.

Motiveren van de jongere en de ouders om de behandeling vol te houden en de geleerde vaardigheden te blijven toepassen, is het belangrijkste en lastigste onderdeel van de behandeling.

Medicatie

Naar de effecten van medicatie op gedragsstoornissen is beperkt onderzoek gedaan. Medicatie kan overwogen worden bij ernstige of niet op psychotherapie reagerende gedragsstoornissen. Wanneer primair sprake is van ADHD vermindert methylfenidaat (Ritalin) niet alleen symptomen van ADHD maar ook die van de gedragsstoornis. Positieve effecten zijn verder (voorzichtig) aangetoond voor lithium, antipsychotica en clonidine. Medicatie is doorgaans echter slechts gedeeltelijk effectief (voorbeeld: agressie neemt over het algemeen wat af, maar er blijft nog sprake van een agressief gedragspatroon). Aangetoond is bijvoorbeeld dat het effect van de behandeling van ADHD met bijkomende ODD met 20% verbetert wanneer de medicatie wordt aangevuld met een psychosociale behandeling. Medicatietrouw is een groot aandachtspunt en middelengebruik een complicerende factor.

Ouder- en gezinsinterventies

Van alle interventiemethoden gericht op gedragsstoornissen is het effect van oudertraining in opvoedingsvaardigheden het best aangetoond. Doel van de gedragsinterventie is dat ouders er thuis in slagen het gedrag van hun kind meer prosociaal en minder afwijkend te maken. De effectiviteit, ook op langere termijn, is aangetoond voor gedragsstoornissen bij zowel kinderen als adolescenten.
Voor kinderen met ODD leidt ouder-kind-interactietraining tot verbetering. De methode maakt gebruik van natuurlijke spelsituaties en werkt vooral goed voor jongere kinderen.
Functionele gezinstherapie is effectief gebleken voor gezinnen met jeugdige delinquenten. Het doel van de behandeling is verminderen van de negativiteit en het elkaar beschuldigen, zodat de gezinsleden beter kunnen samenwerken. Veel aandacht wordt besteed aan motiveren en aan de behandeling van het gezin.

Individuele en groepsinterventies

In lijn met de cognitieve ontwikkeling profiteren adolescenten meer van cognitieve gedragstherapie (CGT) dan kinderen. Individuele CGT richt zich net als groepsprogramma's op vaardigheden als herkennen van de eigen gevoelens en het eigen probleemgedrag, interpreteren van gedrag van anderen, probleemoplossingvaardigheden, woedebeheersing, sociale vaardigheden en het vergroten van het sociaal inzicht. Jongeren die in behandeling blijven, doen het met CGT beter dan anderen, maar jongeren met CD houden zich vaak niet aan het behandelprotocol of blijven niet lang genoeg in therapie. Ter voorkoming van uitval is het erbij betrekken van de ouders belangrijk, bijvoorbeeld in gezamenlijke evaluatiegesprekken. Een individuele behandeling is in het algemeen vooral effectief wanneer die is ingebed in een bredere aanpak.
Twee effectieve gedragsprogramma's die in Nederland zijn ontwikkeld voor kinderen van negen tot dertien jaar zijn *Zelfcontrole* en het *Utrechtse Coping Power Programma*. In beide programma's wordt een kindergroep gecombineerd met een aanbod voor ouders en er wordt overlegd met school.
Ook voor oudere jongeren met een gedragsstoornis zijn groepstrainingen, gericht op sociale probleemoplossing en woedebeheer-

sing, effectief gebleken. Aan groepstraining met antisociale jongeren kleeft echter een belangrijk risico: het antisociale gedrag van bepaalde groepsgenoten kan als voorbeeld dienen voor anderen in de groep. Van belang is dat de trainingsgroep niet alleen uit antisociale jongeren bestaat, opdat bekrachtiging van antisociaal gedrag tot een minimum beperkt wordt.

Intensievere behandelvormen

Multisysteemtherapie is effectief gebleken voor delinquente jongeren en hun familie. Bij deze therapievorm worden alle factoren die verband houden met het negatieve gedrag van de jongere in kaart gebracht, waarna meerdere interventies tegelijk ingezet worden. Er kan gedacht worden aan opvoedingstraining voor ouders, partnerrelatietherapie, agressieregulatietraining voor de jongere, adviezen aan school en aandacht voor de negatieve beïnvloeding door leeftijdgenoten.

Voor jongeren met de hardnekkigste gedragsproblemen is een therapeutisch pleeggezin een optie. Getrainde pleegouders vangen de jongere gedurende een bepaalde periode op. Ook de leerkracht wordt betrokken bij de poging om zowel thuis als op school de gedragsproblemen te laten afnemen. Bedoeling is dat de jongere weer terugkeert naar huis.

Jongeren met gedragsstoornissen die thuis en op school volledig zijn vastgelopen, kunnen profiteren van dagbehandeling of van 24-uursverblijf in een behandelgroep. Effectstudies van deze behandelvormen zijn nog schaars. Een moeilijkheid bij de 24-uursbehandeling is de overdracht van geleerde vaardigheden naar de thuissituatie. Wanneer een jongere een lange periode buiten de eigen woonomgeving verblijft om behandeld te worden, verloopt de overdracht van geleerde vaardigheden naar de thuissituatie vaak moeizaam. Als de jongere naar huis terugkeert en er in de tussentijd onvoldoende gewerkt is aan de gezinsrelaties, is de kans op terugval groot. Een probleem voor beide behandelvormen is gelegen in het samenbrengen van jongeren met antisociaal gedrag; de kans op sluiten van afwijkende vriendschappen neemt toe, wat juist kan leiden tot een toename van antisociaal gedrag.

Prognose

De meeste kinderen met ODD ontwikkelen geen CD. CD is hardnekkig, maar bij de meerderheid is de stoornis op volwassen leeftijd afgenomen. De meesten slagen er op volwassen leeftijd in op sociaal en beroepsmatig gebied adequaat te functioneren.
Kinderen met CD lopen een grote kans ook in de volwassenheid antisociaal gedrag te vertonen; dit is minder het geval wanneer CD zich pas in de adolescentie manifesteert. De meest agressieve kinderen hebben een grote kans op latere leeftijd tot de meest agressieve individuen te gaan behoren. CD is geassocieerd met een groot risico om op volwassen leeftijd andere stoornissen te ontwikkelen, met name middelenafhankelijkheid, stemmingsstoornissen, angststoornissen en somatoforme stoornissen.
CD met een vroeg begin is verbonden met een antisociale persoonlijkheidsstoornis (ASP) op volwassen leeftijd. Naar schatting heeft in westerse maatschappijen 2-3% van de volwassenen een ASP. Mensen met een ASP zijn oververtegenwoordigd in gevangenissen en forensische behandelcentra, ze gebruiken geweld bij hun partner en kinderen en vallen uit op school of werk. Tot de ernstige gevallen van ASP behoren beroepscriminelen en personen met psychopathie. De levensverwachting van mensen met ASP is beduidend lager door middelengebruik, suïcide en fatale misdrijven. Wetende wat de uitkomst van CD kan zijn, is het onverstandig een gedragsstoornis onbehandeld te laten.

Preventie

Het is vooral belangrijk zo vroeg mogelijk in te grijpen, al op jonge leeftijd, ook bij mildere gedragsproblemen. Versterken van oudervaardigheden kan voorkomen dat gedragsproblemen zich verder ontwikkelen.
Als er sprake is van relatieproblemen met openlijk geweld, psychiatrische problematiek, middelenmisbruik of delinquentie bij ouders, en zeker als er signalen zijn van kindermishandeling binnen het gezin, moet tijdig worden ingegrepen. Hulpverleners die zich richten op volwassenen hebben een speciale verantwoordelijkheid ten aanzien van het welzijn van de kinderen van hun cliënt.
Preventieve programma's op school, gericht op sociale vaardigheden, schoolse vaardigheden en training van leerkrachten kunnen

succesvol zijn. Van belang is dat kinderen met milde gedragsproblemen sociale vaardigheden aanleren, zodat zij erin slagen hun problemen adequaat op te lossen en meer aansluiting vinden bij hun niet-agressieve klasgenoten. Met name ten aanzien van de taalontwikkeling is het van belang problemen vroegtijdig te onderkennen. Verbeteren van de taalmogelijkheden kan ertoe bijdragen dat een kind minder snel geneigd is op kleine frustraties agressief te reageren.

Wanneer een jongere zich gemakkelijk laat beïnvloeden door leeftijdgenoten, bijvoorbeeld vanwege zwakkere intellectuele capaciteiten, is het van groot belang dat hij beschermd wordt tegen antisociale invloeden. Dit kan betekenen dat wisseling van klas nodig is, of dat er actief wordt gezocht naar een geschiktere vriendenkring. Wisselen van school of zelfs verhuizen naar een andere omgeving kan in bepaalde gevallen de beste optie zijn.

Lange tijd werd, ook binnen de hulpverlening (wellicht op sommige plekken nog steeds), geadviseerd agressie af te reageren op bijvoorbeeld een kussen of een boksbal. Inmiddels is echter gebleken dat van nature agressieve individuen zich na een sportieve bezigheid agressiever voelen dan ervoor. Waarschijnlijk geldt dit met name voor sporten waarbij competitie en (toegestane) agressie een grote plaats innemen. Kinderen leren agressief gedrag het beste door er vaak mee te oefenen. Agressievere kinderen en jongeren kunnen waarschijnlijk beter gaan vissen, of een rustige sport beoefenen.

Van alle beschermende factoren is het belang van een waardevolle, stabiele en affectieve relatie met een volwassene wellicht het meest evident. Wanneer ouders die niet kunnen bieden, kan een andere volwassene in de omgeving van het kind deze rol vervullen.

Samenvatting en conclusie

Kinderen en jongeren met een oppositioneel-opstandige (ODD) of antisociale gedragsstoornis (CD) vormen de grootste probleemgroep binnen de kinder- en jeugd-GGZ. Een gedragsstoornis gaat vaak gepaard met andere psychiatrische problematiek en met name ADHD is een grote risicofactor voor het ontwikkelen van een gedragsstoornis. In de gezinnen van kinderen met een gedragsstoornis is vaak meer aan de hand, zoals antisociaal gedrag, een psychiatrische stoornis of middelenmisbruik bij een ouder. Een CD die zich al in de kindertijd ontwikkelt, is ernstiger en heeft een slechtere prognose dan wanneer deze zich pas in de adolescentie manifesteert. Voor wat betreft oorzaken is duidelijk dat het gaat om een interactie tussen aanleg- en omgevingsfactoren. Er bestaan diverse effectieve behandelvormen en over het algemeen is het nodig langdurend te behandelen, maar therapietrouw is bij deze groep vaak een struikelblok. De meeste kinderen met een gedragsstoornis slagen erin op volwassen leeftijd adequaat te functioneren. Gezien de forse implicaties wanneer CD zich wel verder ontwikkelt, is preventief handelen, zo vroeg mogelijk en al bij milde gedragsproblemen, van groot belang.

Literatuur

Geraadpleegde literatuur

American Psychiatric Association (2000). *Diagnostic and statistical manual of mental disorders, Fourth Edition, Text Revision*. Washington, DC: APA.

American Psychiatric Association (2000). *Beknopte handleiding bij de diagnostische criteria van de DSM-IV-TR*. Lisse: Swets & Zeitlinger.

Bartels, A.A.J., Schuursma, S., & Slot, N.W. (2001). Interventies. In R. Loeber, N.W. Slot & J.A. Sergeant (red.). *Ernstige en gewelddadige jeugddelinquentie. Omvang, oorzaken en interventies*. Houten/Diegem: Bohn Stafleu van Loghum.

Boendermaker, L., Veldt, M.C. van der & Booij, Y. (2003). Jeugdigen met problemen in de anger-control. In *Nederlandse studies naar de effecten van jeugdzorg*. Utrecht: NIZW.

Boendermaker, L., Veldt, M.C. van der & Booij, Y. (2003). Jongeren met ernstig antisociaal en delinquent gedrag. In *Nederlandse studies naar de effecten van jeugdzorg*. Utrecht: NIZW.

Burke, J.D., Loeber, R., & Birmaher, B. (2002). Oppositioneel-opstandige en antisociale gedragsstoornis: een overzicht over de laatste tien jaar, deel II. *Kind en adolescent review, 10* (3), 259-302.

Hendren, R.L. (ed.) (1999). *Disruptive behavior disorders in children and adolescents*. Review of psychiatry series, volume 18. Washington, DC: American Psychiatric Press.

Junger-Tas, J., & Slot, N.W. (2001). Preventie van ernstig delinquent en gewelddadig gedrag. In R. Loeber, N.W. Slot & J.A. Sergeant (red.). *Ernstige en gewelddadige jeugddelinquentie. Omvang, oorzaken en interventies*. Houten/Diegem: Bohn Stafleu van Loghum.

Konijn, C., Cavelaars E., & Boendemaker, L. (2003). Effectieve interventies bij jongens met een gedragsstoornis. In C. Konijn (red.). *Internationaal overzicht effectieve interventies in de jeugdzorg.* Utrecht: NIZW.

Korebrits, A., & Bogaard, M. van den (2006). Gedragsstoornissen: een forensisch-psychiatrische beschouwing. *Pedagogiek*, 26 (3), 317-328.

Lahey, B.B., Moffitt, T.E., & Caspi, A. (red.) (2003). *Causes of conduct disorder and juvenile delinquency.* New York: The Guilford Press.

Leeuwen, H. van, Slot, W., & Uijterwijk, M. (red.) (2001). *Antisociaal gedrag bij jeugdigen. Determinanten en interventies.* Lisse: Swets & Zeitlinger.

Lieshout, C.F.M. van, Scholte, R.H.J., Haselager, G.J.T., & Cillessen, A.H.N. (2001). Ontwikkeling van relaties met leeftijdgenoten en delinquentie. In R. Loeber, N.W. Slot & J.A. Sergeant (red.). *Ernstige en gewelddadige jeugddelinquentie. Omvang, oorzaken en interventies.* Houten/Diegem: Bohn Stafleu van Loghum.

Loeber, R., Burke, J.D., Lahey, B.B., Winters, A., & Zera, M. (2000). Oppositioneel-opstandige en antisociale gedragsstoornis: een overzicht over de laatste tien jaar, deel I. *Kind en adolescent review*, 10 (2), 123-159.

Matthys, W. (1999). Oppositioneel-opstandige en antisociale gedragsstoornissen in de kinderleeftijd: pathogenese, diagnostiek en behandeling. *Tijdschrift voor psychiatrie*, 41, 529-538.

Seneca, L.A. (ca. 4 v.Chr.-65 n.Chr.). Seneca over toorn (De Ira), drie fragmenten vertaald door Vincent Hunink. *De Tweede Ronde*, 26 (1), voorjaar 2005, 87-93.

Sergeant, J.A., & Vente, W. de (2001). Neuropsychologische factoren bij gewelddadig gedrag. In R. Loeber, N.W. Slot & J.A. Sergeant (red.). *Ernstige en gewelddadige jeugddelinquentie. Omvang, oorzaken en interventies.* Houten/Diegem: Bohn Stafleu van Loghum.

Verhulst, F.C., Donker, A.G., & Hofstra, M.B. (2001). De ontwikkeling van antisociaal gedrag. In R. Loeber, N.W. Slot & J.A. Sergeant (red.). *Ernstige en gewelddadige jeugddelinquentie. Omvang, oorzaken en interventies.* Houten/Diegem: Bohn Stafleu van Loghum.

Geraadpleegde literatuur van internet

www.rivm.nl (Gezondheid en ziekte > Nationaal Kompas Volksgezondheid > Ziekten en aandoeningen > Psychische stoornissen > Gedragsstoornissen)

www.trimbos.nl (Psychische stoornissen > Informatie voor professionals > Gedragsstoornis/Antisociale Persoonlijkheidsstoornis)

www.colorado.edu/cspv/blueprints

Aanbevolen literatuur/informatie voor de werker in de eerste lijn

Bernard, J. (2002). *Over de rooie. Omgaan met woede en agressie.* Amsterdam: Boom.

Burke, J.D., Loeber, R., & Birmaher, B. (2002). Oppositioneel-opstandige en antisociale gedragsstoornis: een overzicht over de laatste tien jaar, deel II. *Kind en adolescent review*, 10 (3), 259-302.

Loeber, R., Burke, J.D., Lahey, B.B., Winters, A., & Zera, M. (2000). Oppositioneel-opstandige en antisociale gedragsstoornis: een overzicht over de laatste tien jaar, deel I. *Kind en adolescent review*, 10 (2), 123-159.

www.rivm.nl (Gezondheid en ziekte > Nationaal Kompas Volksgezondheid > Ziekten en aandoeningen > Psychische stoornissen > Gedragsstoornissen)

www.teleac.nl (Gezondheid > Programma's > Buitenbeentjes > Agressief gedrag)

Aanbevolen informatie voor ouders/jongeren

Bernard, J. (2002). *Over de rooie. Omgaan met woede en agressie*. Amsterdam: Boom.

Paternotte, A. (2004). Oppositioneel gedrag. Het komt in de beste families voor. *Balans Belang*, februari 2004, 20-23.

Vlastuin, M. (2004). Lief en agressief. Mijn kind heeft ODD. *Balans Belang*, april 2004, 12-15.

www.teleac.nl (Gezondheid > Programma's > Buitenbeentjes > Agressief gedrag)

www.mijnkindheeftodd.nl (Informatie / Forum voor ouders)

Internetadressen

Nederland

www.bureaujeugdzorg.info
www.ggznederland.nl/links/ggz
www.balansdigitaal.nl (Vereniging voor ouders van kinderen met leer-, ontwikkelings- en gedragstoornissen)

België

www.desocialekaart.be

GPSR Compliance

The European Union's (EU) General Product Safety Regulation (GPSR) is a set of rules that requires consumer products to be safe and our obligations to ensure this.

If you have any concerns about our products, you can contact us on

ProductSafety@springernature.com

In case Publisher is established outside the EU, the EU authorized representative is:

Springer Nature Customer Service Center GmbH
Europaplatz 3
69115 Heidelberg, Germany